中医特色疗法操作安全指南丛书

# 岭南陈氏针法
## 技术操作安全指南

陈秀华　李　颖◎主编

中国健康传媒集团

中国医药科技出版社

# 内 容 提 要

《岭南陈氏针法技术操作安全指南》是《中医特色疗法操作安全指南丛书》之一。全书分总论和各论两部分。总论介绍岭南陈氏针法的学术思想、辨证论治、准备要领、练习方法、针刺操作手法、常见问题处理等。各论按病症分类，从概念和病因病机、诊断依据、辨证论治、岭南陈氏针法流派经验、其他疗法、评述、典型病案、注意事项及生活调护方面论述每一病症。全书所论有内科常见病症（如神经衰弱、癔症、失眠等）、骨伤科常见病症（如颈椎病、肩关节周围炎、腰肌劳损等）、儿科常见病症（如小儿消化不良、小儿多动综合征）、妇产科常见病症（如痛经、多囊卵巢综合征等）以及五官科、皮肤科等常见病症。分别详细介绍了每一病症的临床辨证思路及岭南陈氏针法治则、操作方法。本书可供临床专业医学生参阅，也可供广大中医、针灸爱好者阅读。

## 图书在版编目（CIP）数据

岭南陈氏针法技术操作安全指南 / 陈秀华，李颖主编. —
北京：中国医药科技出版社，2022.3
（中医特色疗法操作安全指南丛书）
ISBN 978−7−5214−3080−6

Ⅰ.①岭⋯　Ⅱ.①陈⋯　②李⋯　Ⅲ.①针灸疗法—技术操作规
程　Ⅳ.①R245−65

中国版本图书馆CIP数据核字(2022)第032546号

**美术编辑**　陈君杞
**版式设计**　友全图文

出版　**中国健康传媒集团** | 中国医药科技出版社
地址　北京市海淀区文慧园北路甲22号
邮编　100082
电话　发行：010-62227427　邮购：010-62236938
网址　www.cmstp.com
规格　710×1000mm $\frac{1}{16}$
印张　23
字数　389千字
版次　2022年3月第1版
印次　2022年3月第1次印刷
印刷　三河市万龙印装有限公司
经销　全国各地新华书店
书号　ISBN 978−7−5214−3080−6
定价　**59.00元**

获取新书信息、投稿、为图书纠错，请扫码联系我们。

# 《中医特色疗法操作安全指南》
# 丛书编委会

# 编委会

# 石序

　　针灸技术是中医的瑰宝，是我们中华民族宝贵的财富，而针刺手法更是重中之重，针刺手法的地位不容忽视。岭南陈氏针法历经陈宝珊、陈锦昌、陈全新、陈秀华等几代人逾百年的发展、传承与创新，成为岭南中医针灸最具代表性的学术流派之一，历史渊源和传承脉络清晰。岭南陈氏针法体系，以"阴阳互济、通调和畅"为学术思想，包含飞针法、分级补泻法和导气法，是国家中医药管理局中医适宜技术推广项目。该技术治疗失眠、颈椎病、面瘫、多囊卵巢综合征、特应性皮炎等疾病效果显著，形成了中医诊疗优化方案和技术操作规范。该技术吸引了全国及英、美、法、日等36个国家和地区的留学生和进修医师前来学习交流。

　　陈全新教授是现代针灸领域中比较注重针刺手法的重要人物之一，长于临床辨证，处方严谨，用穴精当，疗效显著，善于继承，勇于创新，对临床针刺手法的运用已逐渐形成了岭南针灸流派体系。该体系以国家级非物质文化遗产项目为契机，继承传统中医针灸的精华，体现针灸理论本质特征和发展规律，实现传统针灸和现代研究的互融互通，纳入现代科学的新知。

　　由陈全新教授指导、陈秀华教授团队主编的《岭南陈氏针法技术操作安全指南》全面、详尽地整理了岭南陈氏针法技术，更有利于该技术的传承和发扬，因此特为此书作序，建议大家对针刺手法的应用和研究，同陈全新教授一样，精研经典著作，继承不泥古，发展不离宗，为我国针灸临床的发展做出贡献。

2021 年 1 月 25 日

　　针灸是中医的一项传统疗法，是非物质文化遗产的代表项目之一。针灸历史悠久，疗法独特。历代医家对针灸文化均有记载。最早的记载见于《黄帝内经》；晋代医家皇甫谧潜心钻研《内经》，撰写《针灸甲乙经》；唐代孙思邈在《备急千金要方》中提出阿是穴的取法及应用；宋代针灸学家王惟一编撰了《铜人腧穴针灸图经》。明代名医辈出，具有代表性的是杨继洲，他汇集明以前的针灸著作及个人经验编著成《针灸大成》。针灸文化博大精深，治法玄妙，疗效神奇。

　　中华人民共和国成立以来，中国针灸在学术、理论、诊疗技术方面都取得了新的发展。近年来，针灸学科不断吸取现代科学知识，增加自身的科学内涵，成为中医学的代表学科之一。2010年11月16日中医针灸被列入"人类非物质文化遗产代表作名录"。

　　中国地大物博，不同的地域，针法绽放出不同的学术流派，岭南以湿为主的气候特点以及河道纵横交错的水乡特征，决定了岭南人特有的饮食习惯和体质特征，也因此产生了针具细、进针快、手法轻、补泻灵的岭南陈氏针法。

　　岭南陈氏针法源于传统针灸，但又具有鲜明的地域特色。陈秀华对中国传统中医学心存敬仰，立志传承和创新，立足于岭南的自然地理环境，潜心研究，光大了陈氏针法。多年来，岭南陈氏针法在治疗内、外、妇、儿、骨伤等常见病和疑难病方面取得明显疗效，在国内外享有盛誉。

　　陈秀华怀着对针灸学的深厚感情和热爱，执着追求，担当奋进，致力于针灸学的研究、普及和人才培养，整理编写了这本富有科学价值的专著。

　　该书着眼于岭南陈氏针法学术流派和针法体系的阐述，既梳理了岭南文化和中医针灸的学术源流，又总结了经典病案和专病论治，形成技术安全操作标准和规范，有助于提高医者针灸临床水平，是一本理论与实践相结合、内容和经验丰富的新颖之作。

　　喜闻新作即将出版，希望岭南陈氏针法薪火传承，造福百姓！

张作文

2021 年 1 月 22 日

针灸学源远流长，是中医学重要的组成部分。随着人类文化以及科学技术的进步，针灸这门古老的学科，在实践与传承中不断得到发展与完善，焕发出勃勃的生机。如今其不仅为中国人民，更为全球多个国家和地区的人民保障着健康。

岭南人特有的饮食习惯和体质特征，促进了针具细、进针快、手法轻、补泻灵的岭南陈氏针法的产生。岭南陈氏针法历经陈宝珊、陈锦昌、陈全新及陈秀华等几代人逾百年的传承和发展，以"阴阳互济、通调和畅"为学术思想，遵循"远近取穴通经络、俞募配穴调脏腑、上下配伍和阴阳、左右思变畅六经"的取穴原则，针法体系包含飞针法、分级补泻法和导气法。其中，飞针法以"无菌""无痛""准确""快速旋转"为特点，奠定了我国无痛针灸技术的里程碑；分级补泻法实现了针刺手法规范化和量化发展史上质的飞跃；导气法针游于巷，飞经走气，通关过节，气至病所，达到速效高效的目的。岭南陈氏针法2015年入选广东省省级非物质文化遗产代表性项目名录，2021年入选国家级非物质文化遗产代表性项目名录。

30多年来，岭南陈氏针法在治疗内、外、妇、儿、骨伤等常见病和疑难病方面取得明显疗效，在海内外享有盛誉。

本书的出版旨在进一步系统整理和传承陈全新教授的学术思想和临床经验。通过岭南陈氏针法的思想总结归纳，推动针刺的标准化操作，完善各个病种治疗的理论体系，对岭南陈氏针法安全操作进行规范，以便临床更安全地使用该疗法。

本书的内容主要分为两个部分。

第一部分为总论，主要包含岭南陈氏针法的渊源、针法体系及操作规范等。通过总论部分，可以对岭南陈氏针法有一个整体的了解。

第二部分为分论，主要介绍临床常见病的治疗经验以及技术操作规范。

分论部分将常见病种分为内科、骨伤科、儿科、妇产科、急症、五官科及皮肤科。岭南陈氏针法在临证中尤其注重阴阳五行、脏腑经络及四诊八纲等中医基础理论，因而本书详细介绍了岭南陈氏针法对常见病的临床辨证思路及针刺疗法的治则治法和安全操作。

　　本书在编写过程中，承蒙国家中医药管理局、广东省卫生健康委员会、广东省中医药管理局、广东省文化和旅游厅、广东省志愿者联合会、广东省中医院的大力支持，在此表示衷心的感谢！

陈秀华

2021 年 2 月 12 日

# 目录

## 上篇 总论

## 下篇　各论

# 上篇 总论

# 第一章　岭南陈氏针法概说

有关针灸起源的记载可以追溯到我国原始社会的氏族公社时期，古籍中记载伏羲"尝百草而制九针""黄帝咨访岐伯……针道生焉"。针刺技术大约在新石器时代，即"砭石"应用以后一个漫长的时期里产生。砭石是针具的雏形或前身，砭刺就成为刺法的萌芽。进入新石器时代以后，出现了精制的石针，其后还产生了骨针、竹针等。随着冶金技术的发展，人们制成了被称为"微针"的金属针具，并用这种微针治疗病痛，从而极大地推动了刺法的发展。灸法起源于原始社会人类学会用火以后。原始社会，生活在北方寒冷环境中的人们离不开烤火取暖，在用火的过程中，逐渐认识到了温热对于腹部寒痛、胀满的治疗作用，通过长期的实践和经验积累，形成了灸法。据考证，先民们钻木取火或击石取火，往往用艾绒作为引火材料，这为艾灸疗法的产生提供了必要条件。在针法和灸法产生以后，随着实践经验的积累和古代哲学思想及其他自然科学知识的渗透，以经络学说为核心理论框架，集理、法、方、穴、术为一体的针灸学理论体系开始形成，并在实践中不断发展和完善。

中医发展源远流长，已有数千年的历史。在其发展的过程中，逐渐形成了中医的学术理论体系，孕育出众多的著名医家。这些著名医家的学术理论，源于经典，融汇古今，不断通过临床积累与实践，成为中医学理论与学术创新的发展泉源。有数千年历史的中医针灸，同样也发展出有地域特色的针灸学术流派[①]。如"澄江针灸流派""岭南司徒铃针灸流派""陆氏针灸流派""旴江针灸流派""黄氏针灸流派""八桂针灸流派""河南邵氏针灸流派""郑氏针法学术流派""浙江针灸学术流派""新安医派""靳三针疗法流派"及"岭南陈氏针法学术流派"等。

岭南，即五岭以南，古人认为衡阳为五岭之门，五岭以大庾岭为首，台

---

① 罗健雄（Law Kin Hung）."岭南陈氏针法"学术流派的传承研究［C］.广州中医药大学，2018.

城之峤在大庾，骑田之峤在桂阳，都庞之峤在九真，萌渚之峤在临贺，越城之峤在始安。唐代开始出现岭南之名，相当于我国现今广东、湖南、江西、海南、广西以及香港、澳门等地区。千百年来，岭南地域因中原五岭这一自然屏障与北方相隔，南临大海，气候特殊，在人文民俗及饮食习惯方面皆与他处有所区别，形成了别具特色、带有鲜明地域特点的岭南文化，也形成了具有地域特色的岭南医学，同时亦孕育出岭南医学流派及岭南针灸学术流派。岭南针灸在中医针灸体系中具有非常重要的地位，它对于针灸学术、理论和临床的发展和创新有较大的影响及贡献，是形成岭南针灸学术流派的关键。

岭南针灸的发展历程一般分为清代以前、清代、民国时期及中华人民共和国成立以后。晋代的葛洪及其妻鲍姑是岭南地区倡导灸疗的鼻祖。葛洪的《肘后备急方》共载针灸方109条，其中超过九成是艾灸处方（99条）；收录了多种艾灸方法，包括隔盐、隔蒜、隔瓦饭、隔雄黄、隔椒面饼、隔香鼓饼、隔巴豆面灸等。清代著名的针灸医家主要有叶广祚和陈复正。叶广祚善用灸法，指出灸疗对实热证及虚热证都有很好的疗效；陈复正则对儿科灸法有独特的见解。民国时期的岭南针灸名家则有周仲房和梁幕周。周仲房著有《针灸学讲义》，书中有专门论述针灸度量标准的"人身度量标准"一章；梁幕周则编著有《针灸学讲义》和《医学明辨录》。中华人民共和国成立以来，涌现出诸多著名针灸家，有连可觉、陈主平、曾天治、韩绍康、司徒铃、靳瑞及陈全新等，各家有各自独到的学术特点。

"岭南陈氏针法"起源于岭南地区，是广州中医世家陈氏家族独创的特色针法，由岭南针灸名家陈全新继承其祖父、父亲的学术思想及实践经验发展而成。它集多种针法特点于一体，以"阴阳互济、通调和畅"为学术思想内涵，将"岭南陈氏飞针法""岭南陈氏分级补泻手法"和"岭南陈氏导气法"融为一体，通过第4代传承人的甄辨、整理、推广及应用，最终形成了具有独特理论思想和学术特点的"岭南陈氏针法学术流派"，是我国具有代表性的岭南针灸学术流派之一。

岭南陈氏针法是岭南中医学最具代表性的学术流派，包含岭南陈氏飞针法、岭南陈氏分级补泻法和岭南陈氏导气法三大部分，有进针快、痛感小、手法轻、得气快、补泻灵、针具细等特点。

岭南陈氏飞针法以"无痛、无菌、准确、快速旋转"为特点，奠定了我国无痛针灸技术的基础。该法是陈全新教授在传承祖辈和父辈经验的基础上，将古今针刺手法融会贯通，形成的一种特殊的进针手法。进针时用拇、食、中三指指腹握持针柄，拇指内收，食、中指同步外展动作，将针快速转动，在针处于快速转动的同时，通过腕指力将针旋转刺入皮下。这种方法集多种刺法优点，由于针快速旋转刺入，故穿透力强，刺入迅速，痛感极微。而且由于医者持针手指不接触针体，故更能有效防止污染，达到无菌、无痛、准确、快速的效果，深受患者欢迎。

岭南陈氏分级补泻法实现了针刺手法量化和规范化上质的飞跃。该法是从明代针灸学家杨继洲提出的"刺有大小"之说中得到启发而创立的。该法采用不同的运针强度、频率和持续时间，将补虚泻实的治疗量相对地分为轻、平、大3级（即轻补、平补、大补，轻泻、平泻、大泻）。根据辨证论治的原则，从整体观念出发，按照个体不同的生理、病理状态（如体质、病情及疾病的不同阶段、患者的年龄、情志、住地、气候环境以及针下气至盛衰等情况）决定所运用的治疗量，将补虚泻实的原则性和患者当时的病情灵活结合起来，根据病情变化而相应增减补或泻的量。需要注意的是，不仅针对不同的病人须辨证施，用不同的针刺手法；针对同一病人，在同一针刺过程中，治疗量也并不是一成不变的，应根据治疗过程中病情的变化，灵活施治。

岭南陈氏导气法，飞经走气、通关过节、气至病所，从而取得显著疗效。岭南陈氏导气法，即在行针刺得气后，进行补泻的同时运针导气，使"气至病所"。导气基本手法分为针向行气、捻转提插、按压关闭、循摄引导等，在临床操作时使针感循经脉传导，达到气至病所的目的。

岭南陈氏飞针法、岭南陈氏分级补泻法和岭南陈氏导气法，共同形成了岭南陈氏针法体系，将古今针刺手法融会贯通，提炼改进，在针刺操作前准备、进针、催气、行气、补泻、临床辨证、配方规律及针刺注意事项等方面均有独到见解，极大丰富针刺法的内容，赋予针刺法新的应用价值。临证以"阴阳互济、通调和畅"为学术思想，遵循"远近取穴通经络、俞募配穴调脏腑、上下配伍和阴阳、左右思变畅六经"的取穴原则。历经几代人逾百年的传承、发展与创新，岭南陈氏针法学术流派成为我国针灸学术流派的重要组成部分。

岭南陈氏针法历经5代人逾百年的传承、发展与创新。

第1代陈宝珊（1860—1927），清光绪二十一年（1895）在广州西关开设"大国手陈宝珊医馆"，挂牌行医，主治筋伤疑难杂症，擅长循经点穴，以疏通经络、运行气血，形成针法理论雏形。

第2代陈锦昌（1901—1971），8岁起跟随父亲陈宝珊学习，36岁继承父业，开设全科诊所，1958年响应国家号召参加中医医疗机构大联合，就职于岭南街卫生医疗站，任主任医师，传承家传秘方，崇尚华佗针法，医技日趋精湛，诊治各类疑难杂症，在两广及港澳台等地区声名鹊起。

第3代陈全新（1933—）幼承庭训，1955年广东中医药专门学校本科毕业留校后在广东省中医院针灸科工作，潜心致力于学科发展，受国医大师邓铁涛学术思想熏陶，在岭南针灸名家司徒铃指导下，开立"岭南陈氏针法"体系。从医六十余载，风靡岭南，弟子和学生遍布海内外，飞针绝技传五洲。

第4代传承人陈秀华、李颖、艾宙等，在陈全新指导下，依托国家中医药管理局首批全国名老中医药专家传承工作室之一——陈全新工作室，深入挖掘、整理、传承、保护与创新，设立了失眠、颈椎病等5个优势病种的技术操作规范与临床推广方案；创新发展了针具和练针四部曲。岭南陈氏飞针法和岭南陈氏针法诊疗体系已申报国家中医药管理局"中医药传统知识保护技术研究"项目。

第5代传承人奎瑜、方芳、黄彬城等68人在传承第4代基础上，通过发表论文、进行学术交流、开展授课培训等多种形式进一步传承和推广。

2008年岭南陈氏针法被第一届"杏林寻宝——全国中医药特色技术演示会"收录为19项中医特色诊疗技术之一，2011年，岭南陈氏针法入选国家中医药管理局第五批中医适宜技术推广项目，近年来在广东省中医院、贵阳中医学院第二附属医院、内蒙古自治区中医医院、惠州市中医院等全国14家医疗机构开展临床研究和推广应用，取得较好的临床疗效，年门诊量达30万人，新增销售额约3千万元，获得较好的社会和经济效益。2010年至今，岭南陈氏针法继续教育培训班举行33次，其中国家级11次、省级18次、市县级4次，培养专业技术骨干5000多名，学术传播影响范围达30余个省市和地区，其中埠外学员比例为54.33%。30多年来，岭南陈氏针法吸引了英、美、法、日、瑞士、澳大利亚、加拿大、荷兰、以色列等36个国家和地区的一批又一批留学生和进修医师前来广东省中医院针灸科求学，经培养的国内外实习、进修、本科、硕士及博士生数不胜数。

在第4代传承人陈秀华及其团队的努力下，岭南陈氏针法获得一系列创新性学术成果。近十年来，陈秀华先后受世界中医药联合会邀请，到澳大利亚、加拿大、荷兰、英国、南非、马来西亚、新加坡、俄罗斯等国家及地区做主题演讲和现场演示，多次开设岭南陈氏针法工作坊，为推动中医针灸的国际化、标准化进程以及服务人类健康做出贡献。积极开展岭南中医药和"非遗"进校园系列活动，让岭南中医药文化走进校园，推动广府文化的传承保护和创新发展。借鉴"中国国际服务贸易交易会"，依托"中国国际康复铺助器具产业暨国际福祉机器博览会"，开设岭南中医药文化展示区，开展中医药"非遗"文化交流和体验活动，迎接五大洲的国际友人，推动岭南中医药"非遗"项目的传承保护和创新发展。

# 第二章　岭南陈氏针法概论

## 第一节　学术思想

岭南陈氏针法经历代传人的整理与发扬，已然形成独树一帜的针法体系，并发展成为岭南针法流派最具特色的一支。首创的"阴阳互济、通调和畅"学术思想贯穿于整个针法体系；"远近取穴通经络、俞募配穴调脏腑、上下配伍和阴阳、左右思变畅六经"取穴原则统领岭南陈氏飞针法、岭南陈氏分级补泻手法及岭南陈氏导气手法三大特色主体针法。

与其他流派不同的是，岭南陈氏针法以脏腑阴阳为主导，首立阴阳互济的治疗大法，这种来源于古代经典的理论，更符合当代脏腑阴阳失调的大环境。在调和阴阳的纲要下，通调和畅则是论治的具体操作，高度概括了岭南陈氏针法体系下的治法治则。岭南陈氏针法遵循的"远近取穴通经络、俞募配穴调脏腑、上下配伍和阴阳、左右思变畅六经"取穴原则就是对"通调和畅"的最好解读，诠释了该学术思想包含的经典智慧。二十一字的取穴原则涉及经络、脏腑、阴阳，能全面而系统地指导针灸临床，让初学者有法可依，让熟练者提高有源。

"远近取穴通经络"即近取治标，远取治本，远近相配，标本兼治，疏通经络，调和阴阳之义，对应了"通"的思想。邻近取穴法与远道取穴法相配，往往最考验临床医家的功底，也是临床屡试不爽的不二法门，故以其为取穴原则之首。远近穴位经气的相接，疏通了十二经、十五络之气，上下出入无不顺应。譬如鼻渊之疾，先取手阳明经之合谷，引气上行，通达阳明经；再取鼻部迎香以疏通邻近经气，远近相配，标本兼治，往往应手而愈。《灵枢·四时气》记载了"腹中常鸣，气上冲胸，喘不能久立。邪在大肠，刺肓之原、巨虚上廉、三里"，其中气海、上巨虚、足三里这3个穴位相配即是远近取穴法的经典。

"俞募配穴调脏腑"即俞募相配，脏病取俞，阴阳相对，脏腑通调之义，对应了"调"的思想。俞为"输"之义，指五脏六腑之气血由内向外输注于此，且俞穴在腰背，故俞为阳。募为"募集"之义，即五脏六腑之气血结聚于此，且募穴在胸腹，故募为阴。阴阳相对的俞募配穴法则起到了调节脏腑的作用，一方面通达四街之气，使募穴经胸气街、腹气街之气与背俞交通；另一方面俞募穴直达脏腑之气血，使失调的脏腑得到良性调节。本来表里相属的脏和腑得到平衡，体现了从阳引阴，从阴引阳的针刺治疗脏腑疾病的原则。也正如《难经·六十七难》所言："五脏募皆在阴而俞在阳者，何谓也？然，阴病行阳，阳病行阴。故令募在阴，俞在阳"。临床中，治疗大肠相关疾病时，常选取大肠的募穴天枢配合大肠的背俞穴治疗；治疗胃病时，往往取胃的募穴中脘配合胃俞治疗。在应用俞募配穴治疗时，侧卧位是较佳的选择。

"上下配伍和阴阳"即上病下治，上下相配，阴阳和合，对应了"和"的思想。正如《灵枢·终始》所言："病在上者下取之，病在下者高取之"。上下配伍的取穴原则主要与病位有关，这种病位以中医的整体观来阐明，更多指的是三焦的位置。即将病位分为上焦、中焦、下焦，横膈以上为上焦，包括心、肺二脏；横膈以下至脐为中焦，包括脾、胃、肝、胆等脏腑；脐以下为下焦，包括肾、大肠、小肠、膀胱等脏腑。上下配伍的取穴原则就可以分为上焦疾病配中焦或下焦穴位、中焦疾病配下焦穴位、下焦疾病配中焦或上焦穴位这几种配穴方法。譬如肺系疾患之哮喘属上焦之疾，可取上焦肺经尺泽，配以中焦脾经、胃经之阴陵泉、足三里等，以培土生金，而治上焦；亦可取下焦肾经太溪等，以金水相生，而滋上焦。所以上下配伍体现的是三焦、脏腑以及五行的相生相克关系，通过相互配伍，使三焦、脏腑、五行达到阴阳和合的最终目的。

"左右思变畅六经"即左升右降，左气右血，左右相配，阴阳互济，调畅六经，对应了"畅"的思想。这种取穴思想最早可追溯到内经时期，《素问·缪刺论》"邪客于经，左盛则右病，右盛则左病，亦有移易者，左痛未已而右脉先病。如此者，必巨刺之，必中其经，非络脉也"就是最经典的论述。里面提到的巨刺法是古代九刺法之一，"以左治右，以右治左"的取穴特点深受临床喜爱，但也让它蒙上一层神秘面纱，操作时往往出现"外行看热闹，内行看门道"的现象。岭南陈氏针法吸收了这种取穴治疗原则，并在临床上加以创新发展，取得了非凡的疗效。同时，"左右思变畅六经"体现了取穴的最高水准，故以此为压轴之论。临床治疗一侧颈部疼痛之患者，其邪客于三焦经，可取对侧中渚以调颈部气血，配同侧列缺以阴阳互济，调畅经络。患者往往针下则痛愈，甚则颈部活动受限者亦可随之而瘥。除巨刺法外，尚有缪刺"以左治右，以右治左"，即《素问》所言"夫邪客大络者，左注右，右注左，上下左右与经相干，而布于四末，其气无常处，不入于经俞，命曰缪刺"。但缪刺为刺络法，而巨刺以毫针刺法为主，故临床较为多见的是巨刺。

　　总而言之，岭南陈氏针法的"阴阳互济、通调和畅"学术思想集经典理论、临床经验为一身，通过"远近取穴通经络、俞募配穴调脏腑、上下配伍和阴阳、左右思变畅六经"的灵活取穴原则指导临床，以针施治，达到调和脏腑阴阳，治愈疾病的目的。

# 第二节　辨证论治

　　针刺手法操作必须在辨证论治原则指导下进行。辨证论治不仅是针刺手法的理论基础，而且是其选择应用的重要原则。《素问·移精变气论》云："毒药治其内，针石治其外。"正由于内治、外治方法的差异，辨证论治的程序也有所不同。针灸论治时明辨病在何部位，属于何脏何经是重点。有了病所和经络联系的概念才能处方配穴，故经络学说是针灸辨证论治的主体。为更好论证脏腑经络与针灸辨证的关联，陈全新教授曾做了有关经穴特异性的临床研究，并探索出针灸辨证特点与配方规律。

## 一、精于经络辨证

　　陈全新教授推崇《灵枢·刺节真邪》所言"用针者，必先察其经络之实虚，切而循之，按而弹之，视其应动者，乃后取之而下之"。认为经络学说是中医学理论的重要组成部分，是阐述人体的生理功能、病理变化和脏腑相互关系的学说。它与阴阳、五行、藏象、卫气营血等理论共同组成中医学的理论体系，并贯穿于病因、病机、诊断和防治等各个方面，对指导内、外、妇、儿各科临床实践，特别对针灸学科的发展，起着重要的作用。

经络内属于脏腑，外络于肢节，将人体脏腑组织器官联结成一个有机的整体。在生理上互相协调，在病理状态下相互影响。因此，当人体遭受致病因素侵袭，脏腑经气失调而出现病变时，其临床表现可能是某一脏腑经络，或多脏腑经络的病候。为便于辨证，现据《灵枢·经脉》记述的病候，将十四经主候病症归纳介绍如下。

（1）手太阴肺经：咳嗽，气喘，肺胀满（胸闷不舒），锁骨上窝、肩背、上肢内侧前缘痛。气盛见咽喉肿痛，肩背痛；气虚则肩背部寒冷，气短，呼吸急促。

（2）手阳明大肠经：齿痛，颈肿，咽喉痛，鼻流清涕或出血，眼睛发黄，口干，肩前和手臂外侧痛，食指活动障碍。气盛本经循行所过处出现灼热而肿胀；气虚则寒冷而震颤。

（3）足阳明胃经：面色暗淡，精神沉郁，甚至出现癫狂、惊悸等。或见口眼㖞斜，口唇发疹，咽痛，颈肿，腹水，经脉循行部位疼痛等。气盛则胸腹部灼热，食欲亢进，尿黄；气虚则胃脘部胀满，恶寒，呕吐。胃寒则食欲减退或胃脘胀痛等。

（4）足太阴脾经：胃脘痛，腹胀，嗳气，大便稀，身体困倦，进食困难，食后易呕吐。或见舌根转动不灵或痛，黄疸，水肿，大腿和膝内侧肿胀、发凉，足大趾活动障碍等。

（5）手少阴心经：心痛，胸胁痛，眼睛发黄，咽干，上肢内侧后缘痛，恶寒，或手掌热而痛。

（6）手太阳小肠经：耳聋，咽喉痛，颊部肿胀，眼睛发黄，或肩、臂、肘外侧后缘痛。

（7）足太阳膀胱经：病人自觉后头顶部有气上冲，甚至感到眼球似脱出，项痛似拔，背、腰痛似折，大腿后侧、腘窝、小腿紧束而痛，或见眼睛发黄，鼻流清涕，出血，痔疮，癫狂等。

（8）足少阴肾经：饥饿而不欲食，面色暗滞似黑色，咳唾带血，气喘促，心惊，眼花，口灼热，舌干燥，咽肿，或见黄疸，腹泻，经脉循行部位痛或痿软无力。

（9）手厥阴心包经：心悸、心烦、心痛，面赤，眼睛发黄，手掌热，臂肘伸屈不利，胸胁胀满，或精神失常，喜笑不休等。

（10）手少阳三焦经：耳鸣、耳聋，眼外角痛，咽喉肿痛，耳后、肩及上肢经脉循行部位疼痛。

（11）足少阳胆经：口苦，易叹气，面色无光泽，恶寒发热，出汗，偏头痛，眼外角、下颊痛，经脉循行的锁骨上窝、胸胁、髋、膝、小腿至外踝前疼痛，足第4趾活动障碍。

（12）足厥阴肝经：腰强直而痛，不能俯仰，疝气，少腹肿，遗尿或尿闭，或见面色暗淡，咽干，胸闷痛，呃逆及经脉循行部位其他病症。

（13）任脉：男性患者可有各种疝气，女性患者可有赤白带、月经不调等。

（14）督脉：脊柱强痛，角弓反张等。

**1.根据经络特有的病候辨证**　十二经脉的生理功能不同，因而在病理形态下反映出不同的病候，临证时可根据这些规律审证分经，确定病位。例如：症见肺胀满，咳嗽，气喘，锁骨上窝及肩背、上肢内侧前缘痛是肺经的病候；症见手心热，臂肘挛急，腋下肿，甚则胸胁支满，心中澹澹大动，面赤，目黄，喜笑不休是心包经"是动"的病候。这是临床上较常用的审证分经诊断法。

**2.依病变部位而辨别病属何经**　十二经脉均有专属的循行分布途径，不论是脏腑或经络受病，均可出现相应的病态反应。例如：头痛是一种临床表现，可发生于局部或作为整体疾患的并发症。因此，除了根据发病部位辨明病属何经外，还要结合病候，进一步通过四诊、八纲审证求因，明确诊断。如果痛在前额眉棱骨处多与阳明经有关，痛在项背多与太阳经有关。如果痛在顶部，并见眩晕、心烦善怒、面红目赤、胸胁痛、舌质红、脉弦等，从经络循行来看，足厥阴"上出额，与督脉会于巅"可知头痛与肝经有关；再从脏腑病机分析，肝经布胁肋，连目系，肝气郁结，故胸胁痛、目赤，肝阳上扰则头眩而痛，心神受扰则心烦善怒，脉弦为肝阳亢盛之象。通过脏腑经络辨证，则可确定此头痛只是肝阳上亢的一个症状，治疗上以平肝为主（泻刺太冲、肝俞以平肝，配风池以息上扰之风阳），肝阳得潜则头痛可愈。但如果头顶眩痛，症见面色淡白，眼花，耳鸣，善惊，舌质淡，脉细数而无力，究其病机则可知病因肝血不足，血虚生风而致，治应益肝养血，要针灸并施才能奏效。

**3.根据不同的证候群和经络循行部位以及属络关系，辨别异病同症** 同一种疾病在不同的阶段会出现不同的症状；不同的疾病，由于经络的直属和络属关系，也会在同一部位出现相似的症状，这就需要根据经络的特点结合脏腑的病机分析。例如：咳喘、上气症状可见于肺及肾经病变。手太阴经属肺，肺主气，主肃降，如果肺脏的宣降功能失常，肺气上逆则肺胀满，膨而喘咳的病候出现较早且明显，并可见经脉循行部位的缺盆、上肢内侧前缘痛等症。足少阴经虽属肾，但其体内直行经脉从肾上贯膈入肺中，故可见肾虚不纳气，也可出现喘咳、上气，但症状往往在耳鸣、腰酸、肤肿之后出现，并可见心如悬，惕惕如人之将捕之及经脉循行的脊股后廉痛等症。

## 二、善用腧穴特异性

根据经络循行中出现的异常反应（过敏性压痛或阳性结节），辨明该部位属何经、何穴，并结合病候、四诊八纲，辨别病变脏腑，往往可为整体辨证提供重要依据。如急性阑尾炎可在膝下足阳明胃经循行区足三里穴上下（足阑尾点）出现过敏性压痛，胆道疾患阳陵泉穴处有明显的压痛。这种局部循诊协助诊断已为临床所公认。

陈全新教授曾在1975年治疗1例由局部经络异常反应确诊为肝炎的杨姓病人。患者男，19岁，1周前因两侧足背部出现一条淡紫红色皮疹线，活动微痛而就医于某医疗单位，经检查疑为链球菌感染，给予口服药物及抗生素治疗，治疗3日后因疗效不显而转诊。病人自诉除足背活动时有不适外，伴低热、易神疲、胃纳不佳，余无不适。诊见双下肢及足趾皮肤无溃疡、创口，足部从太冲至中封现一条如火柴棒宽的淡紫红色、界限清楚的线状皮疹，两侧大致对称，压之微痛，稍褪色，太冲穴压痛明显，肝俞摸到条索状阳性压痛物，肝稍可扪到，质软轻压痛，脾未扪及，心肺正常，双目微红赤，舌质红，苔薄黄腻，左关脉弦滑，体温37.5℃。足厥阴循行部位太冲、中封穴间出现非感染性淡紫红皮疹线，肝经原穴及背俞穴均现病理反应，双目红赤，肝脉盛，按经络病候及脏腑病机分析，病为肝气郁积所致，初诊为肝炎。由于病新犯，正气未衰，邪气不盛，故病候未显，为进一步确诊，嘱患者做肝功能及超声波检查，终证实为肝炎。乃为之针刺，治则以疏泄肝胆郁热为主，平补脾胃以益生化之源为辅。主穴肝俞、胆俞、脾俞、胃俞、足三里、三阴交、太冲、曲池、阳陵泉，每次取背俞及四肢穴各一，针用泻法，日1次。并结合中药随症治疗。经1周治疗后，患者局部经络病候逐渐消失，食欲增进，体温正常，3周后足背皮疹线消退，肝俞及太冲阳性物和压痛不显，诸症消失，遂终止治疗。

中医学认为，经络内属于脏腑，外络于肢节，有运行气血、协调阴阳的功能，是联系脏腑与体表的主要通道。穴位是散布在经络上的点，是脏腑经络气血输注、出入、结聚的部位，它们之间有着不可分割的密切联系。因此，经穴能反映出所属脏腑的生理功能和病理变化，也能调治相关脏腑的疾病。临床实践证明，分布在十二经的穴位可因其所属经络不同而具有不同的性能（包括输注气血、反映病症、防治疾病等）。同一经脉的穴位，特别是某些要穴和特定穴，由于气血灌注、聚集不同，其生理功能与反映的病理状态也有相对的特异性。

陈全新教授于1989年8月至1993年8月选择临床症状较典型、易确诊的高血压、脑血管意外后遗症、痹病、支气管哮喘、坐骨神经痛、糖尿病、胃脘痛、神经衰弱、头痛、阑尾炎等十余个病种各100例，以十二经背俞穴、募穴和五输穴做经穴循诊，以观察脏腑病症与相关经穴的联系。观察方法：让病人取坐位或卧位，暴露测定区，并在选定经穴上用均匀指力按压，探测有关经穴阳性反应（包括过敏性压痛或皮下组织异常变化，如结节、条状物等）。结果发现脏或腑病症其相关俞募穴和五输穴病理反应阳性率较高。其中脏病背俞穴以梭形结节为主，而腑病过敏性压痛点则多现于募穴。五输穴以输、经、合穴出现的压痛较显著。病在脏者的阳性反应主要出现在背俞穴及相关五输穴；病在腑者，则以募穴及相关五输穴多见。如高血压（脏病），肝俞及太冲阳性率高达96%；胃脘痛（腑病），中脘及足三里阳性率高达97%，这就说明体表经穴在反映脏腑病变时具有相对的特异性。此外，在循诊过程中，还发现每当按中经穴时，病人自感症状（特别是疼痛）改善，与《灵枢·背腧》中"按其处，应中而痛解，乃其输也"的记述是相吻合的。由此可见，脏腑、经络、穴位相互的联系非常密切，为针灸的临床辨证施治提供了客观依据。

经测定，10种疾病俞募穴、五输穴阳性反应统计如下表。

表1　10种病俞募、五输穴阳性反应统计表

| 病名 | 总例数 | 阳 性 数 | | | 弱阳性数 | | | 阴 性 数 | | | 出现阳性征的主要脏腑、经络 |
|---|---|---|---|---|---|---|---|---|---|---|---|
| | | 俞 | 募 | 五输 | 俞 | 募 | 五输 | 俞 | 募 | 五输 | |
| 头痛 | 100 | 68 | 32 | 46 | 27 | 28 | 34 | 5 | 40 | 20 | 肝、胆、肾、膀胱 |
| 神经衰弱 | 100 | 76 | 38 | 62 | 21 | 32 | 34 | 5 | 30 | 4 | 心、肝、脾、肾、胆 |
| 高血压 | 100 | 82 | 39 | 65 | 14 | 18 | 24 | 4 | 43 | 11 | 肝、肾、胆 |
| 脑卒中后遗症 | 100 | 76 | 35 | 72 | 12 | 28 | 24 | 12 | 37 | 4 | 肝、肾、胆、胃 |
| 支气管哮喘 | 100 | 64 | 32 | 58 | 21 | 47 | 33 | 15 | 21 | 9 | 肺、肾、大肠 |
| 糖尿病 | 100 | 86 | 34 | 68 | 12 | 27 | 26 | 2 | 39 | 6 | 肾、肺、胃、肝 |
| 阑尾炎 | 100 | 32 | 86 | 100 | 26 | 12 | 0 | 42 | 2 | 0 | 胃、大肠 |
| 胃脘痛 | 100 | 41 | 83 | 72 | 33 | 14 | 14 | 27 | 3 | 14 | 胃、脾、肝 |
| 坐骨神经痛 | 100 | 84 | 18 | 100 | 13 | 14 | 0 | 3 | 68 | 0 | 胆、膀胱 |
| 痹病 | 100 | 58 | 42 | 62 | 26 | 38 | 24 | 16 | 20 | 14 | 肝、肾、脾、胃、大肠 |

　　以脏腑经络学说为指导，结合四诊八纲，通过辨证分经明确病位的诊断方法是针灸辨证的特点。统计结果表明，不同脏腑经络病变，其所属俞募穴及五输穴出现的病态反应具有明显的相对特异性。本检测不但进一步肯定了脏腑经络穴位在辨证论治上的重要性，也为针灸取穴配方提供了一定的客观依据。

### 三、善用特定穴

　　岭南陈氏针法重视特定穴的临床应用。如治疗痛证，一般先取五输穴，从远端穴位开始针刺，再刺局部痛点。例如阳明头痛，先取阳明经远端的合谷，再到局部寻取痛点，避免直接刺激病痛局部使病情加重。治疗脏腑病时，常常使用俞募配穴的方法。临床上处方配穴必须根据当时的病情，选用有针对性的主穴并配合一些适当的穴位作为辅助，才能发挥疗效。特别对复杂的病症，更应注意选择有效的穴位配合使用。临证施治需根据病情，除选取有针对性的主、配穴外，还要根据就诊时突发状况或兼症，适当选配相关穴位，进行随症治疗。例如发热、头痛选曲池、合谷、风池、太阳等，食欲不振选足三里、三阴交、脾俞等，神烦、心悸配神门、心俞等。

　　**1. 多用五输穴**　五输穴是指十二经脉在肘膝关节以下的5种主要经穴，分

别名为井、荥、输、经、合穴，合称五输穴。五输穴在分布和脉气流注的深浅上有着明显的规律性，因而其在主治作用上也有着共同的规律可循。五输穴的产生，也正是对这些主治特点进行归纳、总结、组合、分类的结果。

对五输穴的认识，早在《内经》中就有系统的论述，《难经》在此基础上又补充了五输穴的五行属性及其主治病症，并首次记载了"补母泻子""刺井泻荥"的针刺方法。《针灸甲乙经》填补了手少阴心经五输穴的空白，使十二经的五输穴完备起来。以后的历代医家对此都均有发挥。近代对五输穴的研究多集中在其作用方面。

五输穴的理论依据是《灵枢·根结》《卫气》两篇中对"根结""标本"的论述。"根"是指各经的远端部位，是阴经、阳经相互交接之处。"结"是各经的近端部位，是多条经脉归结聚汇之所。人体四肢末端是阴阳两气（即营卫之气）相互接通转化之处，阳气由四末向内、向上、向脏流注，阴气由内向外、向下、向四末流注。五输穴的井、荥、输、经、合都是远端的穴位，按向心顺序排列，就是根据阳气由四末向内、向上、向脏流注的规律。十二经的"本"都在膝肘以下部位，"标"在头、胸、背，"标本""根结"都反映了经络气血在人体流注的情况，这给远端穴位主治的选择性和特异性，头面、躯干穴位主治的临近性、广泛性予以理论支撑。

五输穴是阴阳之气出入交会之所，它在预防、诊断、治疗疾病上都有着重要意义。凡五运六气升降失常而尚未发病者，皆可取五输穴预防。如常灸足三里，按摩涌泉，增强先后二天之气，预防疾病，祛病延年。《内经》中的三部九候切诊法，中部的太渊、经渠、合谷，下部的太冲、太溪、冲阳，都是五输穴，且大部分是原穴，尤以寸口脉（太渊）、太溪、冲阳为要。寸口为脉之大会，决生死；太溪决先天肾气有无；冲阳候后天胃气之强弱。由此可见，切脉的主要位置皆属五输穴所在。在治疗疾病方面，可根据五输穴的主病特点单独选用五输穴，又可根据证候的虚实，结合五输穴的不同属性及生克关系，按照"虚则补其母，实则泻其子"的原则进行配伍使用。从实践来看，按照生克关系配伍使用在作用上有叠加现象，疗效优于按症单独选用五输穴。

现代对五输穴的研究也逐渐深入。有人运用阴极射线导波器对182人进行了补泻母子经络活动现象观察，证明了母子穴通过针刺补泻之后，可出现相应的变化——补时母高子低，泻时子高母低。为临床应用提供了客观依据。五输穴的疗效高可能与以下几个方面有关：①根据大脑皮层的投射关系，五输穴所在部位在大脑皮层投射区最大，刺激作用较强，能较好地激发脑部分泌内啡肽，以调整和抑制体内因疾病而引起的各种功能紊乱和疼痛；②从神经系统的整合功能来看，五输穴位于肢体远端，是肢体功能最灵活、感觉最敏锐的部位，与其他部位穴位相比，同等刺激量下五输穴传入冲动要强得多，对高级中枢大脑皮层的影响也大得多，其神经反射调节或神经体液调节各种功能活动就越活跃、广泛；③根据全息律理论，膝肘以下的相对独立部分最多，针刺这些独立部分的穴位，对人体相应部位的病变的疗效好。另外，经络感传现象普遍以膝肘以下部位比较明显，膝肘以上部位次之，凡感传现象明显者，针刺效果好。

**2.脏腑病多用俞募配穴**　俞、募穴均属特定穴，在针灸临床上具有非常独特的地位。俞穴是五脏六腑之气输注于背腰部的腧穴，也称为"背俞穴"；募穴是五脏六腑之气结聚于胸腹部的腧穴，也称为"腹募穴"。临床上既用于诊断疾病，又用于治疗疾病；既可单独使用，又可联合运用。

俞穴首见于《灵枢·背腧》，文中记载了五脏背俞穴的名称和位置，并指出"按其处，应在中而痛解，乃其俞也"；《素问·气府论》提到了六腑俞，但未列出穴名；《脉经》明确了除三焦俞和厥阴俞之外的10个背俞穴的名称和位置；《针灸甲乙经》补充了三焦俞；《备急千金要方》补充了厥阴俞。募穴首见于《素问·气府论》，但未列出其具体名称和位置；《脉经》明确了除三焦募和心包募之外的10个募穴的名称和位置；《针灸甲乙经》补充了三焦募石门；后人又补充了心包募膻中。至此，俞、募穴均已完备。关于其临床运用，《素问·奇病论》指出："此人者，数谋虑不决，故胆虚气上溢而口为之苦，治之以胆募俞。"这是关于俞、募穴临床治疗疾病的最早记载。后世较有代表性的著作如《难经·六十七难》认为"五脏募皆在阴，而俞皆在阳者，何谓也？然阴病行阳，阳病行阴，故令募在阴，俞在阳"，明确指出了针刺治疗脏腑病"从阳引阴，从阴引阳"的原则。《针灸甲乙经》则着重阐述了俞、募穴的定位和刺灸方法，为后世运用其治疗脏腑病打下了基础。

俞、募穴在人体上的分布有两个明显的特点：一是阴阳相对，二是紧邻脏腑。俞穴分布于背腰部，属阳，主动；募穴分布于胸腹部，属阴，主静。

二者均不以各自经脉循行的位置排列，而是据其脏腑所在的解剖位置依次排列，尤其是募穴与相应脏腑的位置更为接近，从而形成了俞穴-脏腑-募穴的前后对应关系，体现了俞、募穴之间刚柔相济、阴阳相通、以脏腑为本的特点。

俞、募穴的特殊分布形式准确地揭示了其生理病理意义。《难经本义》认为俞、募穴是"阴阳经络，气相交贯，脏腑腹背，气相通应"。所以阴病有时而行阳，阳病有时而行阴。说明了在生理上俞、募穴是五脏六腑之气转输和汇聚的处所，病理上俞、募穴是内脏和体表病气出入的部位，这是运用俞、募穴诊断和治疗疾病的理论依据。

气街是脏腑经气聚集和通行的场所。俞、募穴和气街理论的关系主要表现在气街理论阐明了头、胸、腹、背和下肢各经穴在前后、内外之间均有联系的通路。气街的分布横贯脏腑经络，前后相连，按横向的形式将脏腑与其在体表的相应部位紧密联系在一起，揭示了脏腑经络之气血除了十四经所描述的纵向流注形式以外的横向流注规律。俞、募穴是本脏本腑气血流注形式中横向流注生理现象的具体体现。俞募配穴法就是在气街理论的指导下产生的。

俞、募穴之临床运用主要体现在诊断脏腑病和治疗脏腑病两个大的方面。由于俞、募穴与各自所属的脏腑有着横向的密切联系，因此当脏腑发生病变时，其相应的俞、募穴上会出现压痛、过敏、组织板硬、松软、凹陷、隆凸、变色、丘疹、结节状或条索状物、皮肤电阻降低、导电量增高等阳性反应，这些异常反应在临床上可用于协助诊断相关脏腑病。如气管、支气管炎、肺结核等肺部疾患在肺俞、中府上常有压痛存在；胃脘痛在胃俞、中脘上可找到阳性反应点；胆囊炎、胆石症等胆道疾患在胆俞、日月上有阳性反应点等。

运用俞、募穴治疗疾病，主要包括以下3个方面。

（1）单独运用俞穴或募穴治疗相应脏腑病。从生理上而言，俞、募穴是五脏六腑之气输注或汇聚的部位；从病理上而言，俞、募穴是五脏六腑和体表之间病气出入的场所；从解剖角度看，俞、募穴位置对应相应的内脏；从经络学的角度看，俞、募穴是五脏六腑经气横向流注的具体体现。因此当某一脏腑发生病变时可取其相应的俞穴或募穴来施术治疗。如肺结核、肺气肿、支气管炎可取肺俞或中府治之，遗尿、尿潴留可取中极或膀胱俞治之，等等。

虽然俞、募穴均可用于脏腑病的治疗，但应用时略有区别。脏病多取背俞为主，腑病多取腹募为主。如心痛、心悸等往往取心俞、厥阴俞为主治疗，而胃痛、呕吐等则往往取中脘为主治疗。就后者而言，是根据俞、募穴与相应脏腑的位置关系来应用的。由于募穴较俞穴更接近于相应的脏腑，经气更易于疏通与调节，当病情发展较急时，则应根据急则治其标、缓则治其本的原则。如前列腺炎引起的急性尿潴留患者，首先应选中极以解除尿潴留，当症状缓解后再配以膀胱俞、肾俞等治之。

（2）俞、募穴同用治疗相应脏腑病。俞、募穴不仅可以单独使用来治疗脏腑病，还可以气街理论为指导进行配合而运用于临床，这种某一脏腑相关的俞募穴配合使用的方法称为"俞募配穴法"，临床运用甚广。如肝部疾患肝俞、期门合取，大肠疾患大肠俞、天枢均选，皆属俞募配穴法。

（3）五脏俞穴治疗五官、五体病。根据五脏与五官、五体在生理上的相互联系，五脏发生病变时，常可影响到相应的五官、五体。背俞穴分布于足太阳膀胱经，膀胱经通于督脉并入络于脑，脑为元神之府，神气的虚实盛衰主要通过五官、五体的功能表现出来，故五脏俞穴还可用于治疗相应的五官、五体疾病，如目疾取肝俞，耳鸣、耳聋取肾俞，痿证取脾俞等均属此类。

综上所述，俞、募穴作为具有特殊意义的一类腧穴，临床运用甚为广泛，对一些相关脏腑病的治疗能收到满意效果。特别是针刺时针感能直达脏腑，使脏腑经络功能得到迅速调整，这是其他许多穴位所不及的。但针刺这些穴位时还须严格掌握角度、深度和方向，以防刺伤重要脏器，造成不良后果。

### 四、施用不同的运针操作

针刺的运针操作包括多种内容，但经常综合使用。从进针、探找针感（寻气）、施用补或泻手法，到退针，都有不同的操作手法，临床上辨证施用运针可提高疗效。主要的有如下几种。

1.进　即将针从浅层刺入深层（包括穿皮、探找针感和施用补泻手法）。操作时可缓慢捻进或迅速垂直刺入，主要根据病情和刺入部位而定。

2.捻　即将针来回捻转。捻转是进针或退针常用的操作手法，同时也是催气和施用补泻的手法。一般来说，捻针角度不宜过大，且应往返回旋，以免引起疼痛和滞针。

3.**捣** 即将针快速上下提插。一般提插的幅度大、速度快，刺激量就大；反之，刺激量就小。采用这种手法时，要注意病情，以免因刺激过强而引起晕针。同时，还要注意刺入部位，针刺部位（如期门、哑门等穴）下有脏器时，不应捣刺，以防刺伤脏器，引起事故。分布在五官周围的穴位（如晴明、球后等穴）以及骨上的穴位（如百会、印堂等穴），均不宜用捣法，防止刺入过深，损伤器官，或刺入骨膜，增加病人痛苦。

4.**刮** 即用拇指腹轻轻按压针柄顶端，以中指指甲沿针柄由下向上刮动。这种运针法刺激较轻，可作为留针期间增强针感的辅助手法，也可作为补或平补平泻的操作手法，适用于对针刺敏感的病人。

5.**弹** 即用中指弹动针柄。此法多在进针有针感后，或在留针期间使用。此法除可增强针感外，还可代替补或平补平泻的部分手法，适用于对针刺敏感的病人。

上述运针手法操作，必须根据病情、病人体质及针下气至盛衰辨证施用。如用捣针法，以病人有较强针感，能耐受为度。

# 第三节　辨证取穴

针灸在治法上虽然与药物不同，但治则是一致的，它同样以整体观念为基础，在经络学说指导下，根据脏腑经络的病候，通过四诊八纲的分析、归纳，推求病因，确定病属何脏何经，而定出相应的治则和治法。

针灸治疗作用的点是散布在经脉上的穴位，而穴位又是脏腑经络气血流注、转输、聚汇于体表之处。由于经穴和脏腑经络在生理上息息相关，在病理上有密切联系，因此，古代医家在长期的医疗实践中，通过对脏腑经络病候和穴位主治作用的观察，根据"经脉所过，主治所及"的客观规律，总结出"循经取穴"的取穴原则。由于脏腑的功能不同，不同经的穴位其主治作用不同；同一经的穴位，由于经气流注、聚汇不同，其主治作用也有区别。针灸论治的多种配穴法，正是根据穴位相对特异性的特点总结出来的，因而具有一定规律性。岭南陈氏针法所倡导的取穴配穴原则如下。

1.**循经取穴** 循经取穴是针灸处方配穴的一个总的原则，它是在明确辨证的前提下，直接选取病变（或相关）经脉上的穴位。具体运用时，又可分为循经远道取穴和局部取穴。

（1）循经远道取穴。主要选取与病变脏腑经络有关的经脉循行远隔部位（肘膝以下）的五输穴作为主穴或配穴。这些穴位具有远近调节的功能，对本经或相关经脉头面、躯干、脏器疾患有直接调节的作用。施治时可根据经脉的直属和络属关系以及循经流注特点，灵活选择本经、表里经或同名经穴位。这种取穴法主要适用于脏腑或器官病变，如肝阳亢盛头痛取太冲，齿痛刺合谷等。笔者采用足阳明经"合穴"足三里为主治疗急性阑尾炎165例，总有效率达88.4%；刺手厥阴心包经郄穴郄门为主治疗心绞痛22例，有效率为99.5%。

根据经络的直属和络属关系以及循行流注特点，临床取穴时可灵活选择如下的几种方法。①本经取穴。这是一种直接选用本经的穴位治疗本经所发生的病症的取穴方法。常用的穴位有五输穴、原穴、郄穴等。五输穴的井穴多用于热性病及昏迷疾患，如高热、高血压昏迷可取十二井穴刺血；荥穴和输穴主治脏腑及发热病症，如神志疾患取神门，潮热取鱼际；经穴主治喘咳寒热；合穴多用于逆气而泄的疾患，如气喘咯血取尺泽，胃肠病泄泻取足三里。四总歌诀概括的"肚腹三里留，腰背委中求，头项寻列缺，面口合谷收"是临床上常用的本经取穴法。②表里经取穴。这是根据经脉的互相属络关系而取穴。例如风寒咳嗽可取肺经太渊和大肠经合谷（肺与大肠经相表里），胃病取胃经足三里和脾经的公孙等。③同名经取穴。十二经脉手足三阴、三阳经在经气循行流注上均有密切的联系，因而在治疗上有互相协同的作用。例如胃火牙痛可取足阳明的内庭和手阳明的合谷，肝气郁结引起胸胁痛可刺手厥阴内关和足厥阴太冲等。④左右交叉取穴。这是根据经脉的左右对应特点采用"左病取右""右病左取"的远道取穴法，古代称为巨刺和缪刺。巨刺治病在经脉，刺经穴；缪刺治病在络脉，刺井穴出血。临床上患侧取穴疗效不显，取健侧相应穴位治疗而获效的治法，正是根据这一原理。

此外，还有上病取下、下病取上等循经取穴法，临床上可根据穴位主治及病情酌情运用。

（2）循经邻近或局部取穴。这是根据经络的"经脉所通，主治所及"功能选取疾病循经所过的穴位，直接疏通病部经络气血，达到"通则不痛"的治疗目的。如耳疾配听宫、听会，膝痛取犊鼻，肘痛取曲池等。但应注意，若局部红肿热胀，则不宜在患处针刺，可选循经所过邻近穴位。这种取穴法在临床上应用很广泛，但必须注意结合整体辨证，并与相关穴位配合使用，才能丝丝入扣，切中病机，避免局限性。陈全新采用此法治疗1248例痹病患者，有效率达96.1%。

2.**随症配穴**　针灸取穴必须根据病情，除选用有针对性的主穴外，还应选用一些相关的穴位作辅助，才能发挥疗效。如对脏腑气血有直接调和作用的俞募穴、原穴，治疗本经急性痛症的郄穴和八会穴等。按照病人就诊时突发症状或兼症，适当选配有关穴位，随症治疗。如发热配曲池，呕吐配内关，食欲不振配足三里等。这些随症配穴对改善兼症，促进整体功能康复颇有助益。

以上取穴配穴原则，充分体现了针灸辨证论治特点，是对针灸辨证施治理论及临床应用的阐发。临床上可根据以上针灸辨证特点做出正确的辨证，制定治疗方案，根据针灸配方规律选穴处方，在辨证基础上采取不同的针刺手法进行操作。故针灸辨证施治是针刺法的基础，也是针刺法的应用原则。

# 第三章 岭南陈氏针法准备要领

## 第一节 常用针具

针刺的工具，在远古时代是砭石（磨尖的石块）或骨针，随着科学、文化的进步而不断得到改进，现已演变为不锈钢、金、银或合金针。不锈钢针不但针质柔韧，而且粗细多样，更适用于临床。

现代常用的毫针针体较古代针体圆细，长度规格有0.5寸、1.0寸、1.5寸、2寸、2.5寸、3寸、3.5寸等，针身粗细有0.18mm、0.20mm、0.22mm、0.25mm、0.30mm、0.35mm等，毫针上端多用银或铜丝缠绕，便于握持，这部分称"针柄"，下端称"针体"，针柄与针体连接部称"针根部"。

岭南陈氏针法有着深厚的岭南中医药文化背景，具有进针快、痛感小、手法轻、得气快、补泻灵、针具细等特点，常用针具为1.0寸（25mm）的不锈钢毫针，直径由细到粗规格分别为0.20mm、0.25mm、0.30mm和0.35mm，其中1.0寸毫针（0.20mm×25mm）最常用；体胖魁梧人群用1.5寸毫针（0.25mm×40mm），婴幼儿用半寸毫针（0.18mm×13mm）。

## 第二节 针前准备

规范化的针刺操作能有效地防止医疗事故发生，而安全无副作用是针灸医学得以长久发展的保证。陈全新从针前准备、针具和体位的选择，到针刺角度、深度及针刺注意事项，详列了一整套针刺操作规程，以指导针灸临床工作。

针具提倡用一次性针。术前除根据病情及刺入部位选择适当长度的针外，还需再一次检查针具质量，只有没有裂纹、缺口、锈点、弯曲、针尖起钩的针才能使用。

在整个治疗过程中，要做到精神集中，细致认真，这是保证治疗顺利进行、防止事故发生的有效措施。

做好解释工作。对于初次接受针刺治疗的病人，应该让他们了解针刺治疗的常识，以消除顾虑，增强治疗信心，配合治疗。精神过于紧张、饥饿、疲之、醉酒的病人，不宜立即给予针刺，以免发生晕针。

## 一、患者的体位

病人在治疗时体位是否合适，对于正确定取腧穴和顺利进行针刺操作有一定影响。为了显露针刺部位，便于操作，病人应采取较为舒适安稳的体位。体虚、久病或精神紧张的病人，尽量采用卧位。在留针或操作时不可随意改变体位，以免引起疼痛或弯针、断针等事故。

### 1.选择体位的原则

（1）选择体位应以医者能正确取穴，方便操作，病人肢体舒适，并能长久维持为总的原则。

（2）在可能的情况下，尽量采用一种体位而能够暴露针灸处方所列的所有穴位。

（3）凡给病人针刺，不论采取什么姿势都必须让病人精神安定，肢体放松，肌肉松弛，自然舒适。由于治疗需要和某些穴位的特点而必须采取不同的体位时，应注意病人的体质和病痛情况。如病人有肢体畸形或肢体疼痛剧烈，活动受限，应根据情况灵活选用适宜的体位，不能采用勉强姿势。

（4）针刺操作时，不论取什么穴位都必须让病人有所倚靠，适当支撑，决不能悬空而刺。故凡刺前要靠后，刺后要倚前，刺左要扶右，刺右要托左。针上下肢、手足穴位时，要将肢体安置妥当后再刺。一般可采取卧位，尤其对体质虚弱、小儿、过敏、精神紧张、有晕针史或初次接受针刺的病人，采用卧位可以防止晕针的发生。

（5）嘱病人尽量把身体放得舒服自然，留针时间内不可随便移动肢体，以免发生弯针、折针、滞针等。

（6）在天气寒冷或室温较低时，针刺操作时应注意减少皮肤的暴露面，或适当减少留针时间，以防受凉或并发他症。

（7）对精神病狂躁不安，或癔症发作、昏迷躁动等不合作的病人，要有熟练的助手或合适的随员等帮助固定体位后方可施针，以防发生意外。一般仅运用适当手法，达到目的即可快速出针，不宜久留针。

**2.针刺常用的体位**　临床常用的针刺体位主要分为卧位、坐位两大类。

（1）卧位：适于全身各部位腧穴的针刺，且舒适安全。

1）仰卧位：适宜于头、面、颈、胸、腹部腧穴和上肢掌侧、下肢前侧、手足等部位的取穴。用此姿势时，膝关节下应以物垫高一些，以免肌肉紧张或膝部强直不适。

2）侧卧位：适宜于侧头、面、颈、胸、腹、臀部及上下肢外侧、足部的取穴。

3）俯卧位：适宜于后头、项、肩、背、腰、臀、上肢部分腧穴的取穴。

（2）坐位：按针刺部位的不同，可选用如下坐位。

1）仰靠坐位：适宜于前头、颜面、颈前及上胸部腧穴的取穴。

2）俯伏坐位：适宜于后头、项、肩、背部腧穴的取穴。

3）侧伏坐位：适宜于侧头部、面颊和耳前后部腧穴的取穴。

4）正坐托颈位：适宜于头顶部、项部腧穴的取穴。尤以针刺风府、风池等穴时为宜，既便于针刺操作，也可避免头部摆动不稳。

此外，屈肘仰掌位适于上肢前臂掌侧和手掌部腧穴的取穴，伸肘仰掌位适于肘关节掌侧面腧穴的取穴，屈肘俯掌位适于前臂背侧及手背部腧穴的取穴，屈肘拱手位适于前臂桡侧腧穴的取穴。

## 二、定穴和揣穴

针刺前医者必须将施术的腧穴位置定准，定位腧穴简称"定穴"。医者以手指在穴位处进行揣、摸、循、按，找出具有指感的穴位，称为"揣穴"。《针灸大成》指出："凡点穴，以手揣摸其处……以法取之，按而正之，以大指爪切掐其穴，于中庶得，进退方有准也。"

腧穴定位的准确与否，直接关系到针刺的疗效。在针刺前，医者要根据针灸处方选穴的要求，按照腧穴的定位方法，逐穴进行定取。为求得定穴的准确，可用手指按压、捏掐等，以探求病人的感觉、反应。一般来说，按压局部酸胀感应较明显处即是腧穴的所在。可以用指甲轻掐一个"十"字纹，作为针刺的标记。

# 第三节　无菌操作

施针必须注意严格消毒灭菌。针刺前的消毒灭菌范围应包括针具器械、医生的手指和病人的施针部位。

随着社会发展与科技进步，近年已采用密封一次性消毒灭菌针具，能更有效地防止交叉感染。

## 一、医者手指消毒

在针刺前，医者要用洗手液将手洗刷干净，才可持针操作。

## 二、腧穴部位皮肤消毒

在病人需要针刺的穴位皮肤上用0.5%的碘伏棉球或75%的酒精棉球涂擦，擦时应从腧穴部位的中心点向外绕圈擦拭。或先用2.5%的碘酊棉球涂擦，待稍干后再用75%的酒精棉球涂擦脱碘。穴位皮肤消毒后，必须保持清洁，防止再污染。

## 三、治疗室内消毒

针灸治疗室治疗台上用的床垫、枕巾、毛毯等物品，要按时换洗晾晒，如采用一人一用的消毒垫布、垫纸、枕巾则更好。治疗室也应定期消毒净化，保持空气流通，卫生洁净。

## 四、高度重视针灸操作消毒灭菌

1. **目前针灸消毒存在的主要问题**　目前针灸消毒存在的主要问题是医患对进针无菌操作认识不足。针刺疗法是将针刺进穴位至一定深度，穿透皮肤、肌层，而某些穴位下为脏器，如消毒不严，引起感染，将导致严重后果。

进针形式很多，古代用手指夹持针体进针是一种污染操作，由于当时科技条件所限，是可以理解的。但时至今日，大部分医院使用的都是经消毒灭菌的一次性针具，有些操作者仍沿用古法，只经酒精棉球擦拭后就持针体进针，根本达不到严格消毒的目的。

针刺消毒不严引起感染，不但增加病人痛苦，也对针灸推广不利。

**2. 改进措施**

（1）实施无污染操作：为避免操作污染，医者只能用刺手握持针柄，不能触碰针体捻刺。这就要求操作者必须加强基本功锻炼，特别是指力锻炼，如用长针进针，可用消毒干棉球或镊子夹持针体，透皮后再捻进。

（2）强化手部卫生：清洁洗手是防止交叉感染和自我保护的重要环节，首先要求医生在施术前用肥皂水认真清洗双手，用洗手液快速有力揉搓，时间不得少于10秒，各指的侧面和指关节背面、指甲下面要清洗到位，并在流动水下反复冲洗，用清洁毛巾擦手或烘干，禁止将清洗后的手在工作服上擦干。当手皮肤有伤口时要注意有效地戴手套进行保护。

（3）加强穴位皮肤消毒：穴位皮肤消毒应按正规无菌操作，从中心向外围消毒，如果使用碘酊，需用75%的酒精棉球脱碘，也可直接采用碘伏快速消毒。

# 第四节　押手运用

《难经·七十八难》曰："知为针者，信其左；不知为针者，信其右。当刺之时，必先以左手压按所针荥、俞之处，弹而努之，爪而下之，其气之来，如动脉之状，顺针而刺之。"《难经》强调左手在进针之前于所针的腧穴上按压、弹努、爪切，以促使局部经气隆盛的重要性。后世医家又有所发挥，左手的应用已不仅仅限于进针之前，而体现在整个针刺过程中。现代多只注重右手的应用，而忽视了左手的作用。笔者在临床中体会到，左手的应用在针刺过程中十分重要，有时甚至是影响针刺疗效的关键。《难经》以是否重视左手的应用作为判断一个针灸医生技术好坏的标准，是有其深刻的理论和实践依据的，应该引起针灸医生的高度重视。

## 一、常用手法

**1.揣摸**　以手指反复触摸腧穴部位，根据局部的骨性标志、肌腱、肌肉纹理及动脉搏动等情况确定穴位。《针灸大成》释此法："凡下针……又须审穴在何部分，如在阳部，必取筋骨之间陷下为真；如在阴分，郄腘之内，动脉相应，以爪重切经络，少待方可下手……其肉厚薄，或伸或屈，或平或直，以法取之"。

2.**按压**　以拇指或食指按压腧穴或其上下，询问患者有无酸、麻、胀、痛反应，或察知局部有无结节、包块及条索状物，用以暂时阻滞经气，引导气至病所。

3.**爪切**　以拇指或食指的指甲或指尖切压腧穴局部，以宣散局部气血，减轻进针时的疼痛，或引导准确进针。

4.**弹努**　以拇指弹努中指，使中指搏击穴位，或以食指交于中指，令食指弹击穴位，以激发经气，使腧穴局部经气隆盛。

5.**循摄**　循，指以食、中、无名三指掌面于穴位上下揉按，使气血循经而来，此法多用于针后不得气的患者。摄，指以拇指指甲于穴位上下循经切按，用于邪气阻滞经气不行者。循摄两法多同时应用。

## 二、揣穴作用

1.**准确取穴**　人体的经穴和经外奇穴皆有固定的分寸，这是准确取穴的基础。但是，不同的个体之间，气血输布存在着一定的差异，因此取穴也不能一成不变。《针灸大成》有"宁失其穴，勿失其经"之说，说明取穴有一定的灵活性，应因人而异。窦汉卿在总结其临证经验时提出"在阳部筋骨之侧，陷下为真；在阴分郄腘之间，动脉相应"，这为关节附近和解剖标志比较明显的腧穴提供了方便的定位方法。但仍有很大一部分穴位，既不位于关节附近，又缺乏明显的解剖标志，这些腧穴可在骨度分寸的基础上，辅以左手揣摸手法以确定穴位。凡腧穴处，按压时多有酸胀、发麻或疼痛反应，有的可触及皮下的结节或条索状的反应物，有的则表现为按压该处患者感觉舒适或症状即见减轻，针刺这些部位有较好的针感和疗效，虽然这些部位与常规的定位方法之间存在一些差距，这正是有经验的临床医生取得独特疗效的窍门之一。例如：取背俞穴治疗内脏病症，虽然可以以脊椎棘突下的凹陷作为解剖标志，但"旁开1.5寸"因人而异，不好把握。《灵枢·背腧》说："欲得而验之，按其处，应在中而痛解，乃其腧也。"这就是寻找敏感点或能立即使疼痛缓解的有效点的方法，在这些部位进针，多能立见良效。

**2.激发经气**　对一些体质虚弱或针感比较迟钝的患者，可于进针前在腧穴或穴位上下采用弹努手法，以激发经气。在肌肉较为丰厚的足三里、丰隆、大肠俞、肾俞等处施行弹努手法后，有时可见局部肌肉隆起，此时进针，多有较好的针感。对进针后不得气者，除右手的提插捻转等行针手法外，同时配合左手的循摄手法，在腧穴上下抚摩或轻轻拍击，常可很快获得满意的针感。

**3.减轻痛感**　如何避免或减轻进针时的疼痛是针灸界长期研究而尚未能完全攻克的难题，即使现在普遍采用的快速进针手法，仍然只能缩短进针时疼痛的持续时间，而不能完全避免进针时的刺痛感。因为皮肤上的神经末梢分布十分丰富，进针时不可避免的会有所触及。如果进针前采用爪切手法，在进针部位切压，可以明显降低神经末梢的敏感性，最大限度地减少进针时的疼痛。《标幽赋》中所谓"左手重而多按，欲令气散；右手轻而徐入，不痛之因"，即是此法。

# 第四章 岭南陈氏针法飞针习针法

## 第一节 常用练针法

岭南陈氏针法飞针的练习过程主要分为实物练针法、自身练针法以及相互练针法。

### 一、实物练针法

**1.纸垫练针** 练针用的纸垫是以毛边纸或细草纸为原材料制成长约8cm，宽约5cm，厚约2cm的纸垫，外用棉线呈"井"字形扎紧。纸垫练针主要是练习捻转手法。捻转具体操作：以持笔式持针法将针刺入纸垫后，不断地来回做拇指与食、中二指前后交替，捻转针柄的动作。捻转操作要求：针尖保持原位不变，切忌上下移动；捻针角度均匀，快慢自如，轻巧灵活；捻转频率为每分钟约150次。为方便临床持续运针，应进行双手行针的练习。

**2.棉球练针** 练针用棉球是以一握棉花为原材料，再缠绕棉纱线，外包一层白布制成的，外紧内松，直径约为7cm的球形练针材料。棉球练针主要是练习提插、捻转等多种基本手法。捻转练习同纸垫练针法。提插具体操作：以拇、食、中指持针，将针刺入棉球后，做上提下插毫针的动作。提插操作要求：练习提插时应保持针体垂直，提插深浅适宜、幅度均匀、起落有度。待运针自如后，尽量小幅度（0.1寸左右）行针，用力上提和下插，不断提高提插的频率。在此基础上，可将提插与捻转配合练习。总的操作要求：提插幅度上下一致，捻转角度大小一致，速度快慢一致，运用自如。

**3.肥皂练针** 以肥皂作为练针工具，去除繁杂的制作流程，具有取材简易、便捷的优点。肥皂练针主要是练习持针垂直旋转刺入和摆动旋转刺入，以锻炼指、腕、手臂的协调性，以及刺入的准确性。练针操作时，针具旋转推进与刺入时机必须适当，指力和腕力的配合需相辅相成，才能达到落点准确、穿透力强和快速进针的效果。

## 二、自身练针法

纸垫、棉球练针法着重于指力、手法练习，学习者还应进行指感的锻炼。因为针刺纸垫或棉球与针刺人体有明显的差异，针刺治疗的作用对象始终是人，故应重视指感的锻炼，体验不同针刺手法在人体上所产生的不同感觉。在进行纸垫、棉球练针后，学习者逐渐掌握一定指力和行针手法，应在自己身上试针。选取肌肉较丰厚的足三里、曲池、合谷等穴，从针下与自身感受两方面来细心体会得气的细微变化，以提高临床针刺水平，达到临床针刺施术时的心中有数，同时体会患者所急所苦。

## 三、相互练针法

在自身练针比较成熟的基础上，学习者可模拟临床实际，交叉进行试针练习。具体要求：从实际情况出发，按照规范的操作方法，相互交替练习，练习内容与"自身练针法"相同。通过相互试针练针，不断提高毫针刺法的基本能力。

# 第二节　练习要领

针刺手法练习的要领在于指腕力量的练习、押手与刺手协同配合、熟练不同手法的练习3个方面。循序渐进、持之以恒的刺法练习，对任何针灸医师来说是至关重要的。应该坚持不懈练习，如此则能"徐推其针气自往，微引其针气自来""手如握虎"，以达到预定的得气效应。

## 一、指腕力量的练习

指腕力量的练习是针刺手法练习的基础。毫针针体细软如毛笔之端，操作者没有相当的指力和熟练的技巧，就难以掌握好毫针的出入，减少进针疼痛，防止弯针、滞针和晕针等意外的发生，故行针之法首重指力练习。

**1.指力练习**　《灵枢·九针十二原》曰："持针之道，坚者为宝。正指直刺，无针左右。"指力练习首先练习直刺，待练习直刺达到自如后，再练习捻转和提插手法。直刺具体方法及要求：初学者选取直径为30mm、0.5寸长的毫针，左手持实物（如橡皮块、纸垫、棉纱球或布团），右手以拇、食、中三指指腹夹持毫针针柄，集中注意力，使手指力量直透针尖，直刺物体，全程保持针体垂直于实物，切勿左右倾斜。捻转、提插具体操作及要求见"常用练针法"一节。待运针自如后，练习捻转提插合并运用，并随着指力增加而逐渐增加纸垫厚度，针可从0.5寸改为1寸或2~3寸，同时不断提高提插、捻转的频率，尽量掌握小幅度（0.1寸左右）提插的技巧。

练习时要全神贯注于指尖，将力聚于指端，以"如临深渊者，不敢堕也，手如握虎者，欲其壮也"。需要注意的是，所谓"指力"并非单纯指手指的力量，不是单靠用劲，而更多指内在的"气力"。这种"气力"只有在全神贯注地运全身之力于指腕时才能日益增强。古代针灸家强调针刺必先调神，如《灵枢·本神》"凡刺之法，必先本于神"，《素问·宝命全形论》"凡刺之真，必先治神"即为此义。针刺的目的是使针下得气，欲得气于针端必先贯神气于指力，才可得到针刺的最佳效应。

**2.腕力练习**　要达到毫针进退自如，减少疼痛，防止弯针、滞针和晕针等意外的发生，除了有适当的指力，还需要腕力的支持和配合。腕力锻炼具体方法：小线缚0.25kg的石块，操作者将腕稍仰，指握线端捻搓，以增强腕力。

上述练习可交替进行，以适度为宜，不要过度，避免受伤。熟练后则可在自己身上练习，细心体会针感。当运针感到捻转轻快，提插自如，且无明显痛感时，就说明指腕力量这一运针操作基本功已初步掌握。

## 二、押手与刺手协同配合

针刺操作一般是押手与刺手协同配合完成的。刺手为持针手，押手为协助进针手，故在进行指力练习时应重视左右手同时练习。

**1.押手练习**　押手指力的练习先在书本或桌面上进行。具体操作：五指自然分开按在书本或桌面上，进行向左、右、前、后的反复推压。待练习一段时间，至押手五指力量达到一定程度后，集中练习拇、食二指的力量。具体操作：将押手的拇指或食指放在小沙袋上做向前、后、左、右的推揉和向下的按压。练习押手的指力是为了使押手能扪清楚穴位处肌肉的厚薄，理清穴位的深浅，并且能够协助刺手进针。

2.**刺手练习**　刺手指力与腕力的练习先在空中进行。具体操作：用刺手拇、食二指或拇、食、中三指夹持针柄，在空中向上下、左右、前后方向行横向、斜向、直向的反复进退动作，以练习手腕的翻转，感知持针、进针的方向和速度。然后以押手持纸垫，右手拇、食、中三指如执笔状，持1~2寸毫针的针柄，使针尖垂直地抵在纸垫上，行捻转手法练习，持针穿透纸垫后另换一处。练至针体垂直刺入纸垫不摇摆，行针进退自如时，说明刺手指力已足，继而可进行其他针刺手法的练习。

### 三、不同手法的练习

1.**捻转手法**　练习捻转手法，主要练习拇指和食指的力量。一般先练拇指的力量。具体操作：右手拇、食指持针，拇指向前、向后均匀捻针，保持食指不动。待拇指力量逐渐增大后，再练食指。具体操作：右手拇、食指持针，食指向前、向后均匀捻针，保持拇指不动。练习一段时间后，练习拇、食二指的协调配合。具体操作：拇、食指交互前后行往返搓捻针柄的动作，使针体反复左右旋转。在练习本法时，要求针尖保持原位不变，切忌上下移动。在指力日进的过程中，掌握捻针的幅度、频率，以逐渐达到运针自如。

2.**提插手法**　提插手法一般在捻转手法纯熟之后进行练习。提插具体操作：以拇、食、中指持针，将针刺入棉球后，在原处做上提下插毫针的动作。提插操作要求：练习提插时应保持针体垂直，提插深浅适宜、幅度均匀、起落有度。待运针自如后，不断加快提插的速度，且尽量掌握小幅度（0.1寸左右）行针，用力上提和下插，待上下提插行针自如以后，再练习紧按慢提或慢按紧提的补泻手法。

3.**其他手法**　捻转、提插练习娴熟之后，可练习捣法和颤法。捣法即雀啄术，在进针之后，用快速而小幅度的提插手法，在小范围内上下捣动针体。颤法要求小幅度的快速捻转和提插相结合，利用腕力带动手指，使针体产生颤动。在指力日进的过程中，不断提高捣针和颤针的频率，达到每分钟150~200次。其他手法如弹法、飞法、刮法、搓法、摇法等，均应在实物上不断练习，循序渐进，才能做到指力日进，手法纯熟。

练指除在实物上进行之外，为求随时随地练习，可以徒手练习。如经常搓捻右手拇、食指，或颤动手腕，或拇、食二指指端捏紧上下捣动。

# 第三节 练针四部曲

快速旋转进针法是陈全新教授在传承祖辈和父辈经验的基础上，经多年研究，综合多种针刺方法优点，在无痛进针法和透电进针法基础上改良而成的一种以无痛、无菌、准确、快速为特点的进针手法，是针灸技术和医疗艺术完美的结合。1973年，这种进针法被日本针灸师访华团誉为"飞针"，后被称为"岭南陈氏飞针法"。岭南陈氏飞针的操作需要指、腕关节和前臂的协同配合，以达到进针快、痛感小、手法轻、入穴准的效果。

## 一、徒手练习

徒手练习主要是锻炼腕和指关节的配合，练习腕力、指力及动作的协调能力。具体操作：上肢肌肉放松，拇指的指腹平放在稍弯曲的食、中二指指腹前端，在拇指向后拉的同时，食、中二指向前推进，拇指继续向后，其余四指向前，通过翻腕动作逆时针旋转展开四指，伸展如凤凰展翅高飞状。要求反复练习，以保证动作协调。拇、食、中指三指指腹摩擦时务必发出声响，以达到练习指力的要求。此阶段一般每次练习5分钟，每日练习12～15次，至少练习一个月以上。若动作协调、指力足够，则可进入第2阶段的捻针练习。此后，仍需进行第1阶段的练习1～3个月。

## 二、捻针练习

捻针练习目的是提高捻针手指的协调性，增加快速旋转时的指力，达到针手合一。具体操作：先将针体刺入棉垫或纸垫内，刺手的拇、食、中三指如徒手练习阶段的手法，拇指向前，食、中指向后，将针柄逆时针旋转。要求练习时令针柄弹动。该阶段是飞针进针的关键环节，练习者必须持之以恒，一般每次练习5分钟，每日练习12～15次，坚持练习一个月以上。若动作协调、指力足够，则可进入第3阶段持针垂直旋转刺入的练习。此后，仍需进行第2阶段练习1~3个月。

### 三、持针垂直旋转刺入

持针垂直旋转刺入要求指和腕关节密切配合，近距离持针对准穴位，垂直快速旋转刺入，要求进针快、手法轻、入穴准。具体操作：宜选取1.0寸毫针，针尖距刺入点0.2~0.3寸，近距离刺入，针在垂直抵达刺入点前加速旋转放针。若放针过早、针刺过浅，容易导致针尖刺入力量不足，破皮困难，易出现痛感或针被弹飞；放针太慢，则刺入疼痛；指力不足或过大、刺入点把握不好，则形成反弹力，针会被弹飞，或弯针。此阶段是练习持针垂直刺入穴位的关键阶段，练习者一般每次练习5分钟，坚持练习1个月以上，符合"无痛、无菌、快速、旋转"的要求，则可进入第4阶段摆动旋转刺入的练习。此后，还需继续巩固第3阶段练习3个月或更长时间。

### 四、摆动旋转刺入

摆动旋转刺入主要是通过指、腕关节逆时针旋转和手臂摆动的惯性，增强针尖刺入的力量。通过练习可增强指、腕、手臂的协调性。具体操作：拇指和食、中指的指尖夹持针柄，将针柄固定在拇指第1指关节横纹处，拇指向后拉的同时，食、中二指向前推进，借助指、腕关节惯性，通过翻腕和手臂摆动，逆时针旋转8圈后展开四指，如凤凰展翅高飞状，准确入穴。注意推进与刺入时机必须适当，指、腕力的配合和手臂摆动相辅相成，才能达到落点准确、穿透力强的效果。练习者一般每次练习5分钟，每日练习12~15次，坚持练习3个月或更长时间，直至达到岭南陈氏飞针法师承标准。

# 第五章 岭南陈氏针法针刺篇

## 第一节 持针法

《标幽赋》中说："左手重而多按，欲令气散；右手轻而徐入，不痛之因。"施行针刺时，一般需双手协同配合进行。押手按压穴位周围皮肤以辅助进针，刺手持针操作。一般在临床针刺操作时，考虑患者的体位和针刺部位进行相应的调整。岭南陈氏针法进针前的持针方法多变灵活，针刺时亦注重刺手和押手的协同配合。

### 一、刺手与押手

《灵枢·九针十二原》曰"右主推之，左持而御之"，毫针操作时，一般将按压穴位局部的左手称为"押手"，医者持针的右手称为"刺手"。押手的作用主要是固定穴位皮肤及局部体位，目的在于使毫针能够准确地刺中腧穴。刺手的作用主要是掌握针具以施行手法操作。进针时手指运力于指尖，使针迅速刺入皮肤；行针时施用适当的提插、捻转等手法。进针时，刺手与押手协调配合，动作流畅，行针顺利，可以减轻进针时患者的不适，并能调整和加强针感，以提高治疗效果。

### 二、现代常用持针姿势

常用的持针法有下面4种。

**1. 拇、食指持针法** 右手拇、食二指持住针柄进针。

**2. 拇、中指持针法** 右手拇、中二指持住针柄进针。

**3. 拇、食、中指持针法** 右手拇、中二指持住针柄，食指放在针柄末端提供向下的压力，帮助进针。

**4. 执笔式持针法** 用刺手拇、食、中三指持住针柄，以无名指抵住针身，此法适用于长于1.5寸的毫针。或以拇、食指持住针柄，中指抵住针身，此法适于1.5寸以下的稍短毫针。中指或无名指夹持针柄，可在进针时保持针身挺直有力，使指力集中在针尖，保证进针顺利。

### 三、刺手与押手的协同配合

针刺治疗疾病过程中，针刺操作手法是直接影响针刺疗效的主要因素之一。

**1. 针前** 针前主要关注押手的使用，押手在针刺前的作用主要体现在准确取穴、激发经气、减轻进针痛感。

**2. 进针** 根据针刺的特殊要求及穴位的特殊位置，押手在进针时的作用主要体现在协助进针、暴露穴位、固定肢体等方面。

（1）协助进针：如舒张进针法，针腹部穴位时需用押手拇、食指，或食指、中指将所针穴位处的皮肤撑开，以利于进针；夹持进针法，用长针针刺时需用押手将针夹持，以协助进针；提捏进针法，针印堂时需用押手将印堂处皮肤捏起进针。

（2）暴露穴位：如丘墟透照海，进针过程中需用左手缓慢小幅度地轻摇踝关节以利于进针；针刺晴明，需用押手将眼球推向外侧；针八邪、八风，用押手将指（趾）分开，更易于进针。

（3）固定肢体：如给小儿针刺，需用押手将患者头或四肢固定，以防进针时患儿哭闹；如出现断针、弯针、误针等情况，可两手配合处理针刺异常情况。

**3. 行针** 行针即是进针后施行手法的阶段，针刺是通过施行一定的手法达到某种效果，行针则需根据治疗病症的需要来确定。押手的作用体现在配合刺手进针、配合刺手行气、促使气至病所等方面。

（1）配合刺手进针：双手进针法是押手配合刺手共同完成进针操作的。如夹持进针法、指切进针法等。在夹持进针法中押手主要起固定针身、防止弯针、协同刺手进针的作用；指切进针法中押手的主要作用是找准并固定腧穴，配合刺手进针。《灵枢·九针十二原》曰"右主推之，左持而御之"，强调了刺手和押手在进针操作时的密切配合。

（2）配合刺手行气：运用"腕踝针"法或"皮三针"法操作时，常采用平刺，针尖刺入皮下0.1～0.2cm后，刺手将针身放平，使针身紧贴皮肤表面，然后用押手拇指或食指轻按在针尖处，以引导刺手持针沿皮下缓缓刺入，押手拇指或食指随针尖移动而移动，直至达到一定深度。明代针灸家杨继洲的"龙虎升降"法，就是押手配合刺手的行气之法。此针法先将针用右手大指向前捻入穴内，再用左手大指向前捻针，得气后左右转动针体，并下按上提（升降）。在刺手进行斜刺或横刺操作时，针刺入肌层或皮下以后，用押手拇指或食指轻按穴下针身处，刺手反复捻转针柄，以激发经气。

（3）促使气至病所：针法娴熟的医生在针刺操作过程中能运用运气之法，控制针刺感应向一定方向传导，使针刺感应到达病痛部位，提高针刺疗效。控制针刺感应向一定方向扩散和传导，主要通过刺手行针的同时配合押手手指按前或按后的操作方法来实现。如要使经气向上运行，在刺手行针的同时可用押手拇指紧压在针刺穴位下方1～3寸处，阻滞经气下行；如要使针刺感应向下传导，在刺手行针的同时，可用押手拇指紧压在针刺穴位上方1～3寸处阻滞经气上行。明代名医徐凤在《金针赋》中指出："欲气上行，将针右捻；欲气下行，将针左捻……按之在前，使气在后；按之在后，使气在前，运气走至疼痛之所"。

**4.出针**　出针为针刺的最后阶段，押手亦体现了比较好的作用。

（1）出针时扪闭针孔，完成补泻操作：针刺出针时，补泻主要是通过押手对针孔扪按来完成的，如补泻手法中的"徐疾补泻""开阖补泻"等。徐疾补泻，《素问·针解》说"徐而疾则实者，徐出针而疾按之；疾而徐则虚者，疾出针而徐按之"。开阖补泻，《素问·刺志论》指出："入实者，左手开针空也；入虚者，左手闭针空也"。

（2）揉按针孔，防止局部气滞血瘀：出针后，押手轻轻地揉按针孔周围肌肤，可防止出针后针孔处出血，可有效预防针孔局部发生气血瘀滞现象，还可避免经气从针孔外泄。

（3）按揉针穴远处，解除滞针现象：针刺过程中，由于病人精神过于紧张或操作者针刺手法太重等原因，可能会发生滞针现象，针穴周围肌肉痉挛，使针体很难拔出。此时，可用押手轻、匀、慢地揉按距针穴较远的腧穴局部，以舒缓病人高度紧张的精神状态并缓解针穴局部肌肉的紧张，使针穴局部肌肉松缓，刺手可较易拔出针体。

所以说，针刺治疗过程中押手操作的作用不可忽视。我们在针刺治病过程中，不仅要重视刺手操作，还要注重押手操作，左右手密切配合，充分发挥刺手和押手的作用，更大程度地提高针刺疗效。

# 第二节 进针法

进针法又称下针法、刺针法、入针法、内针法，是指在押手与刺手的密切配合下，运用各种手法将针刺入腧穴的方法，是指力和腕力协调一致的动作，也是毫针刺法的首要操作技术。医生应根据临床具体情况使用不同的进针方法，做到无痛或微痛进针。这对提高疗效，避免针刺事故的发生，减轻不必要的疼痛，使病人乐于接受针刺治疗有重要的意义。

针灸疗法是一种专门的治疗技术，初用时，由于针刺操作较复杂，掌握熟练手法较困难，操作者常常在进针时由于操作欠熟练（过快或过慢）而导致病人痛苦，甚至引起滞针或晕针现象。不但增加病人的痛苦，也严重削弱了患者对针刺治疗的信心。同时，由于治疗过程对病人是一种劣性刺激，必然减弱了其大脑皮层的反射及调节机制，因而也直接或间接地减弱了针刺应有的治疗效果。因此，在进行针灸治疗过程中，达到无痛或尽量减少疼痛，是临床的迫切需求。

## 一、无痛进针法

**1. 无痛进针法的提出** 无痛进针法是陈全新教授在传承祖辈和父辈经验的基础上，受无痛分娩法、无痛注射法的启发，经过较长时间的临床实践，提出的一种较为先进的进针法，技术操作包括牵压捻点法和压入捻点法。

**2. 无痛进针法的技术操作**

（1）牵压捻点法：这种手法适用于一般刺激点及身体各部进针，是参照古法之平掌押手法及单刺手捻转手法综合改进而成的。可避免古法进针时消毒不严格的缺点，也改进了单刺手捻入易产生痛感的缺陷。

操作方法：找到准确刺激点后，严格消毒，左手平伸五指，重按压于刺激点旁皮肤上（手指绝对不能接触已消毒的部位）。食、中指指尖分开按压在刺激点旁，其他各指则重按，同时将局部体位固定（重按压皮肤，一方面是为了有意识地制造出一种定位错觉，避免病人过度紧张并分散其注意力，令其肌肉松弛；另一方面使受刺激部表皮末梢神经受压，产生局部麻痹，以消除进针时的过敏痛觉）。然后用右手拇、食、中三指指尖扶持针体，使针体垂直。先用针尖轻轻接触皮肤，如无特别痛感（没触到痛点），则用均匀的捻转轻点压手法把针尖轻轻捻入皮层，捻转角度以不超过120°为佳。当针尖透过皮层时，持针手即有一种抵抗力减弱的感觉，这时即可把压在刺激点旁的中、食指略向内挤拢，右手则把针稍向上提，以减少进针时缠针现象，然后用较快捻转手法把针捻入肌肉内，一直到寻得适当针感为止。

（2）压入捻转法：这种手法适用于长针，较敏感病人用之也佳。本法是参照古法之"拇、食指押手"和刺入捻转法综合改进而成的，也能进一步避免污染并减少突然刺入的疼痛感。

操作方法：刺激点消毒后，左手拇、食指指尖将消毒干棉球对叠扶持针体，露出少许针尖，然后用右手在已消毒刺激点旁皮肤周围由轻而重均匀按压（手绝对不能按在已消毒的皮肤处），其目的也是分散病人注意力，使病人产生一种定位错觉，同时也可使受压部位肌肉松弛。约按压5~6次后，即用夹持针的左手随着右手按压的同时把针尖轻快地压入皮内，随即用较重力按压不动，使受刺激部产生麻痹感，以制止痛觉产生，这时右手仍可照前法多按压几下。病人受短暂错觉影响，痛觉神经敏感度减弱，注意力已不集中在针刺点，这样便有利于透皮的进行，达到较迅速无痛进针目的。透皮以后，左手拇、食指指尖仍扶持棉球，固定支撑针体，右手拇、食指与中指指尖扶持针柄，点压进针，把针继续捻入肌肉内。当针体到达一定深度后，则可除去棉球（左手仍在刺激点旁，适当加压，分开皮肤并固定局部体位），一直到寻得适当针感为止。

以上两种操作手法，主要是应用刺激点旁押手法和均匀的捻转、点压手法进针。因此可借错觉影响，分散病人注意力，减弱末梢神经敏感度，在无菌操作原则下达到无痛进针的效果，经临床验证是确实可行的。

**3.无痛进针法的注意事项** 无痛进针除了要求操作者熟练技术操作外，还需要多方面配合，其中较重要的是患者的合作。

（1）充分做好治疗前讲解工作：患者往往认为"扎针必痛"，尤其是第一次接受治疗的病人。因此医者必须态度和蔼，对病人解释充分，消除其必痛观念，增强其对治疗的信心，争取治疗时的合作。

（2）取舒适体位：患者体位必须舒适且适合针刺，最好是采取半卧位。这样一方面可使患者在治疗过程中得到休息，使针刺部肌肉松弛，有利于进针，减少因局部肌肉紧张而产生的过敏痛；另一方面便于操作者全面观察病人在治疗时的反应，以防晕针或其他事故的发生。

（3）进针前检查针体：进针时应检查针体，不能用弯曲、针尖过锐或过钝的毫针。针具采用针质柔韧而细的不锈钢针为佳。

（4）注意避开痛点：人体皮肤上分布着一些特别敏感的痛点，如果进针时注意避开，则能有效地减少针刺时疼痛的发生。根据临床体验，若进针时针尖刚接触到皮肤表面病人即感到特别疼痛，则可能刺中痛点，这时应把针提起，转扎另一位置。进针时在刺激点旁必须加押手（押手须消毒，同时不能接触针体及针尖部），这样一方面可借加压而减轻末梢神经痛感；另一方面可固定局部体位，以利于进针及防止患者体位移动。

（5）进针时采取轻捻转：进针时应采取轻捻转，捻转角度不宜过大，应以不超过120°为宜，并行往返轻捻转，避免引起"下入肉缠针"，产生大痛之患。

## 二、透电进针法

透电进针法是陈全新教授在无痛进针法的基础上应用电针机原理而发明的。这种新的进针法主要是借着透电押手，使针刺部位末梢神经产生短暂麻痹感，而更有效地消除针刺时的过敏痛觉，达到无痛进针的目的。

1.**器材选择**　按照不同针刺部位，选用不同的透电工具。一般躯干、肢体等肌肉丰厚处，宜用方形透电器；头部及关节附近，则宜用体积较小的管形透电器。透电进针器电源可采用电针机原有设备。

（1）方形透电器

长方形，中有一圆孔，内镶有透电的两片铜或铁片，金属片中各系一根导电电线，其构造分两部分。

1）方形板：一般用不导电薄板或塑料胶片制成，共两片，长约6cm，宽约4cm，厚约0.1cm。在两片方形板中各挖一直径为1.5cm的圆孔，底层的板面尚须挖一条藏电线的浅沟。

2）导电金属片：导线金属片两片，传导阴阳电极用。制作时可把两片金属片反叠，压成弧形，末端钻一孔（系电线用）镶于下层方形板圆孔中，金属片下层（接触肌肉面）须弯曲微隆起，以便于连接透电。

安装：把系有电线的两片导电金属片镶于圆孔中，但两端须避免接触，然后把上层方形板盖上，四周用小螺丝钉固定即成。（见图2-1）

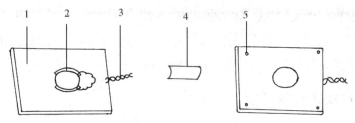

1.方形板；2.金属片；3.电线；4.金属片；5.小螺丝

**图2-1 方形透电器图示**

（2）管型透电器：为简便起见可用电针机的导电夹子改装（夹子须有柄，透电时握持用），先把夹子上页（附加页）连轴心一起拔除，随即把余下底页前端稍弯曲成半月形状（两个夹子不能接触），然后把两个导电夹子用不透电胶线并连扎牢便成。（见图2-2）

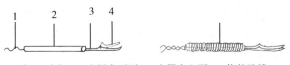

1.电线；2.夹柄；3.金属夹下页；4.金属夹上页；5.绕扎胶线

**图2-2 管型透电器图示**

**2.使用注意事项** 透电进针法使用时须选择适度电量，注意捻针操作，才能收到预期效果。

（1）使用电针机前应检查该机电源输出是否正常。一般打开电源开关后指示灯亮；或把透电金属片置于指尖，扭开输出旋钮增加电量，至有麻痹感即可。

（2）进针前向患者（尤其是第一次接受治疗的患者）做适当术前解释，消除其畏惧心理，进针时嘱其采取适当体位。

（3）穴位按常规消毒后，选取适当透电器，用左手把透电器接触面放置于经穴旁，稍加按压，并固定局部肢体，然后用右手拨转"电流调节"开关，从零度按顺时针方向转动（电量必须渐渐增加，不能突增加到最高度，否则易引起病人畏惧发生体位变化），同时细心探询病人反应，以其局部有麻痹及触压感，而无痛苦为度。这时可将电量固定，右手取针捻刺。

（4）进针时刺手必须指力均匀、轻快地捻压刺入，角度不宜大于120°。透电致局部末梢神经知觉减弱，加上轻快捻进，故此法进针常顺利，往往针已透进皮肤而病者无知觉，能有效地消除疼痛。

（5）针尖透过皮肤后则可把电源关闭，除去透电器，再用捻转手法把针捻到适当深度，探找到适当感觉（酸、麻、痹、胀、触电）为止。

### 三、岭南陈氏飞针法

岭南陈氏飞针法又称"快速旋转进针法"，是陈全新教授在传承祖辈和父辈经验基础上，综合多种针刺法的优点，经过多年临床实践和研究，在无痛进针法和透电进针法的基础上改进的一种快速旋转进针法。进针时用持针手的拇、食、中三指指腹握持针柄，拇指内收，食、中指同步外展动作，将针快速旋转，通过腕、指力内扣翻腕动作，将针旋转刺入皮下。（见图3-1、3-2）

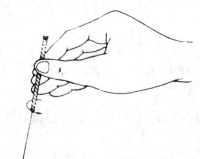
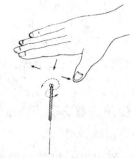

图3-1　岭南陈氏飞针法1：持针与捻转　　图3-2　岭南陈氏飞针法2：旋转与刺入

### （一）操作方法

用刺手拇指指腹，食、中指指尖握持针柄，斜放在穴位旁，押手将已消毒穴位旁皮肤牵张，并固定针刺部位。进针时刺手拇指内收，食、中指同时相应伸展，此时针高速转动，当针快速旋转并抵达穴位时，通过腕、指力将旋转的针弹刺入穴位内。

**1. 针具**　岭南陈氏飞针常用针具为1寸长的不锈钢毫针，直径由细到粗规格分别为0.20mm、0.25mm、0.30mm和0.35mm，其中1.0寸毫针（0.20mm×25mm）最常用；体胖魁梧人群用1.5寸毫针（0.25mm×40mm），婴幼儿用半寸毫针（0.18mm×13mm）。殷门、环跳、秩边、承扶等肌肉丰厚处穴位用长针时则可用消毒镊子代替刺手，或用消毒干棉球夹持针体下端，将针尖迅速透皮后，再行捻转刺入。

**2. 重视指力的运用**

初学针刺者，都要经过一个指力练习阶段。但是什么是"指力"？古代针灸书籍中没有"指力"一说。1961年出版的中医学院试用教材《针灸学讲义》中首次正式使用了"指力"这个概念："使用毫针，必须首先锻炼指力。因为进针时，如指力偏强，则针身易弯曲；偏弱则不易刺入，且痛感较强。所以指力稳健匀称，进针才能迅速顺利，减轻痛苦。"这里没有给"指力"下一个严格的定义，仅指出指力应稳健匀称，练指力的目的是使进针迅速顺利，减轻痛苦。文中将弯针归因于指力偏强，把不易刺入和疼痛归之于指力偏弱，可见这里说的"指力"主要指的是手指的力量。随后几个版本的《针灸学》教材皆将指力定义为"医者持针之手的力度"。

岭南陈氏针法认为"指力"应指整个针刺过程中手指操作的技巧，包括持针方法、进针时的用力方向、针刺角度、行针力度和频率及手指的耐力等。从临床实践可知，能否顺利进针并不取决于手指力量的大小，而是取决于手指力量是否作用在针尖上，取决于用力方向是否与进针方向一致。如果方向一致，稍一用力就可轻巧地进针；若方向不一致，用力方向与针体之间有夹角，则作用力分散，针尖受力小，难以透过皮肤，且容易弯针并导致疼痛。因此，应将重点放在持针、进针和行针技巧的应用上。持针应以拇、食、中三指夹持针柄，将注意力集中于针尖，尽量使用力方向与针体一致，然后三指稍用力，将针尖刺入皮肤。提插和捻转时手法宜平稳匀称。提插应以腕力为主，捻转时可用拇指掌面和食指桡侧面持针，以食指的前后运动带动针体运动，这样可以提高捻转速度。

飞针法进针迅速，但必须具有相当的指力方能运用自如，一不小心，就会使针折弯，或反弹坠地，其原因是操作者指、腕力运用不协调，没有掌握好针距。要运用好飞针法其要点有三：一是持针要紧，二是旋转针柄要快而有力，三是透针入皮时针尖距皮肤0.2~0.3寸。大多数穴位均可应用飞针法进针，因为即使在肌肉发达的下肢用1寸毫针也可得气，进针过深，穿过了经脉，反而不易得气。

### (二) 注意事项

产生进针疼痛的原因是多方面的，要想做到无痛进针，除应熟练掌握前面所述的进针手法外，还应注意如下问题。

（1）针刺前要对病人，尤其是初诊者进行耐心细致的解释工作，消除其畏针怕痛的紧张情绪，取得病人的信任与合作。

（2）认真检查针具，应使针具保持挺直锐利，减少进针的阻力和对组织的损伤。如针尖变钝、弯曲、卷毛或针身弯曲，进针时容易导致疼痛。

（3）医者手法应熟练，进针时押手与刺手要密切配合，动作协调一致，指力要轻、稳，进针速度要快或手法轻而慢。这是无痛进针的关键问题。一般来说，无论用何种手法进针，都应以指甲在皮肤上切后再刺，如《针灸大成》所说："宣散气血，不伤营卫，而后进针"。

（4）对精神过度紧张或过敏的患者，进针时应转移或分散其注意力。例如先以押手爪切被刺腧穴皮肤，右手持针轻放于穴上，通过与患者交谈，分散其注意力，将毫针刺入皮下。

（5）进针时应避开瘢痕、皮肤褶皱等处，尤其应避开皮肤痛点。在皮肤表面及真皮层中分布有许多游离的神经末梢，是接受疼痛的感觉器，每一个即相当于一个痛点。进针前可先以针尖轻触病人欲刺部位皮肤，如疼痛则将针尖稍移动一下，在病人不感觉疼痛或无感觉的部位进针。

### (三) 针刺的角度、方向、深度

在针刺操作过程中，正确地掌握针刺的角度、方向和深度，是增强针感，提高疗效，防止意外事故发生的重要保障。腧穴定位不应仅限于确定体表的位置，还必须与正确的进针角度、方向和深度有机地结合起来。在临床上，同一腧穴由于针刺的角度、方向、深度的不同，针感强弱、传感方向和疗疾效果常有明显的差异。临证时，要根据施针腧穴所在的具体部位，病人体质的强弱、胖瘦，病情需要和针刺手法等实际情况而灵活掌握。

在针灸临床操作时，须根据不同的部位灵活采用不同的针刺角度、方向和深度，比如鱼腰45°向眉梢斜刺，不能向眼球方向。练针时由于指力锻炼的需要，一般刺入比较深，但在临床上对于针刺深度尤其要求控制，以保证安全性。

同一穴位，不同的针刺角度，其治疗作用就不同。例如，下关穴直刺可治疗下颌关节炎，向外斜刺可治上齿痛，向下斜刺可治疗下齿痛，向后斜刺可治疗耳疾等。又如秩边穴，直刺针感向下肢放射全足跟，可治下肢疼痛、瘫痪；向会阴部方向斜刺，针感向外生殖器放射，治生殖系统疾病；向内下方斜刺，针感向肛门放射，可治脱肛、痔疮。因此，要发挥针刺应有的疗效，必须熟练地掌握治疗穴位和针刺角度的关系。

**1.针刺的角度**　针刺的角度是指进针时针身与皮肤表面所形成的夹角。角度大小主要根据腧穴所在部位的特点和临床治疗要求而定。一般分为直刺、斜刺和平刺3种。

（1）直刺：针体与皮肤呈90°垂直刺入。适用于大多数穴位，特别是肌肉较丰厚的部位，如曲池、风市等穴。浅刺与深刺均可。

（2）斜刺：针体与皮肤呈45°左右倾斜刺入。适用于骨骼边缘、关节腔或深层有重要器官的部位，如犊鼻、肺俞等穴。

（3）平刺：又称沿皮刺、横刺或卧针法。沿皮下进针，针体与皮肤呈15°左右刺入，针体几乎贴近皮肤。适用于头面、胸背、皮肉浅薄处或穴位浅层下有脏器的部位，如百会、印堂、期门等穴。施行透刺法时亦可用此。

**2.针刺的方向**　针刺方向是指进针时针尖所朝的方向，与针刺角度关系密切。针刺方向主要根据经脉循行走向、腧穴分布部位和针感要求到达的组织结构等情况而定。有时为使针感到达病所，也可将针尖指向病痛部位，这也是控制针刺感传的方法之一。在临床选择针刺方向时要注意如下几点。

（1）向安全方向刺：凡针刺首先要考虑安全，避免意外事故的发生。故进针时要注意避开大血管、神经干、重要组织器官等。如针刺胸部的腧穴，应沿肋间隙斜刺；针刺背部膀胱经上的穴位，应将针尖向下方斜刺，手法熟练者可向脊柱方向斜刺。这是确保安全，防止气胸发生的有效措施。

（2）调整针刺方向，务求得气：针刺疗效与是否得气关系密切，所以针刺未出现针感时，要适当调整，改变方向、深度等，以求能够得气。如阳经四肢部的腧穴向靠近骨、关节的方向刺，多可以收到较为满意的针感。

（3）向病灶所在方向刺：在远隔病灶部位的腧穴针刺时，针尖应指向病灶，即针尖应向病变所在方向刺。若针感能传导至病所，是最为理想的。如头面疾患刺合谷时，针尖应向上方斜刺；五指拘急刺合谷则向后溪或劳宫方向透刺。这样即使不能达到气至病所，也可收到较好的治疗效果。

（4）根据穴位分布确定方向：如刺外膝眼，针尖应向内斜刺；针刺风池，针尖应朝向外上方，对准鼻尖方向针刺。

总之，针刺方向的确定应以既能达到治疗目的，又确保安全为原则。

**3.针刺的深度**　针刺的深度是指在针刺施术过程中，针身刺入腧穴的深度。《素问·刺要论》说："病有浮沉，刺有浅深，各至其理，无过其道。"针刺的深浅应视针刺部位的不同，患者年龄、体质的差异，参考疾病的性质、季节因素、得气的需要等来确定。一般应以既有针感又不伤及脏器为原则。

（1）根据病人的年龄、体质定针刺深度：人有年龄的大小、体质的强弱和形体的肥瘦之不同。《灵枢·终始》说："凡刺之法，必先察其形气。"《灵枢·逆顺肥瘦》指出，婴儿、瘦人"浅而疾之"；壮士、肥人"深而留之"。对年老气血衰退，小儿脏腑娇嫩，稚阴稚阳之体以及形瘦体弱者均宜相应浅刺；年轻力壮，形盛体强者多气血旺盛，可以适当深刺。

（2）根据疾病的性质和病情定针刺深度：由于疾病有阴阳、表里、寒热、虚实及病情缓急的等不同，针刺深度也应各异。《灵枢·终始》说："脉实者，深刺之，以泄其气；脉虚者，浅刺之，使精气无得出……病痛者阴也，痛而以手按之不得者阴也，深刺之。病在上者阳也，病在下者阴也。痒者阳也，浅刺之。"《素问·刺要论》也说："病有浮沉，刺有浅深，各至其理，无过其道。"指出针刺的深度应根据疾病的性质、病情等具体情况而定。

《素问·刺齐论》说："刺骨者无伤筋，刺筋者无伤肉，刺肉者无伤脉，刺脉者无伤皮，刺皮者无伤肉，刺肉者无伤筋，刺筋者无伤骨。"依疾病部位，一般病在表、在肌肤宜浅刺，在里、在筋骨可适当深刺。

一般病在卫分，属阳、属热，正气先虚或初病邪气表浅者，针刺宜浅，可收到解表、清热、散邪之效，并能减少正气外泄；病在营血，属阴、属寒，邪气窒盛于里或久病邪气深入者，针刺宜深，以达到扶正、驱邪外出之目的。《灵枢·官针》说："病浅针深，内伤良肉，皮肤为痈；病深针浅，病气不泻，支为大脓。"说明如不能根据病性、病情确定针刺的深度，不但影响疗效，也会增加病人痛苦。所以当深则深，当浅则浅，要深浅适度，达到恰当的气至程度才可收到预期疗效。对某些疾病，如麻痹、瘫痪等，还应根据其转归而调整针刺深度。若疾病向愈，可随其症状好转而渐渐刺浅，减少刺激量以使邪出正复。

（3）根据针刺部位定针刺深度：针刺的深浅还因腧穴所在部位的不同而有差异。一般来说，肌肉丰厚之处，如四肢部穴位，可以适当深刺；肌肉浅薄，内有重要脏器及大血管的部位，如头面、胸背、颈部、脊柱正中，不宜深刺，以免刺伤内脏或伤及血脉、筋骨，引起医疗事故。但以刺血络、刺筋骨为目的的特殊刺法除外。《素问·刺禁论》说："脏有要害，不可不察。"《素问·诊要经终论》也说："凡刺胸腹者，必避五脏。"如果不熟悉重要脏器所在，刺之过深，就会发生不良后果。

（4）根据季节、时令定针刺深度：《难经·七十难》中指出："春夏者，阳气在上，人气亦在上，故当浅取之；秋冬者，阳气在下，人气亦在下，故当深取之。"由于人体状态与季节、时令息息相关，人体的生理状况可以受自然气候条件的影响，针刺的深浅也要与天地之阴阳相应。春夏季人体阳气行于上，在皮毛之间，邪气中人也较浅，针刺宜浅；秋冬季人体阳气行于下，在分肉筋骨之间，邪气中人也较深，故针刺宜深。针刺深浅结合季节时令的变化而有所不同，对提高针刺疗效也有一定的帮助。

（5）根据经脉循行深浅定针刺深度：一般循行于臀部、股膝等处的经脉较深，气血亦较深，刺之宜深；循行于手足、头面部的经脉较浅，气血亦较浮浅，刺之宜浅。另外，还可以根据经脉的阴阳属性而定。如《灵枢·阴阳清浊》说："刺阴者，深而留之；刺阳者，浅而疾之。"指出阴经属里，宜深刺留针；阳经属表，宜浅刺而不留针。

（6）根据针刺感应程度定针刺深度：由于针刺疗效与针下得气与否关系密切，故应根据针下有无感应及得气的快慢、强弱来调整针刺的深度。如针感出现较快、感应较强，对针刺反应敏感者，宜浅刺；针感出现较慢、感应较小，对针刺反应迟钝者，可适当深刺。一般针刺已得气就不必再向深刺，未得气者也应在到达一定的深度后适可而止，用改变针刺的方向、角度等方法寻找针感，不可盲目深刺。针刺后浅部不得气，宜插针至深部（但深度需在安全范围内）以催气；深部不得气，宜提针至浅部以引气。对于言语障碍、婴幼儿或神志昏迷的患者，医者应依靠针刺经验（如针下沉紧感及押手感到的指下跳动、肌肉抽动等）把握针刺深浅度。此外，针感的强弱与针刺的深浅有一定的关系。一般来说，针刺较深，针感就较强；针刺较浅，针感相对较弱。因针感还受医者手法、病者体质等诸多因素的影响，故每穴、每人及每次针刺的深度也不是一成不变的，医者应根据具体情况灵活调整。

（7）根据病情刺入不同深度：有些医者根据其临床经验、体会，在用毫针治病时针刺较浅，对各种病症、体质者，入皮均仅0.2～0.3寸；也有惯于深刺者，对诸症皆用深刺法治疗。但不论刺深、刺浅，均以针刺得气为度。

针刺的角度、方向和深度之间有着密切的、相辅相成的关系。一般而言，深刺多用于直刺或斜刺，浅刺多用于斜刺或横刺。延髓、眼部、胸部、背部的腧穴，由于穴位所在部位有重要脏器、组织，因此尤其要注意掌握好针刺的角度、方向和深度，以防医疗事故的发生。

### （四）危险穴位

临床上对针刺深度要求严格控制，比较安全的穴位，比如委中，可以深刺，但危险区域的穴位，如眼区的睛明、胸部的期门、项背的大椎等穴，必须在熟悉解剖的基础上把握好针刺的深度，以防出现意外。

危险穴位是指当针刺不慎时，易刺及脑、脊髓、大血管和心、肺、肝、肾等重要脏器，引起针刺意外事故的穴位。对于危险穴位，历代医家都十分重视。《素问·刺禁论》中明确指出"脏有要害，不可不察……从之有福，逆之有咎"。在针灸经典著作中，多有关于危险穴位针刺禁忌的论述。

历代医家经大量的临床实践，对头颈、胸腹部的危险穴位已有了较深的认识。《黄帝内经》《针灸甲乙经》《备急千金要方》等针灸经典著作中关于针灸禁忌的论述内容丰富，记载详尽，为后世对危险穴位的研究奠定了基础。

头颈部穴位在古代针灸禁忌中具有重要的地位。"脑为髓之海"，《素问·刺禁论》曰："刺头中脑户，入脑立死。"人体的重要器官有心、肝、脾、肺、肾。肾位于腹腔，"藏精气而不泻也"。《素问·诊要经终论》中明确指出："凡刺胸腹者，必避五脏"。《素问·刺禁论》指出刺伤重要脏器可引起严重后果："刺中心，一日死，其动为噫。刺中肝，五日死，其动为语。刺中肾，六日死，其动为嚏。刺中肺，三日死，其动为咳。刺中脾，十日死，其动为吞。

刺中胆，一日半死，其动为呕"。而明确腧穴解剖位置及深部结构，辨证施治，辨病施针，对避免针刺意外的发生具有重要意义。《素问·刺要论》曰："刺毫毛腠理无伤皮，皮伤则内动肺……刺皮无伤肉，肉伤则内动脾……刺肉无伤脉，脉伤则内动心……刺脉无伤筋，筋伤则内动肝……刺筋无伤骨，骨伤则内动肾……刺骨无伤髓，髓伤则销铄胻酸"。

常用危险穴位针刺注意要点：

（1）睛明、承泣位于眼眶内，针刺过深或针刺方向不正确，易造成眼眶内出血、眼球突出，甚至失明。在准确定位的基础上，睛明进针方向要垂直或略朝后外85°角进针，如稍偏上方，深度超过18mm就可能刺伤筛前动脉，引起眼眶内出血。承泣沿眶下缘缓刺，如紧贴眶下壁，深度超过12mm，即有刺入眶下血管的危险；如向外上刺，深度超过25mm就可能刺入睫状层动脉，引起眼眶深部出血。

（2）风府、哑门、风池位于项部，针刺此3穴时，患者均取低头伏案位。针刺风府，针尖朝向下颌骨隆突（喉结）。如针刺风府、哑门，针刺过深，刺中延髓、脊髓或引起蛛网膜下腔出血，会危及生命。风池进针方向如朝内上，针刺过深，可伤及延髓。

（3）肩井位于肩部，邻近肺尖及肺上叶，针刺不当会引起气胸。针刺肩井可选择斜刺，进针角度以针体与皮肤的夹角小于67.5°±10.0°为宜。避免向下深刺，以免损伤肺脏。

（4）缺盆位于锁骨上窝中央，针刺缺盆易伤及肺，缺盆针刺的安全方向为向背后方直刺，较安全的方向为向外下方，大于45°。

（5）鸠尾位于前正中线上，胸腹壁联合处，其深部为肝左叶，偏左上方为心脏。鸠尾针刺进针方向分浅刺和深刺，浅刺的进针方向为斜刺，斜向下或斜向上刺，进针的深度不超过14mm，进针的角度小于25°；深刺的进针方向为先直刺8mm，然后平斜刺，将针体贴近皮肤，斜向下或斜向上方。鸠尾所在的皮下组织及肌腱薄弱，直刺正中剑突。斜刺越过剑突深度超过30mm可刺入腹膜腔，伤及肝脏；斜刺向左上方，进针角度大于25°，可刺入胸膜腔，伤及心脏；斜向上左右两侧，可刺伤两肺的内下角。

（6）中脘位于上腹部腹前正中线上，进针直刺，亦可向穴位四周斜刺。胃充盈时直刺，会刺中胃壁；胃空虚时直刺，进针深度超过12mm，会刺中横结肠；继续深刺则可穿过横结肠，刺及胰脏中上部。

（7）肺俞、心俞、肝俞、胃俞等背俞穴属于足太阳膀胱经，在背部的第1侧线上，针刺这些穴位时均采用向脊椎方向，即向内斜刺，进针的角度为65°。如直刺，进针的深度不超过20mm。向外斜刺危险性极大，易损伤肺，引起气胸、血气胸。

（8）肓门、志室位于腰部，其深部为肾脏，但穴位处有竖脊肌及腰方肌，层次较厚，掌握好进针方向和深度，一般比较安全。进针直刺或向前下方斜刺。如直刺进针过深，可伤及肾脏。

# 第三节　行针手法

将针刺入腧穴以后，施行各种针刺手法，以获得针感，或进一步调整针感的强弱以及进行补泻的针法操作叫作行针，又称为运针。

## 一、临床常用行针手法

行针手法包括基本手法和辅助手法两类。

**1.基本手法**　行针的基本手法是针刺的基本动作，常用的有提插法和捻转法两种。临床既可以单独应用，也可以相互配合运用。

（1）提插法：将针刺入腧穴一定深度后，进行上提下插的动作，把针由浅层向下刺入深层为插，从深层向上引退到浅层为提，如此反复上下的纵向行针手法即为提插法。在提插时指力要均匀一致，幅度不宜过大。对于提插幅度的大小、层次的有无、速度的快慢以及操作时间的长短等，应根据病人的体质、病情、腧穴所在的部位和医者所要达到的针刺目的灵活掌握，不宜幅度过大或频率过快。一般提插的上下幅度以3~5分为宜。通常认为，提插幅度大，速度快，刺激量就大；提插幅度小，速度慢，刺激量就小。

（2）捻转法：针刺入腧穴的一定深度后，以右手拇指、中指、食指持住针柄，进行前后来回转动的行针手法称为捻转法。捻转的角度大小、速度的快慢、操作时间的长短也应根据病人的体质、病情、腧穴和医者所要达到的治疗目的灵活运用。一般来说，捻转角度大，速度快，刺激量就大；捻转角度小，速度慢，刺激量就小。捻转的角度一般应掌握在180°～360°。必须注意转动时不能只向单方向转动，否则针身容易被肌肉纤维缠绕，引起病人局部疼痛，或导致滞针、出针困难等。

**2.辅助手法**　辅助手法是针刺时为了促使针刺得气或为加强针感，用以辅助行针的一些操作方法。常用的辅助手法有以下几种。

（1）循法：循法是将针刺入腧穴一定深度后，以手指在所刺腧穴的周围或沿经脉循行径路，进行轻柔、徐和的上下循按或循摄。本法在未得气时应用，可以激发经脉中经气的运行，宣发气血，促进得气，有行气、催气的作用，适用于得气缓慢的病人。当针下邪气过盛，针过于沉紧或出现滞针时应用之，可使针下气血宣散而针感徐和。

（2）弹法：弹法又称为弹柄法。《针灸问对·十四法》说："如气不行。将针轻轻弹之，使气速行。"将针刺入腧穴一定深度后，用左手食指或中指轻轻叩弹针柄，使针体产生轻微的震动，可以加强得气的感应，使经气速行。本法也适用于得气迟缓的病人。针下滞涩不得捻转者，轻弹数下也可使之和缓。

（3）刮法：刮法又称为刮柄法、划柄法。一般操作是在将针刺入腧穴一定深度后，用右手拇指抵住针尾，用食指或中指的指甲由下而上地频频轻刮针柄。或以右手中指抵住针尾，拇、食两指呈螺旋形从下向上旋转刮动针柄，此为"旋刮法"。刮法在针刺不得气时用之可以激发经气，促使得气。对已得气者可以加强针刺感应的扩散。也有病在下向下刮，病在上向上刮，以行气祛病之法。还有得气后由上至下刮为补，自下至上刮为泻之说。

（4）摇法：摇法又称为摇针柄法、摇柄法。是将针刺入腧穴一定深度后，用右手持针柄划圆，如摇橹状；或左右轻轻摇动。此法主要可以促进行气。如直立针身而摇，可加强针感；或由深而浅直立地将针随摇随提，可用以出针泻邪。如卧倒针身，针尖指向病所，执而不转，一左一右，不进不退而轻轻慢摇，往往可以促使针感向病所传导。

（5）飞法：本法的操作以捻转针为主。是将针刺入腧穴一定深度后，用右手拇指、食指持住针柄，做较大幅度的连续捻转，然后拇、食二指相搓，放开针柄，如飞鸟展翅状张开手指。一捻一放反复数次，可起到行气、催气的作用，使针感增强。

（6）震颤法：震颤法又称为震法。针刺入一定深度后，用右手持针做小幅度的快速提插，如手指颤动之状。此法亦用于行气，加强针感。

（7）搓法：搓法又称为搓柄法。是将针刺入腧穴一定深度后，用右手拇、食、中指持住针柄，如搓线状将针单向捻转二至三周或五至七周，搓时大指向前或向后均可。但搓时应与提插法配合应用，以免肌肉纤维缠绕针身引起疼痛等。如《针灸大成》所说："凡转针如搓线之状，勿转太紧，随其气而用之。若转太紧，令人肉缠针，则有大痛之患"。此法有行气、催气的作用。在控制针感传导时，可将针尖指向病所，然后应用搓法，亦有促使针感传导之效。也有随搓随插为补、随搓随提为泻之说。

临床针刺时一般以提插捻转为基本操作方法，并根据具体情况选用不同的辅助手法，如刮柄法、弹法可以应用于一些不宜做大幅度捻转的腧穴，飞法可以应用于某些肌肉丰厚部位的腧穴，摇法、震颤法、搓法可以应用于浅表部位的腧穴。通过针刺基本手法和辅助手法的使用，可以使腧穴产生针刺的感应，以疏通经络，调和阴阳气血平衡，达到防治疾病的目的。

## 二、历代医著论述

现将有关行针手法的内容集中在一起，以捻转、提插、摆动三方面的动作为线索，从手法形成、操作、后世演化及临床意义几方面进行归纳和分析。

**1.以捻转为主的手法** 捻转运针的记载最早见于《灵枢·官能》："泻必用员，切而转之，其气乃行……补必用方，外引其皮……微旋而徐推之"。《素问·离合真邪论》中记载："吸则转针，以得气为故。候呼引针，呼尽乃去，大气皆出，故命曰泻"。这里把捻转的轻重不同归结为"补"和"泻"。窦汉卿《针经指南》手指补泻十四法中有"捻"和"搓"，捻分为左转和右转，搓是指单向捻转，所谓"似搓线之状"。《针灸大成》卷四《〈神应经〉补泻》"仍用右手大指、食指持针，却用食指连搓三下（谓之飞）……略退针半分许，谓之三飞一退"中的"飞"也就是搓。《金针赋》中"左捻九而右捻六"的"龙虎交战"手法是捻转补法与泻法相结合的手法。据报道，近代针灸家有的把"龙虎交战"手法分为热法与凉法，其操作方法与原意大不相同。《针灸大成·神针八法》描述的"凤凰展翅"和"饿马摇铃"手法则是以捻针幅度大小与速度快慢不同分别补泻。

关于捻转的幅度，汪机曾明确指出："以食指头横纹至指梢为则，捻针以大指、食指相合，大指从食指横纹捻上，进至指梢为左为外；从指梢捻下，退之横纹为右为内"。捻转手法在临床上应用很广，不仅用于行针补泻，而且用于帮助进针和进针后的催气、行气以及出针。

**2.以提插为主的手法** 提插类手法最早记载见于《灵枢·官能》："泻必用员……伸而迎之，摇大其穴，气出乃疾。补必用方，外引其皮……微旋而徐推之，必端其正"。其中"伸"就是提的意思，"推"就是插的意思。《难经·七十八难》所说"得气，因推而内之，是谓补；动而伸之，是谓泻"则具体表明了插和提的动作。"提""插"二字首见于《金针赋》。

以提插为主结合深浅层次和九六数组成了一系列手法，后世所谓的综合补泻手法或复式手法，如"烧山火""透天凉"就是代表。这两种手法的记载以《金针赋》为最早，其操作主要以徐疾法中的三进一退或一进三退和提插法中的紧按慢提或紧提慢按结合九六数等法组成。现代针灸家提取烧山火、透天凉手法中提插补泻的核心内容，组合成各种热补凉泻手法，有的不拘九六数，有的则把3个层次简化为1个层次，有的加上其他手法，如雀啄法，即高频率的提插，当针尖达到一定深度后，将针体提起插下，如雀之啄食，频频急速上下运动，以刺激为目的。

提插法在临床上的应用也相当广，与捻转法相结合常有催气、行气、散气等作用。

**3.以摆动为主的手法** 摆动类手法作为一种独立的手法，在《针经指南》手指补泻十四法中有"弹"与"盘"两种。《金针赋》阐述为"弹则补虚""肚腹盘旋"。弹即弹动针柄，主要起催气作用。盘法仅用于肚腹软肉处，分左盘和右盘，可解痉挛。弩法据其文字描述也可归入摆动类手法。《针灸问对》曰："下针至地，复出人部，补泻务待气至。如欲上行，将大指次指捻住针头，不得转动，却用中指将针腰轻轻按之，四五息久，如拨弩机之状。"弩法有行气、引气作用，可促使经气循经扩散传导，直达病所。《金针赋》中飞经走气四法之一"青龙摆尾"也属于摆动类手法，与盘法比较，盘法是做循环之状的摆动，而"青龙摆尾"是一左一右的摆动。

**4.提插、捻转、摆动相结合的手法**

（1）提插与捻转相结合：《金针赋》描述的"子午捣臼"手法是典型的提

插与捻转同时操作的手法，其能导引阴阳之气，补泻兼施，又有消肿利水的作用。现代报道有人把这种手法分化为热补和凉泻法。震颤法是以手指颤动针身的，是一种高频率的提插与捻转相结合的手法，用于催气。

（2）捻转与摆动相结合：《金针赋》描述了飞经走气四法之一的"白虎摇头"法，《针灸问对》认为是"进则左转，退则右转，然后摇动是也"。临床应用以行气为主，兼能泻实，有清热泻火、祛风化痰作用。

（3）提插与摆动相结合：《医学入门》始立刮法："将大指爪从针尾刮至针腰，此刮法也"；又云"病在上，刮向上；病在下，刮向下"。刮法是常用的催气、守气手法。向上刮有一种提力，向下刮有一种插力，同时带动针柄的摆动。

（4）提插、捻转、摆动相结合：《金针赋》记载的"赤凤迎源"手法就是此类手法的代表，操作顺序是将针刺入深层，得气后再上提至浅层，然后再插入中层，然后用提插捻转，结合一捻一放，针身飞旋摆动，形如赤凤展翅飞旋，有通行经气的作用。

### 三、岭南陈氏针法的行针手法

岭南陈氏针法的行针手法包括进、留、捻、捣、颤、搓、飞、刮、弹、退等10多种内容，但常常综合使用，从进针、探寻针感（寻气）、施行补泻，到退针，都有不同的操作手法，主要的有如下几种。

1. **进** 将针从浅层刺入深层（包括穿皮、探找针感和施用补泻手法）的操作手法。操作时可缓慢捻进或迅速垂直刺入，主要根据病情和刺入部位而定。

2. **留** 针刺得气以后，将针体留置于穴内一定时间。留针在临床上有3种意义。一是候气，针感不明显时，稍留针等候气至，如《素问·离合真邪论》说"静以久留，以气至为故，如待所贵，不知日暮"；二是保持针感，使气血调和，特别对发作性疾病，如支气管哮喘、心绞痛等，有解痉镇痛的作用；三是留针期间根据病情需要再给予适量的刺激，以增强疗效。临床根据留针期间是否间歇行针，可分为静留针法和动留针法。

3. **捻** 将针来回捻转的操作手法。捻转是进针或退针常用的操作手法，同时也是催气和施用补泻的手法。一般来说，捻针角度不宜过大，且应往返回旋，以免引起滞针和疼痛。

4. **捣**　将针快速上下提插，以增强刺激的操作方法。主要用于催气、行气，也称"雀啄术"。一般提插的幅度大，速度快，刺激量就大；反之，提插的幅度小，速度慢，刺激量就小。采用这种手法时，要注意病人反应，避免其因刺激过强而晕针。同时，还要注意刺入部位，针刺部位内有脏器时不应捣刺（如期门、哑门等），以防刺伤脏器，引起医疗事故。眼区的穴位（如睛明、球后等），以及头部的穴位（如百会、印堂等），均不宜用捣法，防止刺入过深，损伤器官，或刺入骨膜，增加病人痛苦。

5. **颤**　进针后以小幅度、高频率捻转提插，如手颤般震动针体。是催气、行气的辅助手法，也称"震颤术"。

6. **搓**　单向搓转针柄，使肌纤维适度缠绕针体，利用其牵拉作用激发经气，加强针感与补泻作用。该法有守气、催气、行气的作用。临床应用注意搓针不要太过用力，否则易引起滞针而导致疼痛麻胀。出针必须先使针体回转，待针下松动后再出针。

7. **飞**　用手持针、搓捻针柄，搓捻后立即放手离开针柄，一搓（捻）一放或三搓（捻）一放，如飞鸟展翅状，主要用于催气、行气。

8. **刮**　用拇指指腹轻压针柄顶端，以中指指甲沿针柄由下而上频频刮动针柄，促使得气。《素问·离合真邪论》有"抓而下之"之法，姚止庵注云："抓，以爪甲刮针也。"这种运针法刺激较轻，可作为留针期间增强针感的辅助手法，也可作为补或平补手法的操作，适用于对针刺敏感的病人。

9. **弹**　用手指轻轻弹动针柄或针尾，使针体微微震动，以加强针感，助气运行。此法多在进针有针感后或在留针期间使用。《素问·离合真邪论》有"弹而怒之"之法，其后《针灸问对》亦说"如气不行，将针轻轻弹之，使气速行"。本法有催气、行气的作用。

10. **退**　指术后将针退出穴位的方法。《金针赋》说："出针贵缓，太急伤气。"《针灸大成》指出："如出针至于天部之际，须在皮肤之间留一豆许，少时方出针也。"也就是说，退针不能一拔而去，宜将针缓慢捻转上提，待针尖至皮下后，稍作停留（防止骤然急拔引起病人恐惧或针口出血），然后将针退出，随即用无菌棉球按压针孔，并稍加揉按，以防出血并消除针孔痛感。

因人、因病、因时恰如其分地运用补泻手法是针刺取效的关键，而得气是施用补泻手法的前提和基础。针下气不显，除了要考虑取穴及刺法是否准确外，还要注意个体差异性。一般而论，体质弱、气血虚的病人针下气至多迟而弱，需要运用捻、捣、刮、弹等催气措施，促使脏腑经络气血功能旺盛。得气后运针导气，使气至病所，是刺法的重要内容，针刺必须在正确辨证基础上采用不同的补泻手法才能取得较好的疗效。

# 第四节　调神法

中医学广义之"神"是指人体生命活动的外在表现，包括脏腑、精、气、血、津液活动的外在表现；狭义之"神"指精神意识、思维活动。神不能离开人体而独立存在，有形才能有神，形健则神旺，形衰则神惫。《素问·上古天真论》有"形神合一""形与神俱"的理论。《灵枢·平人绝谷》说："神者，水谷之精气也。"《素问》中"五脏所藏"理论提出五脏的功能决定着情志的变化，临床上可根据神的活动改变推断脏腑之盛衰，在治疗神的异常时，可调理五脏之病变。神的临床意义重大，因此在针刺治疗时，医家也很重视其作用。《灵枢·本神》曰"凡刺之法，先必本于神"；《标幽赋》提出"凡刺者，使本神朝而后入"等，都是强调神在针刺操作中的运用。历代医家将"神"总结为"治神"与"守神"，也就是说进针时要注意治神，进针后要注意守神。

## 一、历代医著论述

治神思想是《内经》的重要学术内容之一。针刺是《内经》用以治疗疾病的主要手段和方法，而调气又是针刺治病的奥妙所在，即"凡刺之道，气调而止"，"用针之要，在于知调阴与阳，调阴与阳，精气乃光，合形与气，使神内藏"。是说针刺要通过调气而调节人体的阴阳平衡，使形神相合，从而达到治病的目的。而调气的前提与关键又在于调神摄神。由于经络内属脏腑，外络肢节，行气血，营阴阳，沟通内外，是联系形神的途径，腧穴又是神气游行出入之处，因此针刺腧穴配合适当手法就能调节整个机体的功能，使经脉气血按正常规律升降出入，从而使病人恢复健康。

对医者来说，针刺的取经、选穴主要取决于其对针灸学的掌握、理解程度和对疾病的认识、判断力，而手法才是针刺调气治病的核心。《内经》虽然先后提出了数十种具体的手法形式，但同时却说"粗守形，上守神"。也就是说下工泥于形迹，徒守刺法，而上工则以己之神守病人之神。对此《素问·宝命全形论》亦有重要论述："故针有悬布天下者五……一曰治神……凡刺之真，必先治神"。即是指治神乃是针刺的首要法则。何谓治神？张景岳释曰："医必以神，乃见其形，病必以神，气血乃行，故针以治神为首务。"可见治神包含两方面的含义：一是医者自身必须治神，即针刺时一定要集中精神，专注意念，要神以知，神以用；二是病者也须以神应之。只有二者密切结合，才能"气至而有效"。

何谓医者之治神？《内经》认为医者在针刺前首先应静心安神，正如《灵枢·终始》所说："专意一神"；"语徐而安静，手巧而心审谛者，可使行针艾"。《素问·宝命全形论》指出针刺时"深浅在志，远近若一，如临深渊，手如握虎，神无营于众物"。《灵枢·九针十二原》进一步指出"持针之道，坚者为宝。正指直刺，无针左右。神在秋毫，属意病者。审视血脉者，刺之无殆……神属勿去，知病存亡"。均是说针刺操作时医生必须端正态度，安定心神，全神贯注，不要为其他事务所分心，以便了解病情的轻重、邪正的盛衰。对此，后世医家亦有阐发。唐代医家王冰据此并结合自己的临床经验认为"虽且针下，用意精微而测量之，犹不知变易"；"所针得失如从空中见飞鸟之由来，岂复知其所使之元主耶"。即是说针气所至的变化无形无象，几乎无迹可寻，即使是针刺时精神专一也不一定能抓住气血变化的时机，况且气之往来犹如鸟之群杂而飞，能看到鸟群起飞，看不到杂乱。因此针刺时精神集中是抓住邪正变化，分辨邪气谷气，以防误补误泻的关键。须知《灵枢·终始》之"邪气来也紧而疾，谷气来也徐而和"。因此医者只有静下心来，注意病人呼吸血脉的变化，以神御之，才能抓住气血的微妙变化，辨明邪正；才能候来所候之气，正确补泻，达到"云随风卷，日丽天明"的效果。如果分辨不明，在经气应到之时，误辨为邪气，如王冰所说"见独盛者使谓邪来，以针泻之则反伤真气"，致使经气大乱，补泻适得其反，最终殒绝生灵。可见针刺手法应以"治神为先"，也就是说手法的实施过程中始终贯穿着神的作用，医生的内在心神和动作手法协调合一，才能起到补泻调气的作用，即《灵枢·九针十二原》之"迎之随之，以意和之，针道毕矣"；《灵枢·小针解》之"调气在于终始一者，持心也"。可见手法得之心而应之于手也，心为之主，手为之用，法从心出，精神为要。

　　守神是在针刺治疗中对医生提出的最基本要求，历代医家都非常重视。《灵枢·九针十二原》中明确提出："小针之要，易陈而难入，粗守形，上守神。"所谓守神，是要求医生在针刺治疗中精神集中、全神贯注、专心致志地进行操作，体会针感，观察病人精神气血活动，做到"必一其神，令志在针""神在秋毫，属意病者"，达到前人所形容的"如临深渊，手如握虎""心无内慕，如待贵人"之境界，才能通过恰当的补泻手法促使有余不足之血气恢复平衡，达到"气至而有效"之治神的目的。反之，如果医者精神涣散，粗心大意，操作马虎，只知"守形""守关"，那么虽进行了针刺治疗，但疗效不佳，其中原因就不只是选穴的失误，而且还在于医者手法不正确，不能掌握气至的时机，不能产生"得气"感应，"气迟至而不治"就达不到补虚泻实的治疗目的。所以，《灵枢·本神》提示："是故用针者，察观病人之态，以知精、神、魂、魄之存亡，得失之意"。就是说针刺者要通过观察患者的神态，了解脏腑精气的盛衰，才能施以补泻刺法。《标幽赋》也说："凡刺者，使本神朝而后入；既刺也，使本神定而气随；神不朝而勿刺，神已定而可施。"指出医者用针之际，要使患者宁神凝意，神志专一。至于如何守神，《素问·针解》说："必正其神者，欲瞻病人目制其神，令气易行也"。张景岳对此解释云："目者，神之窍。欲正病人之神，必瞻其目，制彼精神，令无散越，则气神使，脉道易行也。"这就是说针治中要注意患者眼睛，引导其精神专一，意守病所，使经气畅达。

　　施针之时，必须精神集中，进针时要注意治神，进针后要注意守神。这是一个针灸医师应具备的医疗作风，只有心不二用，聚精会神，才能刺穴准确，进针顺利，得气明显，运针自如。

　　合理的针刺操作，不但要有熟练的技巧、完好的针具、适当的体位和完备的针刺前宣传辅导，争取病人的协作，而且操作者必须具备良好的医疗作风，认真做到"神在秋毫，属意病者"，只有这样，才能有效地减少病人不必要的痛苦，提高疗效。

　　《灵枢·官能》说："用针之要，无忘其神……语徐而安静，手巧而心审谛者，可使行针艾。"说明针刺操作必须做到手巧心静，形神合一，才能得神取气，获得临床疗效。所谓神乃生命现象总的体现，是生命活动的根本。神周游于全身，游行出入于经络腧穴之中，正如《灵枢·九针十二原》所说："所言节者，神气之所游行出入也"。节，即腧穴之谓。故《标幽赋》谓："凡刺者，使本神朝而后入；既刺也，使本神定而气随。"这充分强调了神在针刺治疗过程中的意义，即进针时要注意治神，进针后要注意守神。治神，是指医者在针刺过程中必须全神贯注，聚精会神，不可分心。如《灵枢·终始》说"专意一神，精气之分，毋闻人声，以收其精，必一其神，令志在针"；《素问·宝命全形论》说"如临深渊，手如握虎，神无营于众物"；《标幽赋》说"目无外视，手如握虎，心无内慕，如待贵人"，都是强调治神的具体要求。守神，一是指医者在进针后要专心体察针下是否得气，注意患者神的变化和反应，并及时施以适当的补泻手法；二是要求患者心定神凝，体会针刺感应，专心于病所，促使气至。治神与守神应用得当与否，直接影响到临床疗效，同时也是衡量针灸医生水平高低的标准。故《灵枢·九针十二原》云："粗守形，上守神……神在秋毫，属意病者。"明确指出粗工与上工的区别在于是否能够根据患者血气的盛衰、邪气的虚实，施以不同的针刺补泻手法。

## 二、针刺中治神的方法和意义

### 1. 针刺中配合"治神"的方法

（1）针前准备，有两个方面：

1）重视患者的"神""气"状态。医生施针前必先观察病人眼神、面部表情、气色变化、姿态动静，了解其精、神、魂、魄等心理活动。《标幽赋》说："凡刺者，使本神朝而后入；既刺也，使本神定，而气随。神不朝而勿刺，神已定而可施。"对"大惊大恐者，必定其气乃刺之"。同时观察患者形体的强弱胖瘦，脉象虚实，辨别正气强弱，病邪的深浅，全面观察、分析、推理、判断针刺、补泻、针灸宜忌，并以得神失神概括之，预测疗效的好坏。

2）医者应神意相守，平心静气，收敛神思，致意专注，如《标幽赋》所言"目无外视，手如握虎，心无内慕，如待贵人"，以求医者进入"治神"状态，达到《灵枢·九针十二原》中的"必一其神，令志在针"的意境。医患双方施针前应该达到思维和情绪的统一状态。

（2）针刺手法包括进针、行针、留针等。

1）进针时，使医患双方入静，医者持针时庄重严肃，做到《灵枢·九针十二原》中的"神在秋毫，属意病者"。进针时必先以左手按压所针腧穴之处，适当施以扪、切、推、弹、抓、压、循等手法转移患者的注意力，定其心志，减轻患者畏惧心理和对疼痛的敏感程度。从现代心理治疗观点来看，进针手法在一定程度上起到了"系统脱敏疗法"中的某些重要作用（如松弛反应）。

2）行针时得气与否，是决定针刺效果的关键一环。如《灵枢·九针十二原》"刺之要，气至而有效"，神气之相随，气行则神行，神行则气行，所以古人讲"夫行针者，贵在得神取气"，可见气至与否与治神紧密相关。古代医家认为，行针时要精神集中，目不瞬暇，手法灵巧，神寄于思，神现于指，心静指灵，意念在针，同时还要精思详察病人的反应，细心捕捉每一丝得气的征兆。倘若经气已至，则应慎守勿失，当补则补，当泻则泻；若经气未至，则须"正其神"，使患者尽快进入"神已朝"的入静状态，再通过暗示诱导，"制彼精神，令无散越，则气为神使，脉道易行"，可望迅速得气。补泻除施行手法补泻，保持刺激量外，行针也包含有治神内容。

3）留针有催促经气，保持针感的作用，可为医者提供多次行针的方便，也是患者加深意守的重要时机，在某些情况下，尚有加强意念导引、诱发经络感传的作用。

（3）在刺后调养方面，古代医家要求患者注意心理卫生的内容也颇丰富。如《素问·刺法论》"其刺如华，慎其大喜欲情于中""慎勿大怒""勿大醉歌乐""勿大悲伤""心欲实，令少思"，否则，必使"其气复散"，前功尽弃。

此外，古代医家在《内经》气质学说中指出，在整个治疗过程中，须根据病人不同个性特点、情绪状态、体质和气质类型，选用不同的针刺方法。其内容与现代心理治疗理论和方法中的某些方面颇为相似，如支持疗法、催眠疗法、行为矫正法、心理咨询等。明代杨继洲在《针灸大成》中精辟地指出，治疗心疾，当"静养以虚此心，观变以运此心，旁求博采以旷此心"，"由是而求孔穴之开合"，便是在针刺治疗中，进行自我调整、暗示、放松等心理治疗。这些方法至今在临床仍有应用价值。

综上所述，针刺过程中，针前准备、进针、行针、留针等基本步骤均含有入静、松弛、意念导引、意守等"治神"控制程序，后者对排除心理和整个环境因素的多种干扰，提高中枢神经系统对机体的调控功能，改善针刺时的个体状态，有不可忽视的重要辅助作用。

**2. 针刺配合治神的临床意义**　人的心理活动不仅影响疾病的发生发展，也直接影响着对针刺感应强弱的反应，影响着针刺治病的效果。如"心寂则痛微，心躁则痛甚"，即是说明疼痛与人心理状态的关系。在治疗上，古代医家提出了"住痛移疼"的方法，"以移其神"或"制其神，令气易行"，分散或转移病人对疼痛的感觉。由此可见，轻视治神可能是针刺引起不良反应的最重要原因之一。《素问·五脏别论》中指出，治病时医生要"观其志意，与其病也。拘于鬼神者，不可与言至德；恶于针石者，不可与言至巧。病不许治者，病必不治，治之无功矣"。这里强调了患者的心理活动及对治疗所持的态度对治病的重要性。医者必须取得患者的配合，双方达到"治神"的状态，才能取得预期疗效。

### 三、针刺中守神的意义和作用

神不仅主导着人的精神意识、思维情志活动，也主宰着以机体物质代谢、能量代谢等为特征的脏腑、气血等生理功能活动。同时，精神意识、思维情志活动也是神的外在表现。这充分说明了用针的关键，除了治神以外，守神也是关键之一，要求医者一是要专心体察针下是否得气，注意患者神的变化和反应，并及时施以补泻手法；二是要求患者心定神凝，体会针刺感应，专注于病所，促使气至。

**1. 调护精气，守护元神**　《内经》中的"神"与西医学所称的精神意识的概念相当。《内经》认为神之所在，心藏神，脑为元神之府；神之所主，人体一切生命活动的外在表现。故"元神"即指人的精神意识、思维活动、气质修养及患者在疾病过程中的心态等。

"元神"虽然是抽象的概念，但却是物质的产物，这种物质即是"精气"。《灵枢·本神》曰"两精相搏谓之神"。《素问·六节藏象论》曰："五味入口，藏于肠胃，味有所藏，以养五气，气和而生，津液相成，神乃自生。"由此可见，神之始生，本源于先天生殖之精，而充养于后天水谷之精。肾藏精，精成而脑髓生，髓充于脑则谓"元神"，故肾精为生命之原动力。人始生，本乎精血之源，人之既生，由乎水谷之养。非精血无以立形体之基，非水谷无以成形体之壮。水谷之司在于脾胃，肾藏精气有赖于水谷精微的不断化生和充养。因此，调护精气，重在脾肾。《素问·阴阳应象大论》曰"思伤脾""恐伤肾"，高明的针灸医生当时刻注重谨守病机，调护精气，专心致志，刺激适量，勿使患者惊恐，情绪紧张，要"手如握虎，如待贵人，如临深渊，如履薄冰"，病者意志平和，神乃自守。其次，要以情胜情，视其人事境迁、贵贱贫富、男妇长少、性格勇怯、文化修养，有的放矢，注重针刺祛邪，勿伐脾胃，应护后天，使精化之源充足，则神乃自守。

**2. 调理五脏，气和志达** 《素问·宣明五气》曰："五脏所藏：心藏神，肺藏魄，肝藏魂，脾藏意，肾藏志，是谓五脏所藏。""神"是人体生命活动的总称，也是对精神意识、思维活动，以及脏腑、精、气、血、津液活动外在表现的高度概括。神、魂、意、志统属广义"神"的范畴。《内经》中"五神藏"的理论提出了五脏不同的功能，直接决定着情志活动，情志活动也反映了五脏的功能情况。在生理情况下，"人有五脏，化五气，以生喜怒悲忧恐"。在病理情况下，上述情志变化都会影响相关的脏腑功能活动，怒伤肝，喜伤心，忧伤肺，思伤脾，恐伤肾。同样，五脏病变也会影响情志的改变。《素问·宣明五气》曰："精气并于心则喜，并于肺则悲，并于肝则忧，并于脾则畏，并于肾则恐。"故临床诊断疾病时，可根据神的活动改变，推断病变所在的脏腑，而在治疗神志病变时，也多着眼于五脏。依据五脏藏神的理论，结合五行相应、五脏生克的关系，采用"悲胜怒""恐胜喜""怒胜思""喜胜忧""思胜怒"的心理治疗，可以疏泄气机，调和气血，从而达到调理五脏的目的。五脏功能正常，则"气和志达，营卫通利"。高明的针灸医生应善用此理论，做到必审五脏之病形，以知其气之虚实，谨而调之也。这样才能使患者"精神进，意志治，故病可愈"。

**3. 调理气血，中守神机** 《素问·五常政大论》曰："根于中者，命曰神机，神去则机息。"即是说，凡有生命的血肉之体，生气根于身体之内，以神为活动的主宰，称为"神机"。《素问·六微旨大论》云："出入废则神机化灭，升降息则气立孤危。故非出入，则无以生长壮老已；非升降，则无以生长化收藏。"说明了内外出入运动遭到破坏，生命活动就要化灭，上下升降运动停止，自然界的各种事物也就不存在。"升降出入，无器不有"，气机的升降规律也体现于脏腑的各种功能活动，并存在于整个生命活动的始终。

《素问·八正神明论》曰："故养神者，必知形之肥瘦，荣卫血气之盛衰。

血气者，人之神，不可知谨养。"《灵枢·营卫生会》曰："血者，神气也。"
说明了善于养神者，一定要了解机体荣卫血气的盛衰，因血气是神气的物质
基础，不可不谨慎调养。气与血均是构成人体最基本的物质，"运血者，即是
气""守气者，即是血""气为血帅，血为气母，气行则血行"。高明的针灸医
生当谨守气血运行升降出入这一基本运动形式，使气机条达，血行有序，中
守"神机"，疾病乃愈。

以上3个方面的论述说明了"上守神"的内涵。治疗疾病应依据"有诸
内，必形诸外"的理论，掌握人体形与神的内在联系及病理变化，运用辨证
施治的方法，明其变化所在予以调之，而不仅仅是"见形治形"而已。

### 四、岭南陈氏针法治神与守神经验

岭南陈氏针法十分重视治神与守神，认为治神必须根据病人的个体情况
实施，不单单要求医生的神志专一。在治疗前对病人进行心理调整，对于治
疗效果大有裨益。

**1.针刺前必须定神和进行心理安慰**　医者与患者针刺前均要调整自己的
心理状态，患者精神安宁才能显现其真正的脉症之象；医者情绪稳定则可集
中精力分析病情，审察患者形神变化，亦即"静意观义，观适之变"。此外，
心理辅导在针刺前也相当重要，医者要详细向患者宣传讲解针刺效应，让他
们了解针刺治疗的常识，并根据患者心理状态的变化、情绪心态之根结进行
言语劝导，消除顾虑，增强治疗信心，配合治疗。亦即《灵枢·师传》所说：
"告之以其败，语之以其善，导之以其所便，开之从其所苦"。

**2.针刺时强调医患合作**　进针时术者要全神贯注，目无外视，注意病者，
审视血脉，令志在针，意守针尖，迅速穿皮刺入。进针后静候气至，仔细体
察针下指感以辨气，合理调整针刺深浅和方向，随时注意病人的神态变化，
通过医患之间的眼神沟通，使病人神情安定。并嘱患者心定神凝，仔细体会
针刺感觉，配合医者进行操作。正如《素问·针解》所云："必正其神者，欲
瞻病人目，制其神，令气易行也。"

**3.针后注意养神**　针刺之后宜嘱患者稍事休息，安定神态，勿大怒、大
喜、大悲、大忧，以免神气耗散。如能配合静功、自我按摩、太极拳等养生
方法，则可巩固疗效。

综上所述，治神与守神是论治的基础，应贯穿于针刺操作的全过程。只有心不二用，聚精会神，才能刺穴准确，进针顺利，得气明显，运针自如。

# 第五节　得气法

得气，出自《素问·离合真邪论》："吸则内针，无令气忤。静以久留，无令邪布。吸则转针，以得气为故"。在针刺过程中采用相应手法，使患者腧穴局部和所属经脉出现某些感觉，并取得一定疗效的反应，古时称之为"得气"或"气至"，现在则称为"针刺感应"，并简称"针感"。

## 一、历代医著论述

**1. 影响因素**　影响针刺得气的因素很多，主要与患者体质、医生的医术、医德以及环境因素有关。

（1）得气与患者的关系：针刺得气与患者精神状况、体质强弱和机体阴阳盛衰关系密切。新病、体质强壮、病证属实者，针后出现感应较快、较强；久病体衰、病证属虚者，针后得气感较慢、较弱，甚至不得气。

另外，《灵枢·行针》中指出："重阳之人，其神易动，其气易往也。"此种人阳气偏盛，神气敏感，容易为针所触动，针刺得气较为迅速，并可以出现感传。"阴阳和调，而血气淖泽滑利，故针入而气出疾，而相逢也"，此种人是指阴阳之气基本协调、平和者，气血润泽通畅，身体较为健康，故针刺时反应既不迟钝又不过度敏感，得气较为适时而平和。"阴气多而阳气少"之人属于阴气偏盛者，此种人多需经过一定的行针过程后方有反应，或出针后针感仍然明显存在。这些论述和见解已为我们临床实践所证实，可作为针刺得气快慢与否的参考。另外，因为疾病的关系，可以发生某一感觉不正常的现象。如脑卒中半身不遂者的患侧肢体大多只有痛感而没有酸麻感；面瘫者患侧的面部感觉较为迟钝；患有慢性风湿痛者，可有某一局部感觉迟钝，对针刺得气反应不敏感；而肢体麻痹者的患侧肢体一般没有针下沉紧的感觉。因此，对不同的病人、不同的针刺部位，有不同的得气要求，不应不分情况一律要求针下出现同样的针刺感应。在针刺过程中，由不得气到逐渐轻微得气，得气慢而渐快，是疾病好转的表现。反之则为病情加重的征象。

（2）得气与医者的关系：《灵枢·邪气脏腑病形》云："中气穴，则针游于巷。"如取穴不准、操作不熟练，都是影响针刺得气的因素。若医生在施术时精神不集中，注意力分散，不能"治神"，也会影响针刺得气的效果。

（3）得气与环境的关系：环境因素无时无刻不在对机体产生影响。在春夏季节，气候温暖，针刺容易得气；秋冬季节，气候寒冷，针刺得气较慢或不易得气。正如《素问·八正神明论》所述："天温日明，则人血淖液而卫气浮，故血易泻，气易行；天寒日阴，则人血凝泣而卫气沉……是以因天时调气血也"。一般而言，在气候较为温暖的情况下，针刺容易得气；而在气候较为寒冷时，针刺得气较慢或不易得气。同时针刺时环境的好坏也可以对得气产生影响。临床诊疗时环境安静，病者体位舒适、放松、自然，空气清新，针刺容易得气；反之，诊疗环境嘈乱，干扰较多，患者采用强迫、不适的体位，空气恶浊等，针刺则不易得气。

**2. 辅助得气法**　针刺时，如不得气或得气较迟，要采取相应措施，促进得气，以达到提高疗效的目的。

（1）候气法：《针灸大成》曰："用针之法，以候气为先。"当针下不得气时，需取留针候气的方法等待气至。亦可采用提插、捻转等手法，以待气至。正如《古本难经阐注》注："若久留针而气不至，则浮刺于卫分，左转以待其气。"前者为静留针候气法，后者为动留针候气法。

（2）纠偏法：针刺不得气或得气迟缓，可能是因腧穴的体表定位不准，或针刺入腧穴的角度、方向、深度和强度不适当所致。腧穴是脏腑、经络之气输注体表的特定部位，刺中腧穴是得气的前提条件。针刺得气不仅要取穴准确，更要掌握熟练的针刺手法。

（3）益气法：对于少数机体虚弱，正气不足，因而针刺不易得气的患者，可在其强身保健的腧穴上加强补益手法，或在腧穴上采用温针法、艾灸法温经行气，或针药并用，使正气渐复，经络气血通畅，机体达到"阴平阳秘"的正常状态。

**3. 催气法**　是针刺入穴后，通过相应手法，促使经气流行、气至针下的方法。常在针刺未得气时应用。陈会《神应经》首倡催气之法，他说："用右手大指及食指持针，细细动摇进退，搓捻其针如手颤之状，是谓催气。"常用的催气手法有行针催气、押手催气、熨灸催气3种。

（1）行针催气法：包括捻转、提插、颤法（震颤术）、捣法（雀啄术）、飞法（凤凰展翅术）和弹针、刮针等。徐出徐入的导气法和平针法亦属此范畴。一般而言，频率高、幅度大、用力重者，针感可疾速而至且较为强烈；频率低、幅度小、用力轻者，针感徐缓而至且不甚强烈。颤、捣、飞法针感明显，弹、刮之术针感较为平和。

（2）押手催气法：包括爪切、循、摄、按揉穴位等方法，弹穴法亦属此范畴。诸法在未得气时应用，可催使针下得气；如在得气后应用，又可促使经气流行，上下传导。一般而言，上述方法都应和行针催气法结合使用，是按摩与针刺配合的过程。循、按法其作用相对缓和，爪切、摄法则作用较强。

（3）熨灸催气法：熨法指将温热物体（如炒盐、炒药、热水袋）用布包裹后贴敷穴位、经脉，或上下来回移动，以促使针下得气的方法。灸法常用回旋悬灸法，艾条熏灸针穴四周，并配合行针，促使针下得气。上述两法常用于虚证、寒证。

**4. 守气法** 在针刺得气后，慎守勿失、留守不去的方法，即为守气法。《灵枢·九针十二原》指出："粗守形，上守神……粗守关，上守机，机之动，不离其空，空中之机，清静而微。"说明上工治病重在守神，着重了解疾病内部气血的变化情况，针刺治病的关键在于掌握气至的时机，给予适当的补泻。《灵枢·小针解》说："上守机者，知守气也。机之动不离其空中者，知气之虚实，用针之徐疾也。空中之机清静以微者，针以得气，密意守气勿失也。"论述了守神和守机的重要性，首次提出了"守气"和针刺得气后，密意守气的思想。说明守气法具体应用时应仔细辨认针下气至，得气时不要随便改变针刺方向和深度，宜手不离针，持针不动，针尖不要偏离已得气之处。或用治神法贯气于指，守气勿失，令经气陆续而至，绕于针下。《针灸大成》说："宁失其时，勿失其气。"针灸界有"得气容易守气难"之说，都说明得气宜"不离其空中"，慎守其"清静以微"之机者。

《素问·宝命全形论》不仅指出了针刺守气的重要性，而且详细论述了守气方法。指出"经气已至，慎守勿失，深浅在志，远近若一，如临深渊，手如握虎，神无营于众物。"《素问·针解》对上文亦进行了解释："经气已至，慎守勿失者，勿变更也；深浅在志者，知病之内外也；远近如一者，深浅其候等也；如临深渊者，不敢惰也；手如握虎者，欲其壮也。神无营于众物者，静志观病人，无左右视也。"

临床常用的守气法有以下3种。

（1）推弩守气法：左手用力按压或关闭穴位，右手握针，使针尖持续顶着有感应的部位，推弩针柄或拇指向前、向下用力，使针尖不脱离感觉，维持一定时间。多用于补法守气。

（2）捻提守气法：左手用舒张进针法将针刺入，得气后放松押手，使针尖拉着有感应的部位向外或向后捻提，维持一定时间。多用于泻法守气。

（3）搬垫守气法：针下得气后，将针柄搬向一方，使针尖朝向病所，用手指垫在针体与穴位之间，顶住有感应的部位，维持一定时间。本法补泻均可使用。

**5.得气感觉**　针刺手法基本核心是以"得气"为主。如《灵枢·九针十二原》说："刺之要，气至而有效，效之信，若风之吹云，明乎若见苍天，刺之道毕矣。"它是由医患双方在针刺过程中分别产生的主观感觉与客观效应组成的。如果取穴及刺法得当，当体内经气与针连接而现得气（针感）时，除接受针刺者感到针刺部有酸、麻、胀、痹、重压感从局部或向远端肢节扩散外，操作者也可感到针下沉紧、冲动，针体转动有吸力，并可见针刺部附近的肌肉抽动，或经脉循行部的肌肉、肢节跳动，这些都是"得气"的指征。特别是后两项可感到的客观指征，对判断不能合作的病人（例如昏迷病人或儿童）是否得气，有重要的临床意义。

（1）患者的感觉：不同性质的针感，与机体反应性、病证性质和针刺部位有密切关系，并与相应手法的操作有关。酸感，多现于局部，时亦可放散至远端，特别在深部肌层、四肢穴位处多见，腰部次之，颈、背、头面、胸腹少见，四肢末端一般无酸感出现。胀感，较多见于局部，多在酸感出现前感知，时而呈片状向四周放射，犹如注射药液所呈现的物理压迫感，常现于四肢肌肉丰厚处。重感即沉重的感觉，犹如捆压，多见于头面、腹部，以局部为主，基本上不放射。麻感呈放射状态，多见于四肢肌肉丰厚处，有条状、线状或带状等。痛感多见于局部，以四肢末端或痛感敏锐处为重，如十二井穴、人中、涌泉、劳宫等。在针尖触及表皮时间较长，或手法不当，或针尖触及骨膜、血管时亦可出现痛感。触电样针感呈放射状，可快速放散至远端，多见于四肢敏感穴位，刺及神经干处亦可引起触电样感觉，有时会引起肢体搐动，病人常表现为不舒适的反应。水波样或气泡串动样感觉常在四肢和肌肉丰厚处出现，可上下循经传导，病人感到舒适。痒感和蚁行感常出现在留针期间，皮肤瘙痒难忍，犹如虫蚁上下走行。跳跃感指肌肉的跳动或肢体不随意地上下拍动，亦为较强手法后所出现的一种针感。

（2）医者的感觉：在临床上，望、触、问诊是术者辨析得气常用的方法，可结合应用。

如针下得气，医者刺手指下可感觉到沉紧、涩滞或针体颤动等反应，如《标幽赋》所云："气之至也，如鱼吞钩饵之浮沉"。如应用透天凉手法后，医者可感觉患者的皮肤温度有所下降；用烧山火或其他可诱导热感的手法后，医者可感觉患者的皮肤温度有所上升，甚者可观察到患者面部烘热、出汗湿润等。这都需要通过仔细诊察而得知。

施术者随时注视病人的面部表情，是及时感知手法轻重和掌握得气程度的方法。针感徐缓而至，患者感觉舒适，面部则呈现平稳坦然的表情；针感紧急而至，过于强烈，患者不堪忍受时，患者则可出现痛苦的表情，如皱眉、咧嘴，甚而呼叫啼哭，此时术者即须停针观察。

在针刺过程中，针刺得气还可通过一些客观征象表现出来，如肌肉的颤动、蠕动和肢体抽搐、跳动等。诸此针感的表现与针刺得气的性质、手法刺激强度等有关。手法轻柔，局部紧张或肌肉颤动；手法较重时，肌肉呈搐动、抽搐样；手法很重时，肢体可上下抖动。如针刺三阴交、极泉穴治疗上、下肢瘫痪时可见上、下肢连续抽动。又如施以行气针法时，针肩髃可触及腕部肌肉颤动，针环跳时可触及踝部昆仑穴处肌肉颤动等。

值得指出的是，有些病人在针刺后常没有明显的针感，但其症状也可缓解，临床症状有所改善，功能有所恢复。这种现象常出现在远端取穴和耳针、腕踝针、眼针、头针等施术过程中，称为"隐性气至"。在脑卒中偏瘫治疗时，取对侧顶颞前斜线，用抽气法或进气法，针下有吸针感而局部并无明显感觉，患者肢体运动功能迅速有所恢复，即是其例。因此，我们强调"气至而有效"，并不是要求每个病人都要有强烈的针感，而是要在针刺适度、取穴得当的前提下，去寻求有效的得气感应，从而提高疗效。从这个意义说，"有效即得气"的观点无疑是正确的。

针下虚，如扎豆腐，患者受针部位毫无感觉是不得气的表现。针下气至不显，除了要考虑穴位与刺法是否准确外，还要注意个体的差异性。一般而论，体质强壮、对针刺敏感或不耐针刺患者，针感多明显强烈；体质弱、气血虚、对针刺反应迟钝或耐受针刺的患者，针下气至多不明显，甚而微弱不现。如刺数穴，一部分得气，而另一部分没有针感，这显然是取穴或刺法不当，应加以校正。但如果针下各穴皆无针感，且针下均虚，这种情况多见于气血虚衰或严重的病症。针灸对这类病人的疗效也较差。

## 二、岭南陈氏针法得气经验

**1.针感与疗效**　陈全新教授在针刺过程中十分重视得气这一环节，认为针感明显，效果好。《灵枢·刺节真邪》说："用针之类，在于调气。"针刺的根本作用在于通过针刺腧穴激发人体内的正气、真气、阴阳之气等，调整阴阳的偏盛偏衰状态，而达到防治疾病之目的。针刺后针下气至或出现传导，往往说明经气通畅，气血功能得到了调整，并通过经脉、气血的通畅调整了元神，使元神发挥其主宰功能，则相应的四肢百骸、阴阳脏腑功能亦得到平衡协调，病痛消除，达到"阴平阳秘，精神乃治"。所以说针刺得气是取得预期疗效的必要前提，即前人所说的"针刺贵在守神得气。"《灵枢·九针十二原》曰："刺之要，气至而有效。效之信，若风之吹云，明乎若见苍天。"形象地描述了针刺得气与疗效的关系。

由于针刺所得之气是人体正气、真气等反应，从针刺得气情况的速迟，可以推知机体正气的盛衰，从而判断疾病好转或恶化趋向及针治显效的快慢，对疾病的转归预后有基本了解。《金针赋》说："气速效速，气迟效迟。"《针灸大成》说："针若得气速，则病易痊而效亦速也；若气来迟，则病难愈而有不治之忧。"一般来说，得气迅速多是人体正气充沛，经气旺盛的表现。正气足，机体反应快，获效相应也快，病易于痊愈。经气迟迟不至者，多是人体正气虚弱，经气衰退的表现，神气不能及时相应，机体反应必然迟缓、获效相对也慢，病不易向愈。若经反复运用各种行针候气等手法后气仍不至者，多属机体正气衰竭，预后多不良。临床常常可以见到，初诊时针刺不得气或得气较迟者，通过针刺等方法治疗以后，逐渐气至或得气较速，这说明机体正气渐复，疾病向愈。

另外，针下所得之气尚有正气、邪气之分，医者可以通过细心审慎针下的感觉，分辨出是人体正常反应之正气，还是病理反应之邪气。根据正邪之不同，辨别人体气血、阴阳等的盛衰情况，可作为进一步确立补泻手法的参考依据。所以可以说，得气既是采用补泻手法的前提，又是产生补泻作用最基本的先决条件。

**2. 得气与表现**　得气是由医患双方在针刺过程中分别产生的主观感觉与客观效应组成的，可通过各种临床表现而察知。

（1）患者主观感觉：在针刺之后，患者针穴局部和所属经脉路线上可出现不同性质的针感，主要有酸、胀、重、麻、凉、热、痒、痛，局部肌肉松弛或紧张，甚而有上下传导的触电感、水波样感和气泡样感，有时还可出现蚁走样感或跳跃样感等。

（2）术者触觉和诊察：施术者通过自身的手指触觉，常可掌握针下得气的情况。术者持针的手指，在针刺得气后常有一种"如鱼吞钩饵"的感觉出现，此时针下由原来的轻松虚滑慢慢变为沉紧重满。充分运用押手的指感，亦可辨析得气的情况，如可触知肌肉紧张、跳动和搏动感，所谓"如动脉状"即是得气征象。

**3. 催气与得气**　催气法是针刺入穴后通过相应手法促使经气流行，气至针下的方法，常在针刺未得气时应用。陈全新教授对于催气法运用颇有心得，常用循经循按和循经悬灸的方法。

循经循按是在未得气时循经脉轻柔地来回往返循、按，可催使针下得气，是按摩与针刺配合的过程。循经悬灸常用回旋悬灸法，艾条熏灸针穴四周，或循经来回移动，并配合行针，促使针下得气。

# 第六节　行气法

针刺得气后，采用相应手法使针感沿经脉循行路线向病所或远处传导的现象，称为循经感传。而促使循经感传的针刺手法称为行气法。包括捻转、提插、针向以及循摄、按压、关闭等手法内容，临床上可根据具体情况结合应用。

## 一、历代医著论述

综观历代有关文献，针刺手法大都以进退、提插、捻转和针刺方向、深浅为基本内容。通过临床实践逐步充实、完善，确定下来种种适用于临床实际的针刺手法，如各种单式、复式补泻手法以及辅助手法，等等。

**1.循摄行气法**　《金针赋》云："循而摄之，行气之法。"操作时用押手大拇指、食指、中指三指腹在所刺穴位的经脉循行路线上下往来轻柔循按。其作用为激发经气，促使经气运行，气至病所。临床上多用于经气不足，气虚滞涩不行或得气后气行缓慢的虚证病人。

**2.弹针行气法**　《针经指南》说："弹者，凡补时，可用大指甲轻弹针，使气疾行，如泻，不可用也。"《针灸大成·经络迎随设为问答》说："弹而努之者，是用指甲弹针，令脉气蠕满，而得疾行至于病所也。"操作时用大指甲轻弹针柄，促使气至病所。临床常用于虚证难于得气，气行缓慢者。

**3.深浅行气法**　此法是以病位深浅、病证虚实寒热而定深浅的刺法，《医学入门》云："凡除寒热病，宜于天部行气；经络病宜于人部行气；麻痹疼痛者，宜于地部行气。"临床上也常依据得气与补泻要求定深浅，针刺后浅部不得气，宜插针至深部以催气；深部不得气，宜提针至浅部以引气。有些补泻手法要求先浅后深或先深后浅。

**4.提插行气法**　此法又称提按法，具有催气、行气，促使针感扩散，使气至病所的作用，为行针的基本手法。常结合在"龙虎龟凤"四法中。陈全新教授在《难经·七十八难》"推而内之，是谓补；动而伸之，是谓泻"的启发下，将提插法应用于针刺补泻，或偏重于提，或偏重于插，以调和阴阳之气。

**5.捻转行气法**　《灵枢·官能》中"切而转之""微旋而徐推之"为行针的基本手法，其配合提插以催气，配合针向和呼吸以行气，临床多以捻转角度大小，用力轻重，提捻结合动、摇手法，催促气至病所。单向捻针又称搓针法，多用于实证和体质壮实者。

**6.针向行气法**　行针得气后，根据针感强弱及其传导方向等情况，及时调整针向，以催促气至病所。《针灸大成·经络迎随设为问答》说："转针向上气自上，转针向下气自下，转针向左气自左，转针向右气自右。"《金针赋》中的"青龙摆尾"、《针灸问对》中的"纳气法"，均是行针过程中变换针向以行气，从而促进针感传导的方法，临床常配合提、弩、按、推、捻等辅助手法应用。

**7.按压行气法** 《金针赋》云："按之在前，使气在后；按之在后，使气在前，运气至疼痛之所。"行针得气后，按压针穴上下，控制针感传导方向，以获气至病所的效应（又称为按压行气法）。临床上作为辅导手法，多与针向调气法配合，用于治疗各种疼痛。

导气法有两种含义：①通过诱导，使医患之气相结合于针下，而行调气之法，即通过心理诱导调整患者的精神状态，使其处于良好的心理状态来接受针刺治疗，即所谓神与气相随，易于得神取气。②《灵枢·五乱》云："徐入徐出，谓之导气。补泻无形，谓之同精，是非有余不足也。"指出进针后均匀地提插捻针，针感舒适，以得气为度，不具有补泻效应，其作用在于引导脏腑经络中互扰的清浊之气，恢复正常的阴阳平衡。

## 二、现代医家认识

行气法是取远隔病变部位的腧穴针刺治病，促使经络气血运行通畅，使针感直达病所（即气至病所），提高针刺治病效果的方法。或可说，行气法就是现代控制循经感传的方法。经络感传是已为人们所证实的客观反映，气至病所也是为人们所公认的提高针治疗效的重要因素之一。经临床大量观察、研究证实，通过激发经气，可以控制感传，使其直达病所，达到气至效速，针下痛止。这也是行气法的关键所在。

"气至病所"是指针刺后经气从刺激点到达病所的一种状态，古今医家都很重视。《内经》明确提出"刺之要，气至而有效"，强调了在针刺治疗中"气至病所"关系到临床治疗效果。

但是，在临床实践中，出现"气至病所"的情况较少，主要是由于"气至病所"须在得气和循经感传的基础上实现。而据20世纪70年代的调查，循经感传的出现率只有1%左右，而使气至病所成为可能也是经络应用研究的一个主题。

激发气至病所的方法很多，传统的针刺手法就是其中之一。有人结合治疗，观察28例病人，采用反复轻微捻针伴以小幅度快速提插的手法，所得气感传导多在局部，占92.8%，两个关节以上的仅占7.2%。刺激持续30分钟后，气感传导局限于局部的明显减少（占25.0%），超过两个大关节者明显增多，达67.8%。在接受第一次治疗的当天，气感传导超过三个大关节者不多（占28.5%），而经过30～40次激发后超过三个大关节者明显增多，达到85.7%。如果配合传统的手法，如推、按、循、扪等，来控制气感的传导方向，会使气至病所率明显提高。

除上述手法外，用循经加热与电针刺激相结合的方法，效果很显著。循经加热法是将一直径0.8cm，长度超过受试者三个大关节的胶管，沿经脉并紧贴体表放置，胶管内通以不断循环的40℃的温水，保温30分钟。与此同时，在本经原穴与加热终点穴各刺毫针并通以脉冲电流，再以电提针在本经线上的一些主要穴位进行接力刺激。运用此法，有人观察了大肠、肺、肾、胃、脾和膀胱7条经上的一些主要穴位在刺激前后气感传导长度的变化，共测485穴次。激发前只有72穴于刺激后出现感传，且多为短程感传；激发后则有214穴出现感传，提高近两倍，且部分（149穴）感传超过了一个大关节。此外，用热水浴、提高室温、气功入静等方法也可促使气至病所。

从气至病所的几个重要特征以及其激发来看，气至病所现象并不是一种单纯的主观感觉现象，它是具有明确的客观效应的，而且其特征的存在不是孤立的，而是与人体各方面功能调节过程密切相关的。

### 三、岭南陈氏导气法

**1.岭南陈氏导气法具体操作** 针刺得气后，采用相应手法使针感沿经脉循行路线向病所或远处传导，使气至病所，是取效的关键。岭南陈氏飞针常用以下几种运针行气导气的方法。

（1）针向行气：针刺达到一定深度，行针得气后，将针尖朝向病所，或朝向欲传导之方向，再次刺入或按针不动，常可促使经气朝该方向传导。《针灸问对》说："得气，便卧倒针，候气前行，催运到于病所。"一般来说，针尖方向与针感传导方向相一致。临床上可在进针时即将针尖直指病所，然后行针，得气后再用行气手法逼气上行至病所。

（2）捻转提插：以针向行气为基础，施小幅度快速提插捻转，可促使针感循经传导。《针灸问对》说："将针提按，或进或退，使气随针到于病所。"《针灸大成》说的"内捻针，使气下行至病所""外捻针，使气向上而治病"

即是其例。

（3）按压关闭：充分运用押手，按压针柄或按压针穴上下，以使针感向预定方向传导。按压针柄法，即术者将中指和无名指放在针柄之下，食指按压针柄，持续按压10～20分钟，此法需在针向行气基础上进行，用力大小可根据得气感应的强弱程度来确定。按压针穴法，即用左手拇指按压针穴上下，关闭经脉的一端，并向经脉开放的一端缓缓揉动，向针尖加力的方法。《金针赋》说"按之在前，使气在后；按之在后，使气在前"，即按压针穴上方可促使针感向下传导，按压针穴下方可促使针感向上传导。

（4）循摄引导：本法可在进针前或进针得气后应用。在进针前，先用拇指指腹适当用力循经脉路线按揉1～2遍，再用左手拇指指甲切压针孔，直至酸麻胀感沿经传导，再行进针。在进针得气后，可将左手除拇指外的其余四指呈"一"字形排开放在欲传导的经脉上，在行针（捻转提插）同时一起加力揉动，或逐次反复加力。各指位置在经脉路线上亦可以不固定，而是在适当部位（如较大穴区或针感放散受阻部位）进行循摄按揉。前者可用于头面及距病所较近的穴位，后者则用于距病所较远的穴位。

**2.行气手法注意事项**　施行行气法的前提是病人体质较好，对针刺较敏感，如果是体质较弱，不易出现感传，除了行气手法的应用，还应该注意一些问题。

运用行气法必须以针刺得气为基础，只有通过针刺激发了人体经脉之气，才有行气之可能。要想激发经气，使针刺感应达到病所，应注意以下几点。

（1）明确诊断，确定疾病所属经脉。经脉本身具有"经脉所过，主治所及"的生理功能，同时每条经脉又有其所属的脏腑和证候表现。要想达到经气行至病所，就应掌握经络的基本理论，辨清疾病的所属经脉，运用以症定经，以经治病的法则，使病、经、穴相应，才能激发失调的经气，使经气进入病所。

（2）分清虚实，给予适当刺激。疾病有虚实之分，机体有弱强之不同，要想使行气成功，达到气至病所，就必须根据病人体质、疾病的具体情况，给予刺激量、针感与病体相适应的针刺。一般针下以轻度或中度得气，即病人自觉针下酸、麻、胀，医者指下有少许沉紧感为宜。只有这样才能唤起机体的反应，激发经气，使气血调达，经气通畅，针感沿经上下而远达于病所。

反之，不分疾病虚实、机体强弱，抱守成规，一味追求手法、刺激量，均给予重度得气，不因人施针，则是不利于激发经气至病所的。

（3）针刺方向准确，深度适当：能否出现感传，使气行至病所，与针刺的深度、方向有一定的关系。一般致使针刺感应进入病区，必须将针尖斜向病所。如《金针赋》所说："针退至人之分，得气沉紧，倒针朝病，进退往来。飞经走气，尽在其中矣"。这样可使感传走向病所。掌握针刺方向后，还应注意针刺深度，过深过浅均不合适。针刺过浅，针仅进入皮肤或浅筋膜，一般只会有轻胀感；针刺较深，四肢部腧穴多出现向远端扩散的触电样感觉。临床实践证明，要想激发经气，使感传循经进入病所，就必须将针刺入一定的深度。《灵枢·官针》说："已入分肉之间，则谷气出。"可见将针刺入肌层内感传较为有效。据临床统计，针刺四肢部穴位出现感传者，深度为5mm~30mm。较为缓慢的放散性循经感传也多出现于肌层之中，进一步证明"经脉十二者，伏行分肉之间"是有一定道理的。

（4）掌握时机，慎守勿失：如前所说，行气法以针刺得气为基础，故在运用行气法时，应细心体会针下的微细变化。一旦针下得气，就应及时配合行气手法，激发经气循经感传。施行气手法时还要随时注意察气，调整针感的性质、针刺的深浅，尽量使针下保持酸、麻、胀感。针感循经上行时，则应持续小幅度捻转、震颤针体，使经气趋向病所。

在行气的操作过程中还应注意保证环境安静，无干扰。术者要全神贯注地认真操作，病人应放松身心，并仔细体察针感，给医者以积极的配合。

陈全新教授曾治一例年龄12岁的女性病孩，患者平素体弱，近月低热、眩晕、腹部不适，以后则渐现右侧肢体软瘫，诊见病孩神情怠倦、面色无华、患肢肤冷、知觉脱失、抬举无力，舌淡、苔薄黄腻，脉沉细。症脉合参，病孩体质本虚，气血不足，复因湿热邪郁积阳明，致气机凝滞，宗筋失束而成痿症。根据古人"治痿独取阳明"的经验，用补法刺手、足阳明经曲池、足三里等穴，但针下均虚，经三诊效不显。细思病儿气血虚弱，脏腑经络功能必然低下，故虽用补法，短时难于旺盛气机，乃于治前先用手循按手、足阳明经，并悬灸心俞、肝俞、脾俞、膈俞、肾俞等穴，然后再针刺。经反复"催气"辅助后，针感渐现，而疗效日显。当针下气能循经向远端扩散时，病情已大减。最后经3个疗程（30次）而获痊愈。以后依此法治疗多例针下虚的病症，均取得较满意的疗效。

临床实践证明古人"气速效速，气迟效迟，气不至不治"的说法是有一定根据，但也不是绝对的。如能从整体治疗观念出发，用积极的催气措施，促使脏腑经络气血功能的旺盛，就可以有效地带动病变的不利因素向有利的方向转化，掌握治疗上的主动权。

# 第七节　补泻法

## 一、历代医者论述

**1.针刺补泻的起源与发展**　针刺补泻最早见于《灵枢·九针十二原》："凡用针者，虚则实之，满则泄之，宛陈则除之，邪胜则虚之"。《灵枢·经脉》又曰："盛则泻之，虚则补之。"这是针刺补泻的基本原则。

《灵枢·小针解》曰："徐而疾则实者，言徐内而疾出也。疾而徐则虚者，言疾内而徐出也。"这说明进针慢，少捻转，出针快为补；进针快，多捻转，出针慢为泻。王冰说："徐出，谓得经气已久，乃出之；疾按谓针出穴已，进疾按之，则真气不泄，经脉气全，故徐而疾乃实也。疾出针，谓针入穴已，至于经而疾出之，徐按谓针出穴已，徐缓按之，则邪气得泄，精气复固，故疾而徐乃虚也。"张景岳在《类经》里说："徐出而疾按之为补，故虚者可实；疾出针而徐按之为泻，故实者可虚。"

《灵枢·九针十二原》说："往者为逆，来者为顺，明知逆顺，正行无问。逆而夺之，恶得无虚，追而济之，恶得无实。迎之随之，以意和之，针道毕矣。"指出逆经气来时而施，为迎为泻；顺经气去时而施，为补为随。《针灸大成》注解《灵枢·小针解》曰："迎而夺之者，泻也；随而济之者，补也。"指迎着经气循行的方向而针刺是泻法，顺着经气循行的方向而针刺是补法。

以后《难经》《医学入门》又提出来其他补泻手法，有疾徐、迎随、捻转、提插、开阖、呼吸6种，是补泻的基本手法，又称为单式手法，可以单独应用，也可以有机地结合起来用。邪气实证宜行泻法，针刺宜深，捻转、提插的幅度宜大，速度宜快，用力需重，重提轻插，逆经而刺，在病人呼气时出针，出针后摇大针孔，不予揉按；反之，正气虚证宜行补法，针刺宜浅，捻转、提插的幅度宜小，速度宜慢，用力需轻，重插轻提，顺经而刺，在病人吸气时出针，出针后揉按针孔。

杨继洲在《针灸大成》中注解《素问·离合真邪论》时将呼吸、捻转、开阖等手法结合而用，并归纳总结，提出了复式手法，如烧山火、透天凉由疾徐、提插、九六、开阖4种单式手法组成。

平补平泻法是一种中等刺激量的针刺法，在进针得气后，给予平缓的刺激，即用徐入徐出的手法，缓缓地提插或刮针柄。这种手法具有调节有关脏腑、器官功能的作用，使其协调和平衡。在临床上，补泻的效果取决于患者的机体状态、针刺手法、腧穴特性及穴位配伍。在不同的病理状态下，针刺可以产生不同的补泻效果。机体状态是产生针刺补泻效果的主要因素，而针刺手法则是促使体内虚实状态转化的重要条件。

**2.补泻原则**　古人在长期医疗实践中，看到了疾病的产生和发展过程普遍存在着机体或器官组织功能"有余"和"不足"的现象。针对这种病理上的虚和实，《灵枢·经脉》中提出了"盛则泻之，虚则补之，热则疾之，寒则留之，陷下则灸之"的治疗原则。针刺补虚泻实就是从临床具体情况出发，针对不同病人、不同病情、不同时间，选用恰当的经络穴位，运用适当的补泻方法，对正气虚弱的病证起到扶正（补）的作用，对病邪偏盛的病证起到祛邪（泻）的作用。掌握好针刺补泻手法是针刺作用产生的关键之一。

**3.补泻依据**

（1）明辨经络，施行针刺，首先要熟悉经络理论。《灵枢·本输》说："凡刺之道，必通十二经络之所终始。"针灸的作用主要是调理气血以达到扶正祛邪的目的。临床上辨证施治，都不能离开经络。例如针刺的浅刺、深刺与病邪留于经络的浅深层相关；上病下取、下病上取、左病取右、右病取左的刺法，与经络的整体联系有关，从而强调经络理论的重要性。

（2）审察形神。针灸治疗前必须诊察患者体质、形态的强弱与神气的盛衰。张介宾说："形者，神之体；神者，形之用。无神则形不可活，无形则神无以生。"张志聪又提示："知形之肥瘦，则知用针之浅深。能知形之肥瘦，气之盛衰，则针不妄用，而神得其养也。"人的形态和气质、病人平素体质的强弱及阴阳属性，可作为施治的参考和依据。

（3）辨别虚实针灸施治之前，必须明辨虚实，即通过四诊合参对病证做出正确诊断。在针灸治疗方面，更须审察其经络的虚实情况，以及针刺穴位时指下感觉，以分虚辨实。经络的虚实现象，可以从切循、按弹及针下感应而加以辨别，凡表现为麻痹、厥冷、陷下、瘦弱、针下空虚及感觉迟钝的为虚；表现为疼痛、红肿、硬结、肥大、针下紧涩及感觉过敏的为实。针刺补泻的另一特点是将针刺入穴位后细心体察指下气血正邪活动的状态，结合虚实情况而施行补泻。

**4.影响因素**

针刺补泻效果的产生，主要取决于以下3个方面。

（1）功能状态：毫针刺法属于外治法的范畴，只是一种影响机体反应的外部作用因素，起决定作用的是人体本身的功能状态。人体功能处于不同的状态时，针刺可以产生不同的作用而收到补和泻的不同效果。当机体的正气虚惫呈虚证时，针刺相应的腧穴可以起到补虚的作用。当机体处于实证、闭证等邪盛状态时，针刺相应的腧穴又可以起到清热、启闭等泻实的作用。如胃肠痉挛疼痛，其症属实，针刺可以收到解痉止痛之效；胃肠蠕动缓慢而弛缓，呈虚证时，针刺可以增强胃肠蠕动而使其功能恢复正常。这种针刺的调整作用，是与机体正气的盛衰和机体的功能状态密切相关的。

（2）腧穴特性：腧穴的主治作用不仅有普遍性，而且某些腧穴还具有相对特异的治疗作用。如关元、气海、足三里等穴具有强壮作用，多用于补虚，扶助正气；少商、中冲、十宣等穴具有泻邪的作用，多用于泻实，疏泄病邪。故临床应在掌握腧穴共性与特性的基础上，根据对病人体质、病情、病位等的综合辨证，选取与疾病相适宜的穴位，采用适当的治法和针刺手法，才能收到良好的针刺补泻的效果。

（3）针刺手法：上述影响针刺补泻作用的因素，主要是指在针刺入人体腧穴以后，机体在针刺基本手法操作中发生的双向良性调节反应。而运用特殊而适当的针刺补泻手法，不仅可以使这种良性的调整作用加速、加强，更可以人为地改变和控制机体的反应状态，引出更适宜于调整机体阴阳平衡的针刺感应。因而同一患者，在同一时间，同一孔穴内针刺，由于手法的操作方式由行针基本手法改为特殊的针刺补泻手法，病人的机体反应也会发生相应的改变，或出现特定的针刺补泻反应。这也是针刺基本手法与特殊的补泻手法的主要区别。

**5.《内经》论针刺补泻**　《内经》对针刺补泻手法有较详的记载。历代针灸医家在此经文基础上不断注释、补充与发展，使之更加完整，内容更丰富多彩。但由于《内经》成书年代久远，加之文字深奥，疑难之处颇多，再加上后世医家叙述简繁不尽相同，以致现代针灸界对某些方面的问题的认识也未尽一致。

针刺补泻在临床中具有重要的实用价值。《素问·调经论》说："余闻刺法言，有余泻之，不足补之。"《灵枢·九针十二原》曰："虚实之要，九针最妙，补泻之时，以针为之。"又说："凡用针者，虚则实之，满则泄之，宛陈则除之，邪盛则虚之。"其中所言之"补""泻"是针对有余（实）和不足（虚）两种不同的病体确定的治疗原则与方法，高度地概括了补泻手法的意义。历代医家十分重视这一问题，如皇甫谧在其《针灸甲乙经》中说："闻虚者须其实，刺实者须其虚。"孙思邈在其《备急千金要方》中指出："凡用针之法，以补泻之先。"窦汉卿在其《标幽赋》中说："望不补而晦不泻，弦不夺而朔不济。"杨继洲在其《针灸大成》中，更以大篇幅论述了补泻，并在《素问·针解论》"针下热""针下寒"，《灵枢·官针》"三刺"以及《针经指南》"热补""凉泻"，《金针赋》"烧山火""透天凉"的基础上发展了烧山火与透天凉等手法。

然而，针刺补泻手法是很复杂的针刺技巧，说明针刺手法有其独特作用，具有一定临床意义。但需要说明的是，针刺补泻是通过调整脏腑经络气血来达到补虚泻实目的的。

一般而论，补法均以轻捻、慢按轻提为基本操作，捻针频率较慢，幅度较小，留针时间短；而泻针法则以速按慢提为主，捻针幅度较大，留针时间较长。补泻手法大多来自不同年代的医家的个人临床总结。由于受到当时的历史条件的限制，精粗混杂，这是可以理解的。所以，要通过临床实践加以验证，才能做到去粗存精，去伪存真。例如，纯属寓意的"呼吸补泻"和"开阖补泻"无实际的临床价值，可舍弃之。又如"以口温针为补"这种非无菌的针法，今天更是不可取。因此，补泻的手法和运用是一项很值得重视和探讨的内容。

## 二、岭南陈氏分级补泻法

岭南陈氏分级补泻法是以辨证为基础的，在针刺补泻法上具有相当的特色，把补泻手法量化，把操作规范化，以辨证施治为基础的补泻手法。

《素问·调经论》云："百病之生，皆有虚实。"针灸是以整体观念为基础的一门学科，在辨证过程中，不但要根据脏腑经络、四诊八纲辨明病位与属性，制订相应的治则，而且在论治时也要贯彻这些原则。按照病人的不同体质，病的不同阶段，以及针下气至情况，灵活运用"盛则泻之，虚则补之，热则疾之，寒则留之"的治疗法则，只有这样，才能达到扶正祛邪，补虚泻实的治疗目的。

临床实践证明，针刺补泻手法必须随着机体发病过程中正邪相争、盛衰消长转变而调整，并结合不同个体的生理、病理状态（包括病情、体质、年龄以及针下气至情况）给予相适应的补或泻的治疗量。也就是说，在整个治疗过程中，必须贯穿辨证论治的原则。如果离开了这个原则去理解和运用补泻手法，一种倾向是给它披上了"只能意会，不能言传"的神秘色彩；而另一种倾向是把灵活的补虚泻实原则片面理解为"轻重刺激"，把补泻手法看成一种机械的操作。显然，这两种认识都是不对的。要达到补虚泻实的目的，在施用补泻手法时，应根据中医学辨证论治的原则，从整体观念出发，按照不同的生理病理状态，把补虚泻实的原则性和当时的病况灵活结合起来。也就是说，应根据不同质的矛盾，用不同质的方法去解决，而不能墨守成规，一成不变。

基于上述原则，陈全新教授经过多年的临床实践和总结，将徐疾、捻转等补泻法加以提炼改进，执简驭繁，创造了一套较规范的、行之有效的、简便易行的独特针刺补泻手法——岭南陈氏分级补泻手法。即根据病人不同的生理病理状态，将补泻手法各分为3级：轻补、平补、大补与轻泻、平泻、大泻。不同的补泻，除了体现于不同的操作手法外，还有其不同的主客观指征，现介绍如下。

**1.补刺手法** 在针刺得气的基础上，运针以慢按轻提（缓慢按入，轻快提出），小角度（90°~270°）捻针为主，留针15~20分钟。根据不同病情及针下气至情况，可分为轻、平、大3级。

（1）轻补：慢按轻提运针，并结合刮（拇指或食指指甲在针柄上上下刮动）或弹针。

（2）平补：慢按轻提运针，同时结合90°~180°小角度轻捻针，行针操作介于轻补与大补手法之间。

（3）大补：慢按轻提运针，结合快速180°~270°小角度捻针及提插。

补刺的主、客观指征：针下得气，针感向近端（或沿经）扩散，或现微温感，或可见针刺部肌肉有轻微颤动，针下徐缓。行针强度以病人有相对舒适感为度。刺后病情有所改善。

**2.泻刺手法** 在针刺得气的基础上，运针以速按慢提（较快而重地按入，提针较慢），较大角度（360°或以上）捻针为主，留针20~30分钟，或观病情需要适当延长，根据不同的病情及针下气至情况，可分为3级。

（1）轻泻：速按慢提运针，结合360°~540°较大角度捻针及提插。

（2）平泻：行针操作介于轻泻与大泻手法之间，角度540°~720°。

（3）大泻：速按慢提运针，结合720°以上大角度捻针及较重力提插。

泻刺的主、客观指征：针下现得气，针感向远端（或沿经）扩散，或感针下微凉，或可见针刺部肌肉、肢节轻微跳动，针下沉紧。施用泻刺手法针感较强，但以不超过病人的耐受量为度。刺后病情有所减轻。

**3.平补平泻手法** 在针刺得气的基础上，运针以缓进缓退为主，以中等程度捻针（不超过360°），所施用手法以病人有较强针感，而无明显不适为度。

### 三、岭南陈氏分级补泻法的相关研究

**1.岭南陈氏分级补泻手法对体表原穴经络测定观察** 20世纪80年代，陈全新教授采用经络测定仪（HZ-E303型，50KΩ9~12V）测定了40例岭南陈氏分级补泻手法对体表原穴电流阻力的影响情况，作为观察的一项参考指标。

实验表明：

（1）十二经原穴电阻的改变和相应脏腑的病证有密切关系。如测定的低数低于平均数1/3或1/2，多表示该经病属虚，反之则多表示病属实。

（2）对虚证用补刺可使该经低数上升或超过平均数，而实证用泻法则可使该经高数下降或接近平均数。测定数的变化可以理解为补泻手法是通过调

整脏腑阴阳起到补虚泻实作用。

聂某，女，27岁，慢性肾炎（肾阳虚证）。

十二经原穴测定平均数为23.1（肾经低数为10）。经平补右侧复溜，测左侧肾经低数渐上升至30，退针后仍保持25。治疗后眩晕、腰痛均改善。

文某，男，26岁，胆绞痛（胆火郁结证）。

十二经原穴测定平均数为42（胆经高数为80），经大泻左侧阳陵泉，右侧胆经高数渐下降至45。泻刺操作期间（并用导刺手法），病人自感有凉痹自足外侧抵胁，刺后5分钟则痛顿失。

**2.补泻的不及与过之实例分析** 临床实践证明，补泻手法施用适当与否，对疗效有直接的影响。补或泻刺过之（过量刺）或不及（不足量刺）而导致治疗失败，甚至引起病情恶化的事例屡见不鲜。举例如下。

有一何姓女病人，40岁，因病内服0.25g氯霉素后全身出疹，翌日则现不完全肢体瘫痪，初诊时由家人背负来诊。症见神志清，形体虚胖，面色灰暗无华，语言低沉，并伴心悸、眩晕等。

查体：心肺正常，腹平软，肝脾未扪及，血压90/60mmHg，四肢皮肤微凉，肌张力明显减退，肢体不能自主提举，皮肤感觉存在，未发现病理神经反射，舌淡，苔薄白，脉沉细。证脉合参，诊断为痿证。

治用补益气血，乃为之温灸百会，补刺曲池、足三里等穴。当针刺进穴内3分许，则现气至，病人自感酸麻向指、趾扩散，稍加慢按轻提补法反应尤强，并渐感针刺部有轻微烘热，可见针刺循经远端指、趾微颤动，故在卧针期间只间歇用轻补的刮针法，强度以病人有舒适感为度。针灸后病者眩晕减，肢体活动稍改善。五诊后病人可自行持杖步入诊室。第六诊由他医治疗，在刺法上用烧山火补法，以图加速肢体功能的恢复，运针时患者肢体搐动，操作者仍按古法行针，因病人不能忍受，汗出、心悸而中断，术后患者感遍身皆痹，原已恢复的活动功能顿失，需由家属背负离院。下诊，仍用原轻补法调治一周才渐有起色，再治月余而愈。

这一例治疗中病情突然恶化的事实说明，虽然同一病人，用相同的治则，但在具体运用时脱离了整体辨证的原则，忽视了个体差异性，所用的刺法虽同属补的范畴，但却犯了"过之"之忌，不但达不到治疗目的，反而导致病情逆转恶化。

　　另一方面，"不及"的刺法也同样达不到预期的效果。例如中暑昏厥证，病人表现为神昏肢厥，面色苍白，脉微若绝，血压下降，甚至血压不可测知，从辨证来看，均属一派虚象，应"虚则补之"，但在施治时，如果补刺的量脱离了针下气至情况和当时的病情，只用一般的补法，收效必然甚微，需用大补刺法方能奏效。

　　陈全新教授曾治一例24岁杨姓男性病人，因中暑昏厥而急诊，经用常规补刺人中、内关、足三里、涌泉等穴，发现针下均虚；再用催气辅助，疗效仍不显著。通过病机分析，顿悟此病由于暑伤心阳，阳气外脱而起，脏腑经络气血气化功能衰弱，故用常规补刺法已不足以挽回欲脱之阳气，必须运用大补针刺，才能激发和旺盛脏腑经络气血功能，达到回阳救脱目的。遂转用慢按速提与小角度捻转、提插相结合的大补法。经持续运针数分钟，病情明显好转，始见脉起，肢暖汗止，继而神志渐清，待血压回升才留针。留针期间，间歇用上法运针，至病情稳定后才退针。以后运用同样补法治疗多例中毒性休克病人均取得较好疗效。

# 第八节　留针法

　　将针刺入腧穴，行针施术后，将针留置穴位内称为留针。留针是针刺治疗中的一个重要环节，对提高针刺疗效有着重要的意义。通过留针可以起到加强针刺和方便继续行针施术的作用。临床可分为静留针法和动留针法两种。

　　留针多用动留针法，留针的时间一般为20～30分钟，在留针的过程中继续调针运气。《灵枢·九针十二原》："刺之要，气至而有效。"说明针刺得气是取得疗效的关键。针刺的治疗作用，不仅取决于辨证选穴、行针手法，而且与留针密切相关。留针可候气，留针过程中亦可行针催气，气至而有效。总之，留针的方法、原则和时间直接影响针刺疗效，因而具有重要的临床意义。

## 一、历代医著论述

　　对于留针与否或留针久暂的选择，古人认为是由多方面的因素决定的，如针刺的季节、患者的体质、所选用的经络腧穴、疾病的性质等。《内经》认为留针应应天时季节，对于留针与否，术者应考虑施针的季节。如《灵枢·本输》论述春、夏、秋三季各选其相应腧穴针治，但不留针，只有冬季才"冬取诸井诸输之分，欲深而留之"。《灵枢·四时气》亦指出："冬取井荥，必深以留之。"结合《内经》的其他相关内容可以看出，冬季针刺宜留针，春季、夏季、秋季不宜留针。

其次，《内经》认为留针还应考虑患者体质，刺年壮者应留针，刺瘦弱之人不应留针或少留针。《灵枢·根结》亦指出："刺布衣者，深以留之；刺大人者，微以徐之。"此外，《内经》还特别指出，刺婴儿者，因其肉脆血少气弱，应用毫针浅刺而且不留针。

最后，《内经》认为留针还应因经而异，针刺时，所刺经络不同，其留针与否或留针久暂亦应不同。如《灵枢·阴阳清浊》认为"刺阴者，深而留之；刺阳者，浅而疾之。"又《灵枢·经水》指出，各经脉的气血多少不同，远近浅深不同，留针的久暂也不同。并进一步指出，即使同一条经脉，因病人的体质、大小、肥瘦不同，留针久暂亦应不同，应"以心撩之"，如"足阳明，五脏六腑之海也，其脉大血多，气盛热壮，刺此者，不深弗散，不留不泻也。足阳明刺深六分，留十呼。足太阳深五分，留七呼……手之阴阳，其受气之道近，其气之来疾，其刺深者皆远过二分，其留皆无过一呼。"

根据所刺腧穴，《内经》只在某些病用某穴治疗时指出了留针的情况，如《针灸甲乙经》中对所录349个腧穴，指出可以留针的只有154个，还不到总数的一半。而且《针灸甲乙经》明确指出，所刺腧穴不同，留针的久暂也不同。因此针刺时，留针与否应考虑所选用的腧穴。《内经》认为，在针灸时，施术者应根据疾病的病情、性质等来选择留针与否。对脉象而言，《灵枢·邪气脏腑病形》认为"刺急者，深内而久留之；刺缓者，浅内而疾发针……刺涩者，必中其脉，随其逆顺而久留之。"对病性而言，《灵枢·经脉》指出："热则疾之，寒则留之。"对于虚实，《内经》认为虚证应久留针，如《素问·调经论》云："血有余，则泻其盛经出其血；不足则视其虚经，内针其脉中，久留而视，脉大，疾出其针，无令血泄。"对久病，《内经》认为，因其邪气入深而且病久，故应深刺而久留针。综上，在《内经》的论述中，各留针依据之间有时存在冲突和矛盾，如刺阴经不应留针，而治疗飧泄时，选用阴经之阴陵泉穴却久留针。

关于留针久暂，《内经》所载留针内容除多处用"久"字之外，留针最长的是刺足阳明，留十呼，还不到1分钟，较之现代临床的留针时间是相当短的，近乎不留针。但古代，特别是宋代以前，留针的时间一般都很短。如初唐时期的甄权主张"补，呼不过三；泻，吸不过五"。故留十呼自然谓之"久"。又《针灸甲乙经》所载留针的154个穴位中，留十呼以上（含十呼）者15个，而最长留二十呼者，仅有公孙、内庭、环跳3个。当然，留针久暂可能与不同针灸流派有关，如《武威汉代医简》中的留针时间则偏长，有"留针如炊一升米顷出针"，有"留针百二十息乃出针者"。唐代孙思邈《备急千金要方》亦有"针间使百息"的记载。但今人留针多以30分钟为数，约300息，其时间大约较"如炊一升米"的时间还长，由于古人炊一升米所需的时间并不确定，故其渊源有待进一步考证。

综上可知，关于留针的记载，首见于《内经》。如《素问·离合真邪论》谓"静以久留"，又如《灵枢·终始》谓"久病者，邪气入深。刺此病者，深内而久留之，间日而复刺之"。《灵枢》提到"留针"共30多处。《内经》中留针时间一般较短，如《灵枢·经水》谓："足阳明深刺六分，留十呼。足太阳深五分，留七呼……手之阴阳，其受气之道近，其气之来疾，其刺深者皆无过二分，其留皆无过一呼。"这可能与古代针具较粗，针刺禁忌较多有关。到了唐代，《备急千金要方》载"针间使百息"，已有5~6分钟。后世留针时间普遍较长。追其原因，一方面是现代针具做得精细，针感相对较弱，留针时间需要相应延长；另一方面是对《内经》留针时间的重新认识。

## 二、岭南陈氏针法留针法

岭南陈氏针法在留针这一环节上主张动留针法，其作用在于①留针以调气：针刺得气施以一定的手法后，将针留置于穴位内，可使针下保持一定的得气感觉，并有利于再次行针催气，以增强针刺感应或使之沿经传导，使气至病所，可以起到镇静、止痛、调整身体阴阳气血的作用。②留针以加强、巩固疗效：在留针过程中，为保持针感，可以每隔5~10分钟行针1次，反复多次地间歇行针。也可以用电针，使针刺的作用加强并延续，以达到加强和巩固疗效，去邪复正的目的。

留针的方法和时间也根据病情和患者体质不同而有区别。此外，还有不少病人并不适宜留针，有的留针反而会影响疗效。因此，对是否需要留针，以及留针时间的长短，都必须辨证而施，不可机械。影响留针时间长短的因素主要有以下几个。

**1. 病因病证** 一般寒证、虚证宜用补法而久留针，以利寒邪消散，神气内存，中气乃实。对疼痛性疾病，如坐骨神经痛、三叉神经痛等应采用轻刺激久留针。对阳气衰微引起的四肢不温、下利清谷的寒厥证，和热盛之极、阳气郁闭所致的手足逆冷的热厥证均宜久留针，以收疏血气、调寒热之效。

**2. 病程病位** 一般对病程短、病情轻、病位较浅在表者，不必留针或留针时间宜短；久病不愈、病情深重、病位较深在里者，留针时间宜长。即"深则欲留，浅则欲疾"。对慢性、顽固性、痉挛性疾病以较长时间留针效果为好。某些急腹症在必要时也可以留针数小时，对慢性、顽固性疾病还可以采用皮内埋针，给予长时间的持续性刺激。

**3. 年龄体质** 《灵枢·逆顺肥瘦》说："婴儿者，其肉脆血少气弱，刺此者以毫针，浅刺而疾发针，日可再也。"由于小儿形体弱小，脏腑未充，且善动难静，故临床不论何种病证一般不宜留针，年老和体质瘦弱者一般多气血衰弱，留针时间宜短，以免使其脱气、损血，青壮年者血气充盈，形壮体强，可以深刺而久留针。

**4. 得气程度** 对针刺反应敏感者，针刺后容易得气，针感较强，放散较远，留针时间可短；对针刺反应不敏感者，针刺后得气慢，针感较弱，留针时间可长。

# 第九节　出针法

出针是毫针技术操作过程的最后步骤，是针刺达到要求后将针取出的方法。在临床上，出针法应根据病症虚实、患者体质、针刺深浅和腧穴特点等具体情况正确施行，否则会影响疗效，甚而引起出血、血肿、针刺后遗感等不良后果。

## 一、历代医著论述

《灵枢·邪气脏腑病形》说："刺滑者，疾发针而浅内之，以泻其阳气而去其热；刺涩者，必中其脉，随其逆顺而久留之，必先按而循之，已发针，疾按其痏，无令其出血，以和其脉。"经文中的"发针"即是出针。《素问·针解》说："徐而疾则实者，徐出针而疾按之。疾而徐则虚者，疾出针而徐按之。"都说明出针的快慢宜以脉象之滑涩、病症之虚实等为依据。

《金针赋》："出针贵缓，太急伤气。"《医经小学》："出针不猛出，必须作三四次，徐转出可之则无血，若猛出必见血也。"《针灸大成》："凡持针欲出之时，待针下气缓不沉紧，便觉轻滑，用指捻针，如拔虎尾之状也。"《医宗金鉴·行针次第手法歌》："拔针之时切勿忙，闭门存神要精详，不沉不紧求针尾，此诀须当韫锦囊。"《金针赋》："摇而退之，出针之法。"都强调指出出针不可草率从事，否则容易耗伤气血，影响疗效。

## 二、岭南陈氏出针法

岭南陈氏针法注重针刺手法，辨证取穴，对近年来被不少医家临床所忽略的出针手法，也特别重视。

岭南陈氏针法的缓慢出针法依从古训，可防止出针后出血，减轻针刺后遗的酸、胀、重、痛等不适感，不伤气血。常用的出针方法是缓慢出针法。要求以左手持消毒干棉签轻轻按压于针旁皮肤上，右手按照针刺的方向持针作轻微的小幅度捻转，慢慢将针提至皮下，稍稍停顿，然后再完全退出，随即用干棉球轻轻揉按针孔，以防出血。此法出针病人少有痛苦，出血情况也较少。

出针时不可用猛力拔针，否则病人感觉疼痛，也容易出血。如起针后针孔出血，用消毒干棉球按压片刻即可止血。但切不可用手指直接按揉针孔，以防感染。因眼区腧穴刺后容易出血，故对眼区腧穴，如睛明、球后等，出针手法须轻柔、稳顺，出针后以消毒干棉球按压1～2分钟。如已出血可按血肿处理，根据出血停止与否，分别进行冷敷或热敷，以利止血或使血肿消散。

出针一般按"先上后下、先内后外"的顺序进行。也就是说，先取上部的针，后取下部的针；先取靠近医生一侧的针，后取另一侧的针。

出针时必须注意的是针下感觉，一般而言，只有针下感觉松动滑利时，方可出针。如针下沉紧，推之不动，按之不移，多为邪气未退吸拔其针，或真气未至，或肌肉缠针产生滞针现象。此时不可出针，宜留针以候邪气退、真气至，或循、切经络腧穴周围，使气血宣散。滞针者可在针旁5分处再进一针，或左右前后各进一针，分别摇动捻转，使肌肉松弛，再逐步将针退出。必须注意的是，此时退针宜缓，退出些许，留针片刻，不得猛退，以免折针、弯针。

出针时应注意用力轻巧，应柔和、轻巧、均匀捻动针柄，将针取出。如遇有阻力，宜稍停后再按一般方法施术。如用力过猛，往往会引起疼痛、出血及针刺后遗感。头、目等部位应注意针孔按压，对于头皮、眼眶等易出血的部位，出针时尤其要注意缓缓而行，同时左手要用力按压针孔，出针后尤须用干棉球按压较长时间，以免出血或血肿。对于留针时间较长的，出针后亦应着力按压针孔。出针后不必急于让患者离去，当其稍事休息，待气息调匀、情绪稳定后方可许其离去。有的人出针后不久会出现晕针，有的人出针后无局部出血或血肿，但过片刻可能出血、血肿，因此出针后令患者休息，并严密观察，可防止意外发生。

# 第六章　针刺常见问题及处理

## 第一节　疼　痛

现代神经解剖学研究表明，每$1mm^2$皮肤内含有100多个神经感受器。人体表皮分布着丰富的末梢神经和血管，在更深层则存在着骨骼、脏器。痛觉的产生与刺激的强度和时间、患者心理状态相关。针刺出现疼痛，除了患者过度紧张、针刺方法不当以外，往往还与刺中浅层的末梢神经、血管或深层的骨骼、脏器有关。因此，要时刻关注针下情况。

针刺表层：针刺皮肤表层时出现疼痛，往往是因为刺中了微细血管或某些"痛点"。因此，应该恰当选择刺入点，除避开显露的末梢血管外，还可用针尖试探性地轻轻接触刺入点，若无过敏性的锐痛，则可作为刺入点，若针尖碰触该处出现锐痛，将针尖外移稍许至无痛处即可。

针刺肌层：当针透皮进入肌层后，以酸胀感为主，痛感极微。但若忽然出现较为明显的胀痛或锐痛，多属刺中肌肉中穿行的血管，此时可将针上提并改变针刺入的方向，如痛感消失，则说明已经避开血管，可继续行针。

针刺深层：当运针至深层时，需要密切关注针下情况。医者感觉针尖碰触硬物，患者反应为锐痛，则表明针尖刺至骨膜，此时应上提毫针再行运针。医者感觉针尖原阻力骤减，往往提示针尖已透入空腔（如胸、腹或关节等），须速将针退出并留观患者，密切关注其病情变化，必要时随症处理。

## 第二节　晕　针

晕针是在针刺过程中，病人出现眩晕、心悸、恶心、面色苍白、手足发凉、出汗、血压下降，甚至猝然晕倒的症状。

晕针多见于初次接受针刺治疗的患者，凡患者体质虚弱、精神紧张或饥饿、疲劳、大汗大泻之后针刺，或采用坐位进针，或医者针刺手法过强，均可引起晕针。

针刺期间，若病人诉说头晕恶心欲吐，可视为晕针先兆。若患者出现晕针，需立即将针全部起出，随后让病人去枕平卧（去枕头低位可使血液尽快流回脑部），解开衣带，盖巾保温。神志尚清者，可予饮一杯温开水；神志不清者，选取百会、足三里等穴，行艾条悬灸，或针刺人中、内关、足三里，待病人神智恢复、手足回暖、汗止脉复后再留观，待情况稳定后方可。若予上述处理患者仍不省人事，应考虑配合急救措施予以急救。

# 第三节　滞　针

滞针是指行针或留针过程中，医者感觉针下涩滞，捻动困难或进退不得，而患者感觉疼痛的现象。

滞针主要是因为患者精神紧张、体位不当；或操作者在进针时动作幅度大，导致局部肌肉紧张；或进针时只向同一方向捻针，以致皮肤或肌纤维缠绕针体。

滞针发生后，不宜强行继续将针捻进或拔出。若因患者精神紧张而导致的局部肌肉过度收缩，可延长留针时间，嘱患者放松，医者可用押手在针刺部周围揉按以使肌肉放松，随后刺手做小幅度上下提插。若由于向同一方向捻转而引起滞针，应在上述提插的同时，反方向将针慢慢捻回，以解除肌纤维缠绕。

# 第四节　弯　针

弯针是指在行针或留针期间，针体在病人穴位内弯曲变形的一种现象。

弯针常因医者针刺手法过猛，或关节附近穴位留针期间病人体位变动，肌肉、关节牵拉或夹扭而致针体弯曲。

若出现弯针，医者不应强行将针拔出，以防止针身切断。因患者体位变动而引起的弯针，宜帮助病人慢慢恢复到原来的体位，并依据针柄扭转倾斜的方向，逐步分段将针缓缓退出。

## 第五节　断　针

断针又称折针，是指在针刺期间，针身折断，残留体内的现象。

现在多选用一次性的不锈钢毫针，针具材料质量欠佳而导致的断针在临床上较为少见。常见的断针多是由于使用针柄与针身非一体式的针具，医者操作时将针身全部刺入腧穴，加上行针时操作过猛，导致肌肉强烈收缩；或患者体位移动将针牵拉，导致针柄与针身分离；或弯针、滞针未能及时正确处理而致。

发生断针时，医者当保持镇静，嘱病人放松，保持体位，以防止针身断端的移动，甚至内陷。若针的断端可见，则可用左手拇、食二指在刺入点旁按压皮肤，使断端尽量露出，右手持镊子将断针夹持取出。若断针部位在手或足掌等肌肉浅薄处（如太冲、合谷等穴），且可在对侧皮下触知针身断端，则可用消毒镊子柄的钝端下压进针口，从对侧压出断针。如果断针停留在肌肉或关节内，考虑采用外科手术处理。

## 第六节　出血或血肿

出血或血肿是退针后针刺部渗出血液甚至出现淡紫色包块的现象，主要由行针过程中针尖损伤血管所致。

若刺伤浅表血管，表现为针刺口上的小点渗血，可用消毒干棉球稍加按压。若针尖刺伤较粗血管，渗血较多，甚至在皮下隆起淡紫色包块血肿，应延长加压面积和时间，以包块平复为宜。在针刺过程中，应注意避开肉眼可见的血管，附近血管分布较丰富的穴位（如睛明、太阳穴）不宜予提插手法。运针时如患者出现疼痛，常常提示刺中血管，宜将针稍向上提，并改变方向，避开血管。

# 第七节　气　胸

　　气胸是在针刺胸、背、腋、胁等部位穴位时，刺入过深而刺伤肺脏产生的气体进入胸膜腔的积气状态。患者当即或针刺后胸闷、咳嗽、胸痛、气促，甚则呼吸困难，患侧肺部听诊呼吸音减弱，叩诊呈鼓音，可行胸部X线检查以确诊。

　　气胸主要是因为医者没有规范操作，进针过深，或采用强力提插，导致针尖刺穿胸膜，空气进入胸腔。

　　气胸发生时，医者应首先嘱患者半卧位休息，勿翻转体位；安抚患者，嘱其放松；密切关注患者病情变化。轻者经休息后症状可逐渐缓解，但仍需追踪观察；重者应及时予以急救处理。

　　总体来说，医者重视且认真对待针刺操作，做好准备工作，遵循针刺操作规范，正确掌握刺入的方向和深度，即能避免很多针刺异常情况的发生，反之则易引起医疗事故。

下篇　各论

# 第七章　内科常见病症

## 第一节　神经衰弱

### 一、概念和病因病机

神经衰弱是一种精神疾病，主要症状为容易兴奋亦容易疲乏，患者常有烦恼和心理生理障碍，且症状不是由躯体疾病、脑器质性病变或其他精神疾病引起。其特征是易兴奋、易激惹、易神疲，情绪波动大，常有头痛、注意力涣散、记忆力减退和情感脆弱等表现。神经系统多无器质性病变，病程一般较长。此病多发于16～40岁之间的青壮年，两性发病率无明显差异，以脑力劳动者多见。

神经衰弱属中医学眩晕、惊悸、健忘、不寐等证的范畴，主症是睡眠不宁，多梦，易激动，头昏，头痛，记忆力减退，精神疲乏等。营卫气血运行失常，七情过度，阴阳失调是本病的基本病机。

本病多与心、脾、肝、肾、胆等脏腑的阴阳失调有关。心主神明、主血脉，劳心过度，伤心耗血，致使心血亏虚、阴阳失调，故见健忘、失眠、心悸；心藏神，脾藏意，主思，思则气结，气行不畅，脾失健运，致气血不能养心安神而发为失眠、多梦等；肾藏精，肾气亏损则见头昏、耳鸣、腰酸、遗精等症。本病病机不离阴阳失衡以致神不守舍，因此在治疗上应平调阴阳，养心安神，同时结合脏腑辨证，辨证施治。

### 二、诊断依据

（1）存在导致脑功能活动过度紧张的社会心理因素。

（2）具有易感素质或性格特点。

（3）临床症状以易兴奋、易疲乏、头痛、睡眠障碍，继发焦虑等为主。

（4）病程至少持续3个月，具有反复波动或迁延的特点，病情每次波动多与精神因素有关。

（5）全面体格检查，包括神经精神检查和其他必要的各项检查，确能排除其他躯体疾病或早期精神疾病者。

### 三、辨证论治

**1. 肝胆火旺证**　患者形体多壮实，症见情绪易激动，头痛，胁痛，口苦，难入睡，入睡则发噩梦，舌质红，苔薄黄，脉弦数。

治则：疏肝利胆，清热泻火。

主穴：太冲、阳陵泉。

配穴：胆俞、肝俞。

安全操作：患者取侧卧位或坐位。太冲，直刺0.5～1.0寸，行提插捻转大泻手法，使针感布满足部，以患者耐受为度；阳陵泉，直刺1.0～1.5寸，行平泻手法，得气后使针尖朝上，逆捻导气上行；胆俞、肝俞，向内下30°斜刺0.5～1.0寸，行平泻手法，使局部酸胀感向周围扩散，不可深刺，以免损伤肺脏，引起气胸、血气胸。

**2. 心脾两虚证**　多见于病久，正气虚亏的患者。症见面色淡白，语音低沉，神疲肢倦，头昏，心悸，记忆力减退，胸腹胀闷，食欲不振，嗜睡而梦多，醒后仍疲乏，舌质淡，苔薄腻，脉细弱。

治则：补血，宁心，健脾。

主穴：神门、三阴交、内关、足三里。

配穴：脾俞、心俞。

安全操作：患者取侧卧位或坐位。神门，直刺进针0.3～0.5寸，行平补手法，得气后使针尖斜向上臂，逆捻导气或结合刮针使针感向上臂、胸部扩散；三阴交，进针时紧贴胫骨内侧缘，直刺1.0～1.5寸，进针得气后，行大补手法，针尖斜向上逆向捻针，使针感从腿部向上传，孕妇禁针；内关，注意避开其下的正中神经，直刺0.5～1.0寸，得气后针尖斜向上，行捻转平补手法，使针感向上传导；足三里，直刺1.0～2.0寸，得气后针尖斜向上，行大补手法，使针感向上传导；脾俞、心俞，30°向内下斜刺0.5～1.0寸，行平补手法，使局部酸胀感向周围扩散，不可深刺，以免伤及内部脏器。

**3. 心肾不交证** 症见面色暗淡，精神萎靡，少气懒言，头晕，耳鸣，心悸，腰膝酸软，小便频，夜尿多，妇女月经不调，男子则见阳痿、遗精。舌质淡，脉沉细。

治则：交通心肾。

主穴：神门、太溪。

配穴：心俞、肾俞。

安全操作：患者取侧卧或俯卧位。神门，直刺进针0.3～0.5寸，行平补手法，得气后使针尖斜向上臂，逆捻导气或结合刮针使针感向上臂、胸部扩散；太溪，直刺0.5～1.0寸，得气后使针尖向上，行平补手法，使针感向小腿传导；心俞，30°向内下斜刺0.5～1.0寸，不可深刺，行捻转平补手法，使局部针感向周围扩散；肾俞，直刺0.5～1.0寸，不可深刺，行捻转平补手法，使局部针感向周围扩散。

## 四、岭南陈氏针法流派经验

辨症配穴：心悸加内关，耳鸣配听宫、听会，遗精、月经不调配关元或中极、命门，失眠配安眠，头痛配太阳、印堂或风池。还可间歇用梅花针叩刺夹脊。

## 五、其他疗法

**1. 耳穴贴压** 取心、肝、肾、脾、胆、神门点，每次选3～4穴，交替使用，用王不留行籽贴压，根据病情变化更换穴位，并嘱病人于睡前用手指适当按压，以起安神助眠的作用。

**2. 灸法** 每穴悬灸10分钟，以局部皮肤红晕为度。

心脾两虚证取心俞、脾俞或足三里、三阴交，两组穴位交替使用。

心肾不交证取心俞、肾俞或三阴交、气海、关元，两组穴位交替使用。

**3. 皮内针** 根据证型取穴，肝胆火旺证取胆俞、肝俞，心脾两虚证取心俞、脾俞，心肾不交证取心俞、肾俞。每次取1～2穴，交替使用。局部常规消毒后，用镊子夹持皮内针针柄，对准穴位，垂直刺入，使环状针柄平整的留在皮肤上，用胶布固定。留针时间1～2天，间隔一周治疗1次。

## 六、评述

该病为心、脾、肝、肾、胆等脏腑阴阳失调所致。情志不遂，暴怒伤阴致肝失疏泄；思虑过度致心脾两虚，阴阳失调；肾精亏损致脑髓失养；心火扰神，使阴阳失衡以致神不守舍。治应结合脏腑辨证平调阴阳。平泻足厥阴肝经输穴之太冲、胆之下合穴阳陵泉、胆之背俞穴胆俞、肝之背俞穴肝俞，可清肝利胆；手少阴心经原穴神门，手厥阴心包经之络穴内关（又通于阴维脉），心之背俞穴心俞，平补之能养心安神，心悸怔忡可平；三阴交归足太阴脾经，足三里为足阳明胃经合穴，脾俞为脾之背俞穴，大补之能健运脾胃，补益气血；平补足少阴肾经输穴、原穴之太溪，肾之背俞穴肾俞，能滋阴降火，"壮水之主以制阳光"。

## 七、典型病案

**王某，男，35岁。**

主诉：眠差伴头晕、耳鸣、心悸、腰膝酸软3个月。

病史：平素工作压力大，3个月前开始出现失眠，入睡困难，易惊醒，伴少许头晕，耳鸣，心悸，腰膝酸软，一直未行系统诊治。近日觉入睡困难，醒后觉精神萎靡，少气懒言，严重影响日常工作，遂前来就诊。纳差，二便调。

查体：神经系统查体未见异常，舌质淡，苔薄，脉沉细。

四诊合参，患者以失眠为主证，属于中医学不寐范畴。心主神志、主血，劳心过度，伤心耗血，故见失眠、心悸等症；肾主藏精，肾气亏损则见头晕、耳鸣、腰膝酸软之症；脾藏意、主思，思虑过度易致气机阻滞不畅，脾胃运化无力，故见精神萎靡、少气懒言、纳差之象。辨证属心肾不交，以交通心肾为法。

诊断：中医诊断——不寐（心肾不交证）；西医诊断——神经衰弱。

治则：交通心肾。

主穴：神门、太溪。

配穴：心俞、肾俞、安眠、内关、三阴交。

安全操作：按安全操作进行治疗，得气后留针20分钟，其间间歇行针

1~2次。

耳穴贴压：用王不留行籽在心、肾、神门、皮质下等穴贴压。嘱患者畅情志，勿忧虑过度，以免扰伤心神；并自行用艾条温灸气海、关元、三阴交、足三里。

二诊：患者精神转佳，喜诉昨夜睡眠较前好转，头晕症状减轻，舌质淡，苔薄，脉沉细。行头皮针，选刺血管舒缩区、安眠，平补平泻；神门、足三里、气海，用补法刺之；神灯照气海。

三诊至五诊：患者神清气爽，面露喜色，诉失眠症状基本消失，精神较前好转，仍有少许腰膝酸软，无头晕、耳鸣、心悸等不适，纳眠可，二便调。舌淡红，苔薄白，脉缓。

气血渐生，心神得养，故睡眠好转，诸恙渐平，按原治则，辨证交替选穴，隔日治疗5次后，不寐症状消失，终止治疗观察，并嘱患者畅情志，每日温灸气海、关元以引火归原，每次20分钟，持续2周，巩固疗效。

【按语】本例患者病由劳心过度，伤心耗血而致阴阳失调，发为失眠，病机为心肾不交，故治以"交通心肾"为法。神门、内关能清心安神；太溪能滋肾养阴；安眠为失眠之经验穴；心俞、肾俞属心、肾之背俞穴，两穴配合能宁心益肾；三阴交能健运脾胃，补益气血，养心安神；艾灸气海、关元能引火归原。

## 八、注意事项

（1）神经衰弱是由于病人长期精神紧张，超过了自主神经中枢部分耐受极限，使之产生保护性超限抑制而发。针灸治疗可以很好地调节大脑皮质，解除大脑抑制，调节自主神经中枢，因而有较好疗效。

（2）患者长期精神紧张而发病，病程较久，难速获效。适当延长疗程，坚持治疗；关切患者，了解病因，进行心理治疗，帮助患者树立乐观态度，是提高疗效的关键。同时，心理疗法可以建立良好医患关系，使患者消除疑虑，利于疾病向愈，减少复发。

## 九、生活调护

（1）应鼓励患者培养积极乐观的心态，调畅情志，正确认识自己及周围环境，更好地适应社会。

（2）神经衰弱患者大多伴有睡眠障碍，应提供较安静的入睡环境，如设置布帘，嘱其睡前饮热牛奶、泡脚、听轻音乐等。

（3）重视患者的心理状态，鼓励患者与家人、医生、朋友多沟通。

（4）嘱其养成良好的起居习惯，清淡饮食，多运动。

# 第二节　癔　症

## 一、概念和病因病机

癔症，又称分离转换性障碍，以分离症状（包括漫游、遗忘、假性痴呆和多重人格）和转换症状（主要指运动障碍和感觉障碍）为主要表现，不伴有可证实的器质性病变基础。其障碍有癔症性人格基础，起病多与心理社会（环境）因素有关，由精神受过度刺激或不良暗示诱发。患者自知力基本完整，但癔症性精神病或癔症性意识障碍有自知力障碍，病程多反复迁延，呈发作性特点。常见于青壮年女性，首次发病者常有精神创伤。

其临床表现多样，复杂多变，情感色彩浓厚，具有做作、夸张或戏剧性表演色彩。既有运动、感觉障碍等类似于神经系统疾病的症状，又有与各种内脏病变类似的各科疾病的症状，也可有短期发作的精神症状（分离症状）。其中最常见的是类癫痫样发作，症见病人突然肢体抽搐，或停滞卧倒，或胡言乱语，哭笑无常，或表现为功能障碍（肢节瘫痪、失明、失语、失听）。但神经系统和其他检查均提示无器质性病变，临床上需与癫痫大发作相鉴别。

癔症属中医学脏躁、郁病、厥证等范畴，中医认为本病病机主要是阴阳失调，气机逆乱，痰火内郁。可因郁怒不释，七情所伤，气失疏泄，肝气郁结，日久肝郁乘脾，耗伤心气，营血暗耗，心失所养，神失所藏；或思虑伤脾，脾失健运，痰湿内生，流注经络而发病。

## 二、诊断依据

（1）有心理社会因素作为诱因，并至少有下列1项综合征：

1）癔症性遗忘；

2）癔症性漫游；

3）癔症性多重人格；

4）癔症性精神病；

5）癔症性运动和感觉障碍；

6）其他癔症形式。

（2）没有可解释上述症状的躯体疾病。

## 三、辨证论治

**1. 肝郁气滞证**　癔症因情绪波动而发作或加重，伴平素精神抑郁，心事重重，多疑善虑，猝然失语，声低喑然，欲语不能，耳语嘘嘘，喉间紧束，胸胁胀满，嗳气频作，善太息，女性见月经不调。舌质淡，舌苔薄白，脉弦。

治则：疏肝理气。

主穴：太冲、肝俞、期门。

配穴：内关、合谷。

安全操作：患者侧卧位。太冲，直刺0.5～1.0寸，行提插捻转大泻手法，使针感布满足部；肝俞，针尖30°向内下斜刺0.5～0.8寸，不可深刺，以免伤及内部脏器，得气后行平泻手法，使针感在背腰部扩散；期门，向下斜刺0.5～0.8寸，不可深刺，得气后行捻转平泻手法；内关，注意避开其下的正中神经，直刺0.5～1.0寸，得气后针尖斜向上，行捻转平补平泻手法，使针感向上传导；合谷，直刺0.5～1.0寸，得气后行提插捻转平泻手法。

**2. 肝郁化火证**　癔症发作，平素性情急躁易怒，胸闷胁胀，头痛目赤，口苦，嘈杂泛酸，便结尿黄。舌红，苔黄，脉弦数。

治则：疏肝泻火。

主穴：太冲、肝俞、期门。

配穴：合谷、风池。

安全操作：患者侧卧位。太冲，直刺0.5～1.0寸，行提插捻转大泻手法，使针感布满足部；肝俞，针尖30°向内下斜刺0.5～0.8寸，不可深刺，以免伤及内部脏器，得气后行平泻手法，使针感在背腰部扩散；期门，向下斜刺0.5～0.8寸，不可深刺，得气后行捻转平泻手法；合谷，直刺0.5～1.0寸，得气后行提插捻转大泻手法；风池，向鼻尖方向斜刺0.5～1.0寸，不可向上向内深刺，以免伤及延髓，得气后行轻捻转平泻手法，使针感在头部扩散。

**3. 心脾两虚证** 癔症发作，伴素体虚弱，善思多虑，心神不宁，神志恍惚，胸闷心悸，少寐健忘，面色萎黄，神疲倦怠，纳谷不馨。舌淡，苔薄白，脉弦细或细数。

治则：健脾养心。

主穴：太冲、肝俞、期门。

配穴：内关、阴陵泉。

安全操作：患者侧卧位。太冲，直刺0.5～1.0寸，得气后，行平泻手法，使针感布满足部；肝俞，针尖30°向内下斜刺0.5～0.8寸，不可深刺，以免伤及内部脏器，得气后行平补手法，使针感在背腰部扩散；期门，向下斜刺0.5～0.8寸，不可深刺，得气后行捻转平补手法；内关，注意避开其下的正中神经，直刺0.5～1.0寸，得气后针尖斜向上，行捻转平补手法，使针感向上传导；阴陵泉，直刺1.0～2.0寸，得气后针尖斜向上，行平补手法，使针感向上传导。

**4. 肝肾阴虚证** 癔症发作，伴虚烦少寐，烦躁易怒，头晕心悸，潮热盗汗，手足心热，口干咽燥。舌红，苔薄，脉弦细或细数。

治则：滋阴填精。

主穴：太冲、肝俞、期门。

配穴：肾俞、照海。

安全操作：患者侧卧位。太冲，直刺0.5～1.0寸，得气后，行平泻手法，使针感布满足部；肝俞、肾俞，针尖30°向内下斜刺0.5～0.8寸，不可深刺，以免伤及内部脏器，得气后行平补手法，使针感在背腰部扩散；期门，向下斜刺0.5～0.8寸，不可深刺，得气后行捻转平补手法；照海，直刺0.5～0.8寸，得气后行轻捻转平补手法。

**5. 气滞痰阻证** 癔症发作，伴神志抑郁，咽中如有物阻，胸闷气短，妄语失音或失聪。舌质淡，苔白腻，脉弦滑。

治则：行气化痰。

主穴：太冲、合谷、期门。

配穴：丰隆、内关。

安全操作：患者平卧位。太冲，直刺0.5～1.0寸，行提插捻转大泻手法，使针感布满足部；合谷，直刺0.5～1.0寸，得气后行提插捻转平泻手法；期门，向下斜刺0.5～0.8寸，不可深刺，得气后行捻转平泻手法；丰隆，直刺1.0～1.5寸，得气后行提插捻转平泻手法，使针尖向下，使针感向下传导；内关，注意避开其下的正中神经，直刺0.5～1.0寸，得气后针尖斜向上，行捻转平补平泻手法，使针感向上传导。

**6. 痰热内扰证** 癔症发作，伴情志不遂，心悸少寐，烦躁谵语，胸满呃逆，头晕目眩。舌质红，苔黄腻，脉弦滑。

治则：清热化痰，疏肝理气。

主穴：太冲、合谷、期门。

配穴：丰隆、内关、阴陵泉。

安全操作：患者平卧位。太冲，直刺0.5～1.0寸，行提插捻转大泻手法，使针感布满足部；合谷，直刺0.5～1.0寸，得气后行平泻手法；期门，向下斜刺0.5～0.8寸，不可深刺，得气后行捻转平泻手法；丰隆，直刺1.0～1.5寸，得气后行平泻手法，针尖向下，使针感向下传导；内关，注意避开其下的正中神经，直刺0.5～1.0寸，得气后针尖斜向上，行平补平泻手法，使针感向上传导；阴陵泉，直刺1.0～2.0寸，得气后针尖斜向上，行平泻手法，使针感向上传导。

**7. 阴虚内热证** 癔症发作，伴两颧红赤，潮热盗汗，五心烦热，形体消瘦，夜热早凉，口干咽燥。舌红，苔少，脉细数。

治则：滋阴降火，疏肝理气。

主穴：太冲、合谷、期门。

配穴：照海、神门。

安全操作：患者平卧位。太冲，直刺0.5～1.0寸，得气后行平泻手法，使针感布满足部；合谷，直刺0.5～1.0寸，得气后行平泻手法；期门，向下斜刺0.5～0.8寸，不可深刺，得气后行平补手法；照海，直刺0.5～0.8寸，得气后行平补手法；神门，直刺0.3～0.5寸，行平补手法，得气后使针尖斜向上臂逆捻导气，或结合刮针使针感向上臂、胸部扩散。

### 四、岭南陈氏针法流派经验

辨症配穴：哭闹不休取神门、内关；失明刺睛明、鱼腰；失语配廉泉或哑门；听力障碍配听宫、听会或翳风；咽中如有物阻，胸闷气短，头皮针刺胸腔区；肢体瘫痪或感觉异常可按患部循经取穴。

### 五、其他疗法

**1. 耳穴贴压** 取心、肝、神门、皮质下等穴，每次选一侧3~4穴埋针，或用王不留行籽贴压，根据病情变化一周更换一次。

**2. 梅花针** 肢体瘫痪或感觉异常可用梅花针叩刺患部，至局部皮肤微微发红，有极少量血出即可，每周一次。

### 六、评述

七情所伤，肝失疏泄，克伐脾土，气血渐亏，心神失养；或痰浊内生，流注经络，气机内乱，痰郁化火，发为癫症。治以解郁疏肝，调补脏腑。虚者补益心脾，补肾填精，滋阴降火；实者疏肝清肝，化痰通络。刺足厥阴肝经原穴、输穴之太冲，配手阳明大肠经原穴合谷，能清肝泻火，疏肝解郁；期门为肝之募穴，配肝俞能疏肝理气，清肝泻火，若平补之，并配肾俞、足少阴肾经照海，能滋肝肾阴；刺手少阴心经原穴神门、手厥阴心包经络穴内关能清心化痰，养心安神；刺足少阳胆经风池能平息内风，清利头目；刺足太阴脾经合穴阴陵泉、足阳明胃经络穴丰隆能健脾化痰。失明刺足太阳膀胱经睛明、鱼腰，失语配任脉之廉泉或哑门，听力障碍配手太阳小肠经之听宫、足少阳胆经之听会或手少阳三焦经之翳风，肢体瘫痪或感觉异常循经取穴，皆是调和局部气机而复机体功能；头皮针刺胸腔区可宽胸理气，降逆开郁。

### 七、典型病案

**林某，女，18岁。**

代诉：患者突然倒地，四肢抽动约30分钟。

病史：患者与父母激烈争吵时突然倒地，症见神志不清，双眼上翻，全身僵直，四肢呈无规律抽动，表情痛苦，呼之不应，无二便失禁，无口吐白沫，无外伤及舌咬伤，面色发红，全身汗出，脉滑数有力。查体：血压122/72mmHg，心率84次/分。瞳孔等大等圆，直径约4mm，对光反射灵敏；四肢肌力、肌张力正常，可对抗被动运动；感觉系统检查不能配合，生理反射存在，病理反射未引出。患者为独生子女，自小父母对其过度娇纵，以致任性、情绪化，平日脾气暴躁，情绪易激动。

诊断：中医诊断——脏躁（痰热内扰证）；西医诊断——癔症。

治则：息风化痰，止痉安神。

主穴：人中、涌泉、太冲、合谷、期门。

配穴：丰隆、内关。

安全操作：按安全操作进行治疗，得气后留针20分钟，其间间歇行针1~2次。

耳穴：用王不留行籽贴压心、肝、神门点，巩固疗效

【按语】本病因患者脾气暴躁，久怒伤肝，肝气郁结，因而乘土，脾虚生痰，致肝风挟痰，上扰心神而发。故泻刺人中、足少阴肾经井穴涌泉以沟通阴阳，醒脑开窍；足厥阴肝经原穴太冲配手阳明大肠经原穴合谷合称四关穴，能疏肝解郁，降逆开窍；肝之募穴期门疏肝理气；刺手厥阴心包经络穴内关、足阳明胃经络穴丰隆以祛痰开窍、复心神。

## 八、注意事项

（1）治疗期间，医者应与患者建立良好信任关系，注意保持治疗环境安静，尽量少安排医学生参与施治和进行临床教学观摩。结合患者症状特点，进行一定的暗示疗法，首次见效有利于患者建立克服疾病的信心，增加对医生的信任度。

（2）癔症易复发，及时消除病因，使患者正确了解自身疾病性质，正视自身存在的性格缺陷，改善人际关系，有助于预防疾病复发。应注意，患者长期住院治疗或在家休养，家属对患者的非适应性行为给予经常性的迁就或不适当强化的行为皆不利于患者康复，因此医生也当与家属做好疾病知识普及、预防调护等沟通。

### 九、生活调护

（1）嘱患者调畅情志，少生气，保持心态平和。

（2）适当给予暗示疗法，解释癔症无器质性病变的情况，帮助患者树立战胜疾病的信心。

（3）嘱患者养成良好的起居习惯，清淡饮食。

（4）鼓励患者多做体育运动，培养兴趣爱好。

（5）应向患者家庭成员解释病情，教育其父母及亲属不能过分宠爱，对某些不正当的要求应予拒绝，帮助患者树立正确的人生观、价值观。

# 第三节　癫　痫

### 一、概念和病因病机

癫痫即俗称的"羊角风"或"羊癫风"，是大脑神经元突发性异常放电，导致短暂大脑功能障碍的一种慢性疾病。能增加未来出现癫痫发作可能性的脑部持久性改变持续存在，并出现相应的神经生物学、认知、心理学和社会功能障碍等方面病理表现。因遗传等因素致病为原发性癫痫，由于脑部疾病（如脑外伤、脑炎、颅脑占位性病变、脑血管疾病、神经变性疾病）以及全身或系统性疾病（如中毒、缺氧、尿毒症等）致病为继发性癫痫。主要表现为突发性、一过性的短暂脑功能障碍，引起昏仆、肢体抽搐或意识模糊，每因情绪激动、劳累则易发作。

癫痫，属中医学痫病、癫病范畴，多由气机逆乱、元神失控所致，与心、肝、脾、肾失调有关。肾阴不足，脾阳不运或肝郁气滞均可生痰，风痰或挟火上蒙清窍则突然仆倒、昏不知人、口吐涎沫、两目上视、四肢抽搐，或口中如猪羊叫声，移时苏醒如常人。病属本虚标实，故发作停止后，宜采用调心、肝经、补脾肾为主的治本措施。

### 二、诊断依据

（1）至少有一次癫痫发作；

（2）发作前多无先兆症状，或间有眩晕、胸闷等；

（3）任何年龄、性别均可发病，但多在儿童期、青春期或青年期发病，可有家族史，每由惊恐、劳累、情志过极等诱发；

（4）规范化脑电图检查有助于诊断癫痫发作和癫痫的分类。

## 三、辨证论治

**1. 痰火扰神证**　猝然昏倒，不省人事，四肢强痉拘挛，口中有声，口吐白沫，烦躁不安，气高息粗，痰鸣辘辘，口臭便干。舌质红或暗红，苔黄腻，脉弦滑。

治则：清火，息风，化痰。

主穴：印堂、足三里、鸠尾。

配穴：人中、十宣、内庭。

安全操作：患者取仰卧位。印堂，针尖斜向下15°进针0.3~0.5寸，平泻手法；足三里，直刺1.0~1.5寸，平补平泻手法；鸠尾，针尖斜向下45°进针0.5~1.0寸，平补平泻手法；人中，针尖斜向上45°进针0.3~0.5寸，大泻手法；十宣，直刺0.2~0.3寸，大泻手法，或点刺出血；内庭，针尖斜向上45°进针0.3~0.5寸，大泻手法。

**2. 风痰闭窍证**　发则猝然昏仆，目睛上视，口吐白沫，手足抽搐，喉中痰鸣。舌质淡红，苔白腻，脉滑。

治则：化痰、通窍、清心。

主穴：印堂、足三里、鸠尾。

配穴：间使、合谷、风池。

安全操作：患者取仰卧位。印堂，针尖斜向下15°进针0.3~0.5寸，平补平泻手法；足三里，直刺1.0~1.5寸，平补平泻手法；鸠尾，针尖斜向下45°进针0.5~1.0寸，平补平泻手法；间使，直刺0.5~1.0寸，大泻手法；合谷，直刺0.5~1.0寸，大泻手法；风池，针尖朝鼻尖方向刺入0.5~1.0寸，大泻手法。

**3. 血虚风动证**　猝然仆倒，或面部烘热，或两目瞪视，或局限性抽搐，或四肢抽搐无力，手足蠕动，二便自遗。舌质淡，少苔，脉细弱。

治则：补血，息风，通络。

主穴：印堂、足三里、鸠尾。

配穴：筋缩、血海、太冲。

安全操作：患者取侧卧位。印堂，针尖斜向下15°进针0.3～0.5寸，平泻手法；足三里，直刺1.0～1.5寸，平泻手法；鸠尾，针尖斜向下45°进针0.5～1.0寸，平泻手法；筋缩，直刺0.5～1.0寸，平补平泻手法；血海，直刺0.5～1.0寸，平补手法；太冲，直刺0.5～1.0寸，平泻手法。

**4. 瘀阻脑络证** 猝然昏仆，瘛疭抽搐，或仅有口角、眼角、肢体抽搐，颜面口唇青紫。舌质紫暗或有瘀点，脉弦或涩。

治则：活血化瘀，息风通络。

主穴：印堂、足三里、鸠尾。

配穴：膈俞、风池、百会。

安全操作：患者取侧卧位。印堂，针尖斜向下15°进针0.3～0.5寸，平泻手法；足三里，直刺1.0～1.5寸，平补平泻手法；鸠尾，针尖斜向下45°进针0.5～1.0寸，平补平泻手法；膈俞，针尖斜向下45°进针0.5～1.0寸，平补平泻手法；风池，针尖朝鼻尖方向刺入0.5～1.0寸，大泻手法；百会，针尖沿督脉向后平刺0.5～1.0寸，平补平泻手法。

**5. 心脾两虚证** 久发不愈，猝然昏仆，或仅头部下垂，四肢无力，伴面色苍白，口吐白沫，四肢抽搐无力，口噤目闭，二便自遗。舌质淡，苔白，脉弱。

治则：养心，健脾，息风。

主穴：印堂、足三里、鸠尾。

配穴：心俞、脾俞、内关。

安全操作：患者取侧卧位。印堂，针尖斜向下15°进针0.3～0.5寸，平补平泻手法；足三里，直刺1.0～1.5寸，平补平泻手法；鸠尾，针尖斜向下45°进针0.5～1.0寸，平泻手法；膈俞，针尖斜向下45°进针0.5～1.0寸，平补平泻手法；风池，针尖朝鼻尖方向刺入0.5～1.0寸，平补平泻手法；百会，针尖沿督脉向后平刺0.5～1.0寸，平补平泻手法。

**6. 肝肾阴虚证** 猝然昏仆，或失神发作，或语謇，肢搐瘛疭，手足蠕动，健忘失眠，腰膝酸软。舌质红绛，少苔或无苔，脉弦细数。

治则：滋养肝肾，息风通络。

主穴：印堂、足三里、鸠尾。

配穴：肝俞、肾俞、期门。

安全操作：患者取侧卧位。印堂，针尖斜向下15°进针0.3~0.5寸，平补平泻手法；足三里，直刺1.0~1.5寸，平补平泻手法；鸠尾，针尖斜向下45°进针0.5~1.0寸，平补平泻手法；肝俞，针尖斜向内下45°进针0.5~1.0寸，大补手法；肾俞，直刺0.5~1.0寸，大补手法；期门，针尖向身体外侧平刺0.5~0.8寸，平补平泻手法。

### 四、岭南陈氏针法流派经验

辨症配穴：痰多配丰隆，牙关紧闭配合谷、颊车，头痛配风池、太阳，发作后针灸心俞、肝俞、脾俞、肾俞。

### 五、其他疗法

1. **指针**  当病人癫痫症状大发作而无针具时，可用拇指尖端按压人中、太冲、涌泉，代替针刺。

2. **穴位注射**  发作缓解时，可选丹参注射液或维生素$B_{12}$注射液，根据岭南陈氏针法流派经验取穴，做穴位注射，每穴注入0.5ml，每次选2~3穴。

3. **耳穴贴压**  依据辨证取心、肝、脾、肾、神门、皮质下点，每次选1~2穴埋针，用王不留行籽贴压，或用磁珠贴压，根据病情变化更换穴位。可单独使用或配合体针治疗。

### 六、评述

先天不足，饮食不节，致脏腑阴阳失调而生痰，加之七情过度，郁而化火，肝风内动，挟痰上扰心神；或因中风、颅脑外伤、产伤、颅内感染致瘀血阻络，发为癫痫。病因涉及风、火、痰、瘀，病初邪实为主，久则伤正，脾虚生痰，阴虚生风，直至痰瘀互结，虚实夹杂，遂成痼疾。故以化痰通络为大纲，根据患者证型辨证施治，补虚泻实，以平阴阳。刺印堂泄热祛风，清利头目，配人中、十宣、百会、足厥阴肝经输穴太冲、足少阴肾经井穴涌泉，急用之醒脑开窍，泄热通络，息风止痉；刺足阳明胃经合穴足三里、络穴丰隆可旺盛气血，健脾化痰；鸠尾为任脉之络穴，可宁心安神，督脉筋缩舒筋利节，镇静息风，二穴皆主治癫痫；内庭为足阳明胃经荥穴，刺之清心泄热，理气祛痰；刺手厥阴心包经络穴内关、经穴间使能开窍祛瘀，宁心安神；平泻手阳明大肠经原穴合谷能健运阳明，祛痰通络，配足阳明胃经颊车能通经络而开牙关；泻刺足少阳胆经风池能息风，清利头目，配太阳，能祛风止痛；平补心俞、脾俞、脾经血海，补益心脾，能生气血，濡养筋脉；足太阳膀胱经之膈俞为血会，刺之活血化瘀，通经活络；平补肝俞、肾俞、肝之募穴期门，滋补肝肾，养阴息风。

## 七、典型病案

**曾某，男，17岁。**

主诉：反复晕厥3年，加重两周。

病史：患者3年前因车祸致头部外伤后，反复出现晕厥，时常突发眩晕，随即昏倒，昏不知人，并出现肢体强直抽搐，牙关紧闭，口吐涎沫，两目上视，偶有口中如猪羊叫声，持续数分钟后可自行缓解，醒后如常人，遗留有头痛、困倦不适。曾于外院诊断为继发性癫痫，服用抗癫痫药物治疗。来诊前即发作1次，性质同前，喉间痰鸣，持续约两分钟。家属代诉近两周来学习压力大，发作较频繁，症状加重，平素易烦躁，口干口苦，时有咳嗽咯黄黏稠痰，眠差，多梦，入睡困难，大便干结，小便黄。舌红苔黄腻，脉弦数。

诊断：中医诊断——痫病（痰火扰神证）；西医诊断——继发性癫痫。

治则：化痰，通络，清心。

主穴：印堂、足三里、鸠尾。

配穴：人中、太冲、涌泉。

按安全操作进行治疗，得气后留针20分钟，其间间歇行针1~2次。

耳穴贴压：用王不留行籽于肝、心、脾、神门贴压。

穴位注射：维生素$B_{12}$注射液，于足三里、丰隆穴位注射，每穴注入0.5ml。

2~4诊：患者治疗后未再大发作，咯痰减少，伴眠差，多梦，入睡困难，舌红苔黄腻，脉弦数。上法得当，癫痫症状已较好控制住，着手改善睡眠，辨证选刺内关、足三里、合谷、心俞、太溪，平补平泻。

5~7诊：患者未再发作，抗癫痫药物逐渐减量，已无咳嗽咯痰，睡眠好转，纳可，二便调。舌淡红，苔薄，脉弦细。脾胃健运，痰火自消，肝阳内潜，火不上扰，故诸恙渐平，按原治则，辨证交替选穴，隔日治疗10次，1个疗程后，尚发作2次，症状减轻，精神转佳。

本例治疗4个疗程后，未见发作，终止针刺，改用耳穴辨证贴压，每周两次，巩固疗效。

【按语】癫痫与"痰"有关，古语有"百病皆因痰作祟""无痰不作痫"之说。脑为至清至纯之腑，为真气所聚，维系经络，协调内外，主元神。脑清则神明；头部外伤之后，局部气滞血瘀，津液不布则为痰，情志不遂，气机不畅，郁而化火，痰火上扰清窍，壅滞脑内，元神失控，发为此病。患者因近来学习压力大，情志不遂，气机不畅，郁而化火，引动肝风，加之素有痰瘀，共扰清窍，故见癫痫反复，并有加重。平素易烦躁，口干口苦，时有咳嗽，咯黄黏稠痰，大便干结，小便黄，舌红苔黄腻，脉弦数，皆为痰中夹火之象。肝火伐阴，肾水不足，心火更亢，故有眠差，多梦，入睡困难症状。肝郁乘土，痰阻中焦，脾胃运化失司，故见纳差，咯痰。初诊时癫痫为主，方以清火息风、化痰通络为要，刺印堂泄热祛风，清利头目，配人中、足厥阴肝经输穴太冲、足少阴肾经井穴涌泉，急用之醒脑开窍，泄热通络，息风止痉；刺足阳明胃经合穴足三里可旺盛气血，健脾化痰；鸠尾为任脉之络穴，可宁心安神，镇静息风，主治癫痫；刺手厥阴心包经络穴内关能开窍祛瘀，宁心安神；穴位注射配合丰隆等化痰要穴，痰浊得化，清窍得通，癫痫症状得平。复诊时，患者癫痫未再大发作，则以治本调神为主。咯痰，苔腻脉弦，痰涎仍盛，故刺足三里、合谷健脾化痰；眠差伤阴，火势难退，便着手治疗不寐以调神养阴，刺内关、心俞清心安神，刺足少阴肾经输穴太溪滋阴降火，睡眠好转，利于病愈。辨证治疗得当，诸症遂平。

## 八、注意事项

（1）保证疗效的关键是尽早治疗。患者首次发作即接受系统而规范的治疗后疗效较好。长期慢性病史者预后较差。

（2）针刺治疗癫痫以休止期为宜，发作期患者不易配合，不宜使用。如治疗前患者正处在服药期间，不宜马上停服抗癫痫药物。

（3）当患者癫痫一次发作持续30分钟以上，或两次发作期间意识未能恢复，为癫痫持续状态，需进行中西医结合诊治。

### 九、生活调护

（1）该病的发生多系患者母亲在孕期内七情、饮食、劳倦等失调，或在娩出过程中胎儿头部外伤。因此，孕妇要特别注意孕期卫生以及平时个人饮食、起居调养，加强自身保健，保持心情愉快，避免胎气受损。防风寒，避免吹风受凉，外出戴口罩，用温水洗脸刷牙。

（2）加强护理，预防意外。发作时注意观察患者神志的改变、抽搐的频率、脉搏的快慢与节律、瞳孔大小、有无发绀及呕吐、二便是否失禁等情况，并详加记录。对昏仆、抽搐的病人，凡有义齿者均应取下，并将裹纱布的压舌板放入病人口中，防止其咬伤唇舌，同时加用床档，以免其翻坠下床。昏不知人时间长者，更要特别注意排痰和口腔卫生。休止期患者，不宜驾车、骑车，不宜进行高空、水上作业，以免突然发病时发生危险。

（3）患者平素应注意调养。饮食宜清淡，多吃素菜，少食肥甘之品，忌过冷过热、辛温刺激的食物。选用山药、薏苡仁、赤豆、绿豆、小米煮粥，可收健脾化湿之功效。平时宜保持精神愉快，避免精神刺激，怡养性情，起居有常，劳逸适度，保证充足的睡眠，保持大便通畅。

# 第四节　失　眠

### 一、概念和病因病机

失眠是一种以睡眠障碍为主的常见病，主要表现为入睡困难、睡眠深度或频度过短、早醒及睡眠时间不足或质量差等。现代研究表明，在人的脑干尾端存在能引起睡眠和脑电波同步化的中枢，这一中枢向上传导可以作用于大脑皮质，与上行激动系统的作用相对抗，从而调节睡眠与觉醒的转化。若某种因素导致睡眠中枢的调整失常，就会造成失眠。临床常因精神、躯体、疾病及环境等因素导致失眠，其中最多见的为精神因素，如焦虑、抑郁、精神疾病早期等。

失眠，中医学称"不寐""失寐""不得眠""目不瞑""不得卧"，主要表现为睡眠时间、深度的不足，轻者入睡困难，或寐而不酣，时寐时醒，或醒后不能再寐，重则彻夜不寐，常影响正常工作、生活、学习和健康。

中医认为本病病因主要有外邪所感、情志失调、劳逸失调、饮食不节，亦可因禀赋不足、房劳久病或年迈体虚所致。其主要病机是阴阳、气血失和，脏腑功能失调，以致神明被扰，神不安舍或神失所养。

## 二、诊断依据

（1）睡眠生理功能障碍（包括难以入睡、睡眠不深、易醒、多梦、早醒、醒后不易再睡）。

（2）日间头昏、乏力、嗜睡、精神不振等症状是由睡眠障碍干扰所致；仅有睡眠减少而无日间不适（短睡者）不视为失眠。

（3）临床可检测多导睡眠图：

1）测定其平均睡眠潜伏期延长（长于30分钟）；

2）测定觉醒时间增多（每夜超过30分钟）；

3）测定实际睡眠时间减少（每夜不足6.5小时）。

## 三、辨证论治

**1. 肝郁化火证** 症见心烦不能入睡，性情急躁易怒，胸闷胁痛，不思饮食，口渴喜饮，头痛面红，目赤口苦，小便黄赤，大便秘结。舌红苔黄，脉弦数。

治则：疏肝安神。

主穴：三阴交、神门、安眠。

配穴：太冲、太溪。

安全操作：患者取仰卧位。三阴交，进针时紧贴胫骨内侧缘直刺1.0~1.5寸，孕妇禁针，进针得气后，行平补平泻手法，针尖斜向上逆向捻针，使针感从腿部向上传；神门，直刺进针0.3~0.5寸，行平补平泻手法，得气后使针尖斜向上臂，逆捻导气或结合刮针使针感向上臂、胸扩散；安眠，直刺0.5~1.0寸，得气后行平补平泻手法，使针感向头部扩散；太冲，直刺0.5~1.0寸，行提插捻转平泻手法，使针感布满足部；太溪，直刺0.5~1.0

寸，得气后使针尖向上，行捻转平补手法，使针感向小腿传导。

**2. 痰热内扰证**　症见睡眠不安，心烦懊憹，头重胸闷脘痞，痰多，恶食嗳气，吞酸恶心，口苦目眩。舌红，苔腻而黄，脉滑数。

治则：消热化痰，养心安神。

主穴：三阴交、神门、安眠。

配穴：丰隆。

安全操作：患者取仰卧位。三阴交，进针时紧贴胫骨内侧缘直刺1.0~1.5寸，孕妇禁针，进针得气后，行平补平泻手法，针尖斜向上逆向捻针，使针感从腿部向上传；神门，直刺进针0.3~0.5寸，行平补平泻手法，得气后使针尖斜向上臂，逆捻导气或结合刮针使针感向上臂、胸扩散；安眠，直刺0.5~1.0寸，得气后，行平补平泻手法，使针感向头部扩散；丰隆，直刺1.0~1.5寸，得气后行平补平泻手法，使针尖向下，令针感向下传导。

**3. 阴虚火旺证**　症见心烦不寐，或时寐时醒，头晕耳鸣，健忘心悸，腰酸梦遗，五心烦热，颧红，口干津少。舌质暗红，苔少，脉细数。

治则：滋阴，养心安神。

主穴：三阴交、神门、安眠。

配穴：大陵、太溪。

安全操作：患者取仰卧位。三阴交，进针时紧贴胫骨内侧缘直刺1.0~1.5寸，孕妇禁针，进针得气后行平补手法，针尖斜向上逆向捻针，使针感从腿部向上传；神门，直刺进针0.3~0.5寸，行平补平泻手法，得气后使针尖斜向上臂，逆捻导气或结合刮针使针感向上臂、胸扩散；安眠，直刺0.5~1.0寸，得气后行平补平泻手法，使针感向头部扩散；大陵，直刺0.3~0.5寸，得气后行平补平泻手法，针尖向上，使针感向上臂传导；太溪，直刺0.5~1.0寸，得气后针尖向上，行捻转平补手法，使针感向小腿传导。

**4. 心脾两虚证**　症见多梦易醒，或蒙眬不实，心悸，健忘，神疲食少，头晕目眩，四肢倦怠，腹胀便溏，面色少华。舌淡苔白，脉细弱。

治则：健脾益气，养心安神。

主穴：三阴交、神门、安眠。

配穴：足三里、内关。

安全操作：患者取仰卧位。三阴交，进针时紧贴胫骨内侧缘直刺

1.0～1.5寸，孕妇禁针，进针得气后，行平补平泻手法，针尖斜向上逆向捻针，使针感从腿部向上传；神门，直刺进针0.3～0.5寸，行平补手法，得气后使针尖斜向上臂，逆捻导气或结合刮针使针感向上臂、胸扩散；安眠，直刺0.5～1.0寸，得气后行平补平泻手法，使针感向头部扩散；足三里，直刺1～2寸，得气后针尖斜向上，行平补手法，使针感向上传导；内关，注意避开其下的正中神经，直刺0.5～1.0寸，得气后针尖斜向上，行平补平泻手法，使针感向上传导。

**5. 心胆气虚证** 症见不寐梦多，易于惊醒，胆怯心悸，遇事善惊，气短倦怠，小便清长。舌淡，苔薄白，脉弦细。

治则：益气宁心，安神。

主穴：三阴交、神门、安眠。

配穴：足临泣。

安全操作：患者取仰卧位。三阴交，进针时紧贴胫骨内侧缘直刺1.0～1.5寸，孕妇禁针，进针得气后，行平补手法，针尖斜向上逆向捻针，使针感从腿部向上传；神门，直刺进针0.3～0.5寸，行平补平泻手法，得气后使针尖斜向上臂，逆捻导气或结合刮针使针感向上臂、胸部扩散；安眠，直刺0.5～1.0寸，得气后行平补平泻手法，使针感向头部扩散；足临泣，直刺0.3～0.5寸，进针得气后，行平补平泻手法，使针感布满足部。

**6. 瘀扰心神证** 长期不寐，面色晦黯，肤色偏暗，肢体关节酸痛重着，口唇黯紫，眼眶黯黑，发易脱落，肌肤干，舌质紫暗，脉涩。

治则：活血化瘀，安神。

主穴：三阴交、神门、安眠。

配穴：内关、膈俞。

安全操作：患者取侧卧位。三阴交，直刺1.0～1.5寸，孕妇禁针，进针得气后，行平补平泻手法，针尖斜向上逆向捻针，使针感从腿部向上传；神门，直刺进针0.3～0.5寸，行平补平泻手法，得气后使针尖斜向上臂，逆捻导气或结合刮针使针感向上臂、胸扩散；安眠，直刺0.5～1.0寸，得气后行平补平泻手法，使针感向头部扩散；内关，注意避开其下的正中神经，直刺0.5～1.0寸，得气后针尖斜向上，行平补平泻手法，使针感向上传导；膈俞，向下45°斜刺0.5～0.8寸，不宜深刺，以免伤及内部重要脏器，得气后行捻转泻法。

## 四、岭南陈氏针法流派经验

辨症配穴：头晕，配风池、悬钟；重症不寐，配神庭、印堂、四神聪。

**五、其他疗法**

耳穴贴压：依据辨证取心、脾、肾、神门，每次选3~4穴，用王不留行籽贴压，左右耳交替，根据病情变化更换穴位，宜与体针同时施用。

## 六、评述

失眠病机总属阳盛阴衰，阴阳失交，一为阳盛不得入于阴，一为阴虚不能纳阳。情志不遂，肝郁化火，上扰心神；嗜食肥甘，痰热壅盛，胃气不和；肾阴亏耗，心火扰神，心肾不交；思虑过度，气血两虚，心神失养；暴受惊恐，心虚胆怯，神魂不安；不寐病久，瘀证渐成，扰动心神，皆发为不寐。治当辨其虚实，补不足损有余，调整脏腑阴阳。刺足三阴经交会穴三阴交，清肝泻火，清热化痰，滋阴降火，健脾益气；刺手少阴心经原穴、输穴神门，清心化痰，养心安神；刺安眠、手厥阴心包经络穴内关，宁心安神；平泻足厥阴肝经原穴、输穴之太冲，清肝泻火，疏肝解郁，配足少阴肾经输穴、原穴太溪滋肾养肝；足阳明胃经之络穴丰隆、合穴足三里能健脾化痰，补益气血；轻补手厥阴心包经输穴、原穴大陵及足少阴肾经输穴、原穴之太溪，沟通南北；足临泣为足少阳胆经输穴，平补之增益胆气，惊悸自平；膈俞为血会，刺之能化瘀通络；刺足少阳胆经风池，升清息风，配八会穴之髓会悬钟益精填髓；刺神庭、印堂、四神聪，镇静醒脑。

## 七、典型病案

**梁某，男，27岁。**

病史：患者于1周前因工作劳累，出现入睡困难，多梦，易醒，每晚可睡3~4小时，醒后自觉头部胀痛，神疲肢倦，纳呆，二便调，舌质淡，舌苔薄腻，脉稍数。

诊断：中医诊断——不寐（心脾两虚证）；西医诊断——睡眠障碍。

治则：健脾益气，养心安神。

主穴：神门、三阴交、安眠。

配穴：足三里、内关。

按安全操作进行治疗，得气后留针20分钟，其间间歇行针1~2次。

耳穴贴压：心、脾、神门穴，以王不留行籽贴压。嘱患者自行按压穴位，每日5~6次，每次10~15分钟，睡前宜久按压。

2诊：患者入睡困难明显好转，每晚可睡6~7小时，纳可，二便调，舌质淡，舌苔薄白，脉细。取穴：百会、安眠、神门、内关、照海（用补法）、阴陵泉（右）。

3诊：患者神情舒缓，面露喜色，眠佳，每晚可睡7~8小时，纳可，二便调，舌质淡红，舌苔薄白，脉缓。取穴：安眠、足三里（用补法）、三阴交。

4诊：患者神清气爽，喜诉睡眠改善，舌脉平。为巩固疗效，仍守原方治疗，隔日一次，续治疗3次后，诸症平，病愈矣。

【按语】患者是因劳倦太过伤脾，脾气虚弱，运化失调，气血生化乏源，不能上奉于心，心神失养而致不寐。脾虚运化功能减弱则出现纳呆。治疗以健脾益气、宁心安神为原则。神门为心经原穴，针刺之可益气镇惊，安神定智；三阴交为足三阴经交会穴，可调理脾肾，平调三阴，而协调阴阳，如《针灸甲乙经》云"惊不得眠……三阴交主之"；安眠为经外奇穴，具有宁心安神之效；刺手厥阴心包经络穴内关、胃经合穴足三里，宁心安神，健运脾胃，心脾同治。辨证交替选用上穴，可收安神益智之效。治疗期间嘱患者注意调理神志，合理生活作息，增加户外运动，可收事半功倍之效。

## 八、注意事项

（1）飞针治疗失眠疗效较好，部分患者在留针时即可入睡。对顽固失眠者可适当延长留针时间。

（2）引起失眠的原因很多，在治疗过程中，应设法了解、帮助患者，减轻引起失眠的因素的影响程度，注重心理疏导，以提高临床疗效。

（3）对接受治疗的患者要"调神"，即加强患者对治疗信心，消除其对失眠的恐惧。

### 九、生活调护

（1）应鼓励患者积极进行心理情志调整，克服过度的紧张、兴奋、焦虑、抑郁、惊恐、愤怒等不良情绪，做到喜怒有节，保持精神舒畅。

（2）睡眠卫生方面，患者应尽量养成有规律的作息习惯，睡前避免进行紧张和兴奋的活动，定时就寝。另外，要注意睡眠环境，并努力减少噪音，去除各种可能影响睡眠的外在因素。

（3）从事适当的体力活动或体育健身活动，增强体质。

（4）晚餐要清淡，不宜过饱，忌浓茶、咖啡，忌吸烟。

# 第五节 头 痛

### 一、概念和病因病机

头痛是临床上常见的症状之一，通常是指局限于头颅上半部，包括眉弓、耳轮上缘和枕外隆突连线以上部位的疼痛，是人体对各种致痛因素所产生的主观感觉，是许多疾病的临床表现之一，可见于整体或局部病症。

头痛的原因繁多，常见的如高血压、感冒、鼻窦炎、神经官能症、颅脑疾患等。其发病机制可能与颅内外血管的收缩、扩张以及血管受牵引或伸展，脑膜受刺激或牵拉，生化因素及内分泌紊乱，神经功能紊乱等相关。诊断方面主要根据其发病情况、头痛部位、头痛的程度与性质、出现的时间与持续时间、影响因素及伴随症状等进行鉴别。本节所讨论的主要为内科常见的头痛，如血管性头痛、紧张性头痛、五官科疾病的头痛等，其他原因引起的头痛亦可参照本节内容辨证施治。

头痛属于中医学"首风""脑风"等范畴，头为诸阳之会，六经病变皆可致头痛，脏腑经络之气皆上会于头，不论外感、内伤皆可诱发头痛。外感多因六淫邪气侵袭，内伤多与情志不遂、饮食劳倦、体虚久病、房劳过度等因素有关。

临床上主要审证分经，除辨明头痛属何经外，还应进一步辨别引起头痛的原因，以采取相应的治本措施。由于头痛随发病的部位不同而配穴有别，因此，辨证时应根据症状和发病部位的不同进行灵活的论治。

## 二、诊断依据

（1）以头部疼痛为主要临床表现。

（2）头痛部位可发生在前额、两颞、巅顶、枕项或全头部。疼痛性质可分为跳痛、刺痛、胀痛、灼痛、重痛、空痛、昏痛、隐痛等。头痛发作形式可分为突然发作，或缓慢起病，或反复发作，时痛时止。疼痛可持续数分钟、数小时或数天、数周，甚则长期疼痛不已。

（3）外感头痛者多有起居不慎，感受外邪的病史；内伤头痛者常有饮食、劳倦、房事不节、病后体虚等病史。

## 三、辨证论治

**1. 风寒头痛证**　症见头痛连及项背，常有拘紧感，伴头晕，恶风寒，遇风尤剧，流清涕，舌苔薄白，脉浮紧或浮缓。

治则：祛风散寒，通络止痛。

主穴：风池、曲池、印堂。

配穴：列缺、合谷。

安全操作：患者取仰卧位。风池，针尖朝着鼻尖方向刺入0.5～1.0寸，行平补平泻手法；曲池，直刺进针0.5～1.0寸，行平补平泻手法；印堂，针尖向下平刺0.3～0.5寸，平补平泻法；列缺，针尖向下平刺，进针0.3～0.5寸，行平补平泻手法；合谷，直刺0.5～1.0寸，平泻法。

**2. 痰浊上扰证**　症见头痛胀重，或兼目眩，胸闷脘胀，恶心食少，痰多黏白，舌苔白腻，脉弦滑。

治则：通经气，化痰湿。

主穴：风池、曲池、阴陵泉。

配穴：丰隆、脾俞。

安全操作：患者取侧卧位。风池，针尖朝着鼻尖方向刺入0.5～1.0寸，行平补平泻手法；曲池，直刺进针0.5～1.0寸，行平补平泻手法；丰隆，直刺0.5～1.0寸，行平补平泻手法；阴陵泉，直刺0.5～1.0寸，行平补平泻手法；脾俞，针尖斜向内下30°刺入0.5～1.0寸，轻补法。

**3. 肝阳上亢证** 症见头痛而胀，或抽掣而痛，痛时常有烘热，面红目赤，耳鸣如蝉，心烦口干，舌红，苔黄，脉弦。

治则：平肝潜阳。

主穴：风池、太溪、太冲、阳陵泉。

配穴：胆俞、阳陵泉。

安全操作：患者取侧卧位。风池，针尖斜向鼻尖方向刺入0.5～1.0寸，平泻法；太冲，直刺0.5～1.0寸，平泻法；外关，直刺进针0.5～1.0寸，平泻法；胆俞，针尖斜向内下30°刺入0.5～1.0寸，平泻法；阳陵泉，直刺进针0.5～1.0寸，平补平泻法。

**4. 瘀阻脑络证** 症见头痛反复，经久不愈，痛处固定，痛如锥刺。舌紫暗或有瘀斑，苔薄白，脉细弦或细涩。

治则：通窍，活络，化痰。

主穴：头维、合谷、太冲。

配穴：膈俞、血海。

安全操作：患者取侧卧位。头维，平刺0.3～0.5寸，平泻法；合谷，直刺0.5～1.0寸，平补平泻法；太冲，直刺0.3～0.5寸，平泻法；膈俞，针尖向内下30°斜刺0.5～1.0寸，平泻法；血海，直刺0.5～1.0寸，平泻法。

**5. 气血亏虚证** 症见头痛绵绵，两目畏光，午后更甚，神疲乏力，面色㿠白，心悸寐少。舌淡，苔薄，脉弱。

治则：益气养血。

主穴：风池、百会、血海。

配穴：脾俞、足三里。

安全操作：患者取侧卧位。风池，针尖朝着鼻尖方向刺入0.5～1.0寸，行平补平泻法；百会，平刺进针0.3～0.5寸，行平补平泻法；血海，直刺进针0.5～1.0寸，平补法；脾俞，针尖斜向内下30°刺入0.5～1.0寸，平补法；足三里，直刺0.5～1.0寸，平补法。

**6. 肝肾阴虚证** 症见头痛眩晕，时轻时重，视物模糊，五心烦热，口干，腰酸腿软。舌红少苔，脉细弦。

治则：养阴止痛。

主穴：印堂、太冲、太溪。

配穴：肝俞、肾俞。

安全操作：患者取侧卧位。印堂，针尖向下平刺0.3~0.5寸，行平补平泻法；太冲，直刺0.3~0.5寸，平补平泻法；太溪，直刺0.2~0.3寸，平补法；肝俞，针尖向内下30°斜刺0.5~1.0寸，平补平泻法；肾俞，直刺0.5~1.0寸，平补法。

### 四、岭南陈氏针法流派经验

辨经配穴：阳明经前头痛配合谷、攒竹、印堂，少阳经侧头痛配风池、太阳、阳陵泉，太阳经后头痛配风池、委中，厥阴经巅顶痛配百会、涌泉。血管舒缩区加刺头皮针。

### 五、其他疗法

**1. 耳穴贴压** 依据辨证取脾、胃、肝、心、肾、头和神门、皮质下，每次选3~4穴，用王不留行籽贴压，根据病情变化更换穴位。

**2. 穴位注射** 肝阳头痛选用丹参注射液，参考岭南陈氏针法流派经验辨经配穴法，每次选2~3穴，每穴注入0.5ml，每日一次。

**3. 梅花针** 依据辨证可在头痛区和相应背俞穴叩刺，微微发红，有极少量血出即可，每周一次。

**4. 灸法** 以皮肤温热红润为度。风池、太阳，悬灸20分钟，适于风寒头痛证；脾俞、肝俞，悬灸20分钟，适于气血亏虚证。

### 六、评述

头痛是外感六淫，如风寒外袭、卫气闭阻；或内伤杂病，如脾虚生痰，上壅清窍，水不涵木，肝阳上扰，久病入络；或外伤血瘀，脾胃虚弱，清阳不升，致使头部脉络拘急或失养，清窍不利而作痛。外感则祛邪，内伤则根据虚实祛邪通络止痛。平泻足少阳、阳维脉交会穴之风池，能祛邪治风，升阳止痛；平泻手阳明大肠经合穴曲池、足阳明胃经头维能调和气血，通经活络；"头项寻列缺"，刺手太阴肺经列缺可清爽头目，配手阳明大肠经原穴合谷能调和头部经气止痛，治伤风头痛项强，亦可解表宣肺，祛风散寒；刺督脉之印堂可醒脑开窍；平泻足阳明胃经之络穴丰隆，轻补足太阴脾经之合穴阴陵泉、脾之背俞穴脾俞，脏腑同治，健脾化痰；平泻足厥阴肝经原穴、输穴之太冲，能平亢阳，疏肝理气；外关为手少阳三焦经络穴，并通阳维，阳陵泉为足少阳胆经之合穴，胆俞为胆之背俞穴，三穴共能疏达少阳枢机，平肝息风；血海为血证之渊海，足太阳膀胱经之膈俞为血会，平泻之行血逐瘀，活络通窍；平补胃之下合穴足三里、脾之背俞穴脾俞，脏腑同治，可温运脾胃，益气养血；平补足少阴肾经原穴太溪，配肝、肾之背俞穴肝俞、肾俞，滋肝肾之阴，养络止痛。足阳明与足太阳于鼻根处交会，故刺攒竹、印堂可疏通气机，解阳明头痛；太阳位于足少阳经脉走行区，刺之能解少阳头痛；刺足太阳膀胱经委中，循经取穴可解太阳头痛；刺足少阴肾经井穴涌泉，可借足太阳之经达于巅顶，配百会解太阳头痛。

## 七、典型病案

**黄某，女，57岁，已退休。**

主诉：反复头顶部疼痛半月余。

病史：半年前开始出现右侧头部隐隐作痛，每于劳累后加剧，休息后可缓解，伴有少许头晕，心悸气短，无恶心呕吐、肢体抽搐等症。经治，症状未见明显改善，现症同前，精神稍倦，纳可，眠一般，二便调。

查体：神经系统未见异常，舌质淡，苔薄，脉细数。

四诊合参，本病以右侧头部隐痛为主症，查体未见神经系统病变，每于劳累后加剧，休息后可缓解，证属气血虚头痛。病位在头侧部，为少阳经循行分布区。患者因气血亏虚，头窍失养，而致头痛，治宜益气、养血。

诊断：中医诊断——头痛（气血亏虚证）；西医诊断——血管性头痛。

治则：益气养血。

主穴：风池、百会、血海。

配穴：脾俞、足三里、太阳。

按安全操作进行治疗，得气后留针20分钟，其间间歇行针1~2次。

耳穴贴压：王不留行籽于心、脾、神门、皮质下贴压。嘱患者注意饮食起居，勿使劳倦，戒食辛辣性燥之品；自行艾条温灸气海、关元、足三里，每次20分钟，1日2次。

2诊：患者精神转佳，表情和缓，诉右侧头部疼痛明显减轻，舌质淡，苔薄，脉细数。上法得当，辨证选刺头维（右）、翳风（右）、肝俞、气海、外关，平补平泻。

3~5诊：患者神清气爽，面露喜色，诉右侧头部疼痛基本消失，纳眠可，二便调。舌淡，苔薄白，脉缓。气血渐生，头窍得养，故疼痛缓解，诸恙渐平。按原治则，辨证交替选穴，隔日治疗10次，后头痛消失，终止治疗观察，并嘱患者每日温灸气海、关元、足三里，每次20分钟，持续2周，巩固疗效。

【按语】本例患者病由气血亏虚致头窍失养，不荣而痛，故治以益气养血。平泻足少阳、阳维脉交会穴之风池，能升发清阳，降泄浊阴；大补督脉之百会能清阳醒脑；足太阴脾经之血海为血症之渊海，平补之能鼓舞气血；平补胃之下合穴足三里、脾之背俞穴脾俞，复诊取足阳明胃经头维，脏腑同治，可温运脾胃，使气血生化有源。病部为少阳经所过之处，根据岭南陈氏针法流派经验选取太阳，调和局部气机而止痛；复诊取手少阳翳风、外关，配肝俞，疏泄少阳。配伍耳穴贴压，温灸气海、关元、足三里等穴，疏通经络，调和气血，气血渐生，头窍得养故痛渐平。嘱患者注意生活起居调护，戒食耗气伤阴之品以巩固疗效。

## 八、注意事项

（1）针刺对缓解各种原因所致的头痛均有效果，尤其以血管性头痛疗效最好。临床上应注意与现代检查相结合，对有确切原发病引起的头痛，还应针对原发病进行治疗，以免贻误病情。

（2）如头痛与月经周期相关，应在经前或经期头痛发作时开始治疗，每日1次，直至痛止。

（3）高血压性头痛伴有头晕眼花、耳鸣、失眠、健忘、易激动等症状，在早晨刚睡醒时候症状较重，起床活动后得以减轻，性质为颇为沉重的压迫性痛、间接性钝痛、胀痛及波动性痛，有时为持续性痛。根据医嘱服降压药可以减轻头痛程度。

（4）头痛进行性加重，或伴视力障碍、口舌㖞斜、一侧肢体不遂者，病情凶险，预后不良，应及时就诊。

（5）临证首当排除真头痛。真头痛多呈突发性剧烈头痛，持续不解，阵发加重，常伴有喷射性呕吐，或颈项僵直、抽搐等。常见于蛛网膜下腔出血、硬膜下出血等危重病症。若出现上述症状，应行头颅CT、MRI或脑脊液检查，以免耽误诊断治疗。

### 九、生活调护

（1）外感头痛多因外邪侵袭所致，故平时当适寒温，慎起居，参加体育锻炼，以增强体质，抵御外邪侵袭。内伤所致者，宜舒畅情绪，避免精神刺激，注意休息。

（2）各类头痛患者均应戒烟限酒。肝阳上亢者，忌肥甘厚腻，以免生热动风，加重病情；痰浊所致者，饮食宜清淡，以免助湿生痰。

（3）可选择合适的头部保健按摩法，以疏通经脉，调畅气血。

（4）头痛患者宜注意休息，保持环境安静，光线不宜过强。

# 第六节　三叉神经痛

## 一、概念和病因病机

三叉神经痛是指三叉神经分布区域内反复发作的阵发性、短暂、剧烈疼痛，痛如放电、刀割样，严重者可伴有同侧面部肌肉的反射性抽搐，历时数秒或数分钟，间歇期无症状。疼痛部位几乎总是在同一侧。临床上，病人面部常存在"触发点"，如上下唇、鼻翼外侧、舌侧缘等，说话、进食、洗脸、刷牙、打哈欠，甚至微风拂面时都会诱发疼痛，影响正常的生活和工作。

本病发病率高，中老年者多见，女性高于男性。临床上通常将三叉神经痛分为原发性和继发性两大类。原发性三叉神经痛病因不明，近年认为是邻近血管压迫三叉神经根，使神经纤维发生脱髓鞘性变，引起发作性剧烈疼痛。继发性三叉神经痛可能为颅底肿瘤、炎症、血管病变及脱髓鞘等病变直接刺激三叉神经所致。

原发性三叉神经痛可发于第一支、第二支或第三支，也可同时发病，疼痛部位和神经的分布是一致的，眼支（第一支）分布在眼、额区，上颌支（第二支）分布在上颌区；下颌支（第三支）分布在下颌区。

三叉神经痛属中医学面痛、头风和眉棱骨痛范畴，多与外感邪气、情志不调、外伤等因素有关。多因风寒之邪侵袭面部阳明、太阳经脉，寒性收引，凝滞筋脉，气血痹阻；因风热毒邪，浸淫面部，筋脉气血壅滞，运行不畅；外伤或情志不调，或久病成瘀，使气血凝滞而致。

## 二、诊断依据

（1）阵发性发作的面部疼痛，持续数秒。

（2）疼痛至少包含以下4种标准：

1）疼痛只限于三叉神经的一支或多支分布区；

2）疼痛为突然的、强烈的、尖锐的、皮肤表面的刺痛或烧灼痛；

3）疼痛程度严重；

4）刺激扳机点可诱发疼痛；

5）具有痉挛发作间歇期。

（3）无神经系统损害表现。

（4）排除其他引起面部疼痛的疾患。

（5）对于疑为继发性三叉神经痛患者，应进行详细的体格检查，必要时行头颅平片、CT、MRI检查。

## 三、辨证论治

1. **寒邪入络证**　呈阵发而短暂的闪电样或烧灼样剧痛，多见于第二支、第三支三叉神经，每次发作持续时间较短暂，疼痛间歇期症状可完全消失，一天可反复发作数次至数十次。患部恶风寒，洗面、饮冷水、咀嚼食物、情绪激动易诱发，用手按擦或适当热敷可减轻症状。病人多伴有眩晕、心悸等症状，舌质淡，苔薄白，脉弦紧。

治则：温通经络，行气止痛。

主穴：风池、合谷、颊车。

配穴：足三里、太冲、翳风。

安全操作：患者取仰卧位。风池，针尖向着鼻尖方向，进针0.5～1.0寸，平泻法；合谷，直刺0.5～1.0寸，进针得气后，行平泻手法，针尖朝上，导气上行，使针感向前臂方向传导；颊车，针尖向内斜刺0.5～1.0寸，平补平泻法；足三里，针尖向下斜刺0.5～1.0寸，平补法；太冲，直刺0.5～1.0寸，进针得气后，行平泻手法；翳风，直刺0.5～1.0寸，平泻法。

**2. 痰湿阻滞证** 患部间现阵发性刺痛或酸痛，时轻时重，并伴有神疲体倦，胸闷不舒，食欲不振，口淡等症状。舌苔薄腻，脉弦滑。

治则：通络，行气，化湿。

主穴：阴陵泉、合谷、下关。

配穴：足三里、丰隆、风池。

安全操作：患者取仰卧位。阴陵泉，直刺进针0.5～1.0寸，平泻法；合谷，直刺0.5～1.0寸，平补平泻法；下关，直刺0.5～1.0寸，平补平泻法；足三里，直刺1.0～2.0寸，进针得气后行平补法，针尖斜向上行导气法，使针感沿腿部向上传；丰隆，直刺进针0.5～1.0寸，用导痰术，左右捻针，有酸胀感后，针慢慢提到天部，向上斜刺捻转进针到地部，得气后再把针慢慢提到天部，再向下斜刺到地部，留针；风池，针尖朝着鼻尖方向刺入0.5～1.0寸，轻泻法，有酸胀感即可，不可深刺。

## 四、岭南陈氏针法流派经验

辨症配穴：眩晕心悸配大椎、内关、心俞，胸脘胀闷配脾俞、三阴交。

眼支区疼痛（患侧额部、眼部针刺样痛）配太阳或鱼腰、攒竹；上颌支痛（眶下区麻木、疼痛）配颧髎、四白；下颌支痛（面部、下颌部电击样、刀割样疼痛）配颊车、地仓、承浆。

辨经配穴：阳明经配合谷、足三里，少阳经配外关、侠溪，太阳经配后溪、申脉，厥阴经配内关、太冲，太阴经配阴陵泉、列缺，少阴经配神门、太溪。

## 五、其他疗法

**1. 穴位注射** 可选丹参注射液或维生素$B_{12}$注射液，根据痛处在三叉神经的分支辨证取穴。每穴注入0.5ml，每日一次。

**2. 埋皮内针** 每支选1～2个阿是穴，取穴方法参考岭南陈氏针法流派经验。在局部常规消毒后，用镊子夹持皮内针针柄，对准穴位，垂直刺入，使环状针柄平整的留在皮肤上，用胶布固定。留针时间1~2天，间隔一周治疗1次。

**3. 耳穴贴压**　选肝、胆、神门点或头面区相应痛点，每次选3~4穴，用王不留行籽贴压，根据病情辨证更换穴位。

**4. 灸法**　以皮肤温热红润为度。翳风、下关、颊车悬灸20分钟，适用于寒邪入络证型。

## 六、评述

三叉神经痛多因外感邪气，如寒邪侵袭，阳明、太阳经脉凝滞，气血痹阻；或因内伤，如脾虚生痰，痰浊阻络而致。治以祛邪通络、行气止痛。胆经头面循行部位多经三叉神经痛处，厥阴、少阳相表里，平泻足厥阴肝经之原穴、输穴太冲及足少阳与阳维脉交会穴之风池、手少阳三焦经翳风，调和厥阴、少阳气机止痛；疼痛部位亦多过阳明经循行处，"面口合谷收"，平泻手阳明大肠经原穴合谷，并配足阳明胃经颊车、足三里、颧髎、四白以调和阳明经气止痛；平补平泻足阳明胃经下关、丰隆，健脾和胃，益气生血，足太阴脾经合穴阴陵泉健脾化痰。刺诸阳经之会大椎、手厥阴心包经络穴内关、心之背俞穴心俞能升清阳，养心安神而解眩晕心悸；脾胃虚弱，气机升降失常则胸脘胀闷，刺脾俞、三阴交能助脾胃，以复中焦枢机；刺太阳、鱼腰、攒竹、颊车、地仓、承浆，俱为"以痛为腧"，可疏通局部经络气机止痛。

## 七、典型病案

**汤某，女，45岁。**

主诉：反复右上颌疼痛半年余。

病史：半年前开始出现右上颌疼痛，如刀割样，反复发作，甚时伴有抽搐，每于冷水洗脸、刷牙、面部吹风时诱发，每次发作持续约1分钟，发作间歇期正常。辗转于多家医院就诊，症状同前，未见明显变化。现症同前，精神稍倦，纳眠可，二便调。

查体：神经系统查体未见异常，舌暗红，苔薄黄，脉弦滑。

证脉合参，本病以右上颌部疼痛为主症，查体未见神经系统病变，故属面痛范畴。每于冷水洗脸刷牙、吹风后诱发，证属寒邪入络。冷水洗脸刷牙、面部吹风，风寒之邪肆虐，侵袭经络，气血运行不畅，不通则痛。病位在上颌部，为足阳明经所过之处，治宜温经通络，行气止痛。

诊断：中医诊断——面痛（寒邪入络证），西医诊断——原发性三叉神经痛。

治则：温通经络，行气止痛。

主穴：风池、合谷、颊车。

配穴：足三里、颧髎、四白。

按安全操作进行治疗，得气后留针20分钟，其间间歇行针1~2次。

耳穴：予王不留行籽于面颊、上颌、神门处耳穴贴压。

2诊：患者精神转佳，表情和缓，诉右上颌疼痛明显减轻。上法得当，继续行初诊治疗方案，配合悬灸颊车20分钟。

3~5诊：患者神清气爽，面露喜色，诉上颌部疼痛基本消失，纳眠可，二便调。舌暗红，苔薄黄，脉弦滑。寒邪已去，气血已调，故疼痛消失，诸恙悉平，隔日治疗一次后终止治疗观察，并嘱患者每日自行用暖水袋温敷面部，每次20分钟，持续2周，巩固疗效。

【按语】本例患者以上颌部疼痛为主症，每于冷水洗脸、刷牙、吹风后诱发，为寒所中。寒邪滞络，气血壅滞，不通则痛，以温通经络、行气止痛为法。平泻足少阳、阳维脉交会穴之风池，能祛风散寒，通络止痛。病变以右侧上颌部为主，为足阳明胃经所过之处，"经脉所过，主治所及"，选取足阳明胃经颊车、足三里；又"面口合谷收"，故选取手阳明大肠经原穴合谷，三穴共调阳明气机，以止面痛。结合岭南陈氏针法流派经验，选取手太阳小肠经颧髎、足阳明胃经四白，疏通局部经络气血。疼痛缓解后加强生活调护，减少其诱发因素以巩固疗效。

## 八、注意事项

（1）本法对三叉神经痛疗效较好，但应注意针法使用得当，穴位选择准确。

（2）患者下颌支的运动神经有可能会受到损伤，三叉神经痛的出现可引起同侧咬肌、颞肌、翼内肌、翼外肌的瘫痪，影响咀嚼运动，患者会出现进食食物不自觉从三叉神经痛的患侧口角旁掉下来及流涎等现象。严重的三叉神经痛患者可形成神经性肌肉萎缩，影响容貌。

（3）有相当一部分三叉神经痛患者常揉擦患侧面部以求减轻疼痛，久而久之面部皮肤粗糙、增厚，眉毛脱落。有少数患者出现跳动、抽搐，也有伴面部潮红、流泪、流涕、出汗等并发症者。

（4）三叉神经痛大多不会自愈，要积极治疗。一般需要长期治疗，在治疗期间应按时接受针灸、药物治疗。

### 九、生活调护

（1）患者应注意不要过度劳累，避免熬夜，尽量保持生活规律，起居有节。

（2）建议患者保持心情愉悦畅快，避免因心态焦虑、紧张、抑郁而诱发疾病。

（3）因触发点多在嘴角，患者不敢吃饭喝水，身体缺乏维生素B等营养成分而增加疼痛发生可能。应建议患者进餐以质软、易嚼的食物为主，发病时尽量进食流食，咀嚼不要过于用力。

（4）调养期间尽量不要吸烟饮酒，忌过冷过热或刺激性的食物。浓茶、含有较多的酪氨酸的干奶酪、腌鱼和咸菜，以及含有亚硝酸盐较多的食物等，都对该病不利。

（5）生活中应注意头面部的防寒保暖，避免风吹，疼痛时可用热敷缓解头痛。在刷牙洗脸时动作要轻柔，水不要太热太冷。应尽量避免触碰口舌、鼻翼、脸颊处的疼痛触发点。

（6）患者可以通过一些较舒缓平和的活动转移注意力，缓解疼痛及减轻焦虑心理。

# 第七节  肋间神经痛

### 一、概念和病因病机

肋间神经痛是指肋间神经支配区的疼痛综合征。肋间神经为胸神经前支，脊柱至肋角间的一段走在两肋的中间，位于肋间动脉的上方，胸部内筋膜与肋间内膜之间；至肋角以前神经即转位于动脉的下方，平肋下缘，行肋间内肌与最内肌之间。肋间神经痛可分为原发性和继发性两种。原发性肋间神经痛主要由肋间神经炎引起，多与受寒、感染有关，呈阵发性疼痛，如刺如钻，时发时止；继发性肋间神经痛多因邻近器官和组织炎症、挫伤或肿物，如胸膜炎、慢性肺部炎症、脊柱或肋骨损伤、带状疱疹、胸椎段脊髓肿瘤等压迫而起病，多呈持续性疼痛。原发性肋间神经痛针灸多疗效较好，若继发于其他病变则应结合病因治疗。

肋间神经痛属中医学胁痛范畴。《灵枢·五邪》说"邪在肝，则两胁中痛"；《临症指南医案·胁痛》汪案说"痛在胁肋，游走不一"。临床所见单纯的肋间神经痛，其病因不外肝郁、痰阻或挫伤成血瘀，致经脉不通，气血阻滞而成病。

## 二、诊断依据

（1）疼痛表现为发作性的沿某一肋间神经走向的刺痛或灼痛，咳嗽、喷嚏、深呼吸时疼痛加剧，以单侧单支为最多。

（2）疼痛范围局限于病变肋间神经分布区，多见于一侧第5～9肋间。患部呈弧形剧痛，并有固定痛点，呈阵发性加剧。沿着肋间神经分布区域及其相对应皮肤部位有压痛点，常在脊椎旁、腋线及胸骨旁。

（3）经B超、心电图及X线检查排除肝、胆、心血管、肺脏疾病及外伤病史。

## 三、辨证论治

1. 肝气郁结证　症见心烦善怒，胁部呈胀痛或刺痛，痛无定处，每随情志的变化增减，情绪激动、咳嗽时疼痛增剧，每沿肋间扩散，局部压痛明显，可伴胸闷不舒，好太息，甚则腹部胀满，食欲不振，口干口苦，大便干结，小便黄赤，舌苔多薄黄，脉弦数。

治则：疏肝理气，清肝泻火。

主穴：合谷、太冲、期门。

配穴：肝俞、阳陵泉。

安全操作：患者取侧卧位。合谷，直刺0.5～1.0寸，平泻法；太冲，直刺0.5～1.0寸，进针得气后行平泻法，使针感沿经上传；期门，平刺0.5～0.8寸，不宜过深，以免伤及内脏，平泻法；肝俞，斜向内下30°刺0.5～1.0寸，平补平泻法；阳陵泉，在小腿外侧，直刺0.5～1.0寸，针下得气后，针尖朝上，逆捻导气上行，平补平泻法。

**2.痰浊阻滞证** 症见神疲少气，胁肋部阵痛隐隐，时痛时止，胸闷痰多，口淡不欲饮，可伴眩晕，肢体重着，舌苔多浊腻，脉弦滑。

治则：疏通经络，行气化浊。

主穴：阴陵泉、太冲、期门。

配穴：支沟、丰隆。

安全操作：患者取仰卧位。阴陵泉，直刺0.5～1.0寸，平补平泻法；太冲，直刺0.5～1.0寸，进针得气后行平补平泻法，使针感沿经上传；期门，平刺0.5～0.8寸，不宜过深，以免伤及内脏，平补平泻法；支沟，直刺0.5～1.0寸，针刺得气后针尖略向上，逆时针捻转导气，使针感沿手臂向胸部方向传，平补平泻法；丰隆，直刺进针0.5～1.0寸，用导痰术，左右捻针，有酸胀感后，针慢慢提到天部，向上斜刺捻转进针到地部，得气后再把针慢慢提到天部，再向下斜刺到地部，留针。

**3.瘀血阻络证** 症见胁肋刺痛，痛有定处，痛处拒按，入夜痛甚，胁肋下或见有癥块，舌质紫暗，脉沉涩。

治则：祛瘀通络。

主穴：期门、血海、三阴交。

配穴：肝俞、膈俞。

安全操作：患者取侧卧位。期门，平刺0.5～0.8寸，不宜过深，以免伤及内脏，平泻法；血海，直刺0.5～1.0寸，针下得气针尖斜上，逆捻导气上行，平补平泻法；三阴交，直刺0.5～1.0寸，平补平泻法。肝俞，向内下30°斜刺0.5～1.0寸，平补法；膈俞，操作同肝俞。

## 四、岭南陈氏针法流派经验

辨症配穴：胁痛甚刺期门、肝俞，胸痛配膻中、内关，头痛、眩晕取太阳、风池，咳嗽配尺泽、合谷，食欲不振取足三里或三阴交。

## 五、其他疗法

**1.耳穴贴压** 取肝、胆、胸、胃等穴，一次选取3～4个穴位，以王不留行籽贴压，根据病情变化更换穴位。

**2.穴位注射** 肝气郁结选用丹参注射液，取穴参考岭南陈氏针法流派经验，每次选2～3穴，每穴注入0.5ml，每日一次。

**3.电针** 依据病情辨证选穴，或取疼痛相应节段的夹脊穴，针刺得气后，选连续波通电10～20分钟，强度与频率以病人能耐受为度。

**4.皮内针** 要注意针的方向和深度，在肋痛点局部常规消毒后，用镊子夹持皮内针针柄，对准穴位，垂直刺入，使环状针柄平整地留在皮肤上，用胶布固定。留针时间1～2天，间隔一周。

## 六、评述

肋间神经痛是由于情志不遂、饮食不节、跌仆损伤或久病体虚等，导致肝气郁结，滞于两胁，痰浊内生，肝失疏泄，瘀血停滞，痹阻胁络，肝阴不足，络脉失养，发为肋间神经痛。治当辨其虚实，祛邪扶正，疏肝和络止痛。平泻手阳明大肠经原穴合谷，一为理气止痛，二是顾护阳明；平泻足厥阴肝经原穴、输穴之太冲，肝之募穴期门，肝之背俞穴肝俞，俞募配伍，平泻之能疏肝调气，配胆之合穴阳陵泉，脏腑同治，达少阳枢机，清泻胆火；刺足太阴脾经合穴阴陵泉，足阳明胃经络穴丰隆、合穴足三里能健脾养胃，除痰消食；平泻手少阳三焦经之经穴支沟能疏通三焦，化痰通滞；血海为血证之渊海，三阴交为足三阴之交会穴，膈俞为血会，平泻之能疏肝理气，活血行瘀。膻中为心包之募穴，内关护心胸，刺之能解胸痛；刺太阳、风池，能升发清阳以止头痛；刺手太阴合穴尺泽宣畅肺气而治咳嗽。

## 七、典型病案

**祁某，女，37岁。**

主诉：右胁肋疼痛1年，加重1个月。

病史：1年前受刺激后常觉两侧胁肋部胀满不适，时有疼痛，连及脘腹，嗳气后稍减，未经系统治疗。3个月前胁痛加重，经服中药及针灸治疗后症状减轻。1个月前因精神受刺激胁痛又作，右胁胀满疼痛，伴见腹胀、少食、乏力。

查体：神志清楚，精神不振，面色泛黄，形体略瘦。腹软平坦，肝、脾未触及肿大，胁肋触痛。舌质红，苔薄白，脉细数。

诊断：中医诊断——胁痛（肝气郁结证）；西医诊断——肋间神经痛。

治则：疏肝解郁，健脾和胃。

主穴：合谷、太冲、期门。

配穴：肝俞、阳陵泉。

按安全操作进行治疗，得气后留针20分钟，其间间歇行针1~2次。

2诊：患者自诉针刺后胁肋胀满消失，胃纳稍好转，但饭后仍觉腹胀明显，眠稍差，经治郁结之肝气得以疏泄，局部经络气血得以疏通，故疗效初现，前法合度，仍旨原意施治，加配三阴交。

3~5诊：患者精神好转，胁肋疼痛渐消，腹胀、纳差、乏力诸症改善。在上述治疗方案基础上，加艾条温灸中脘、足三里。

6诊：患者精神饱满，心情舒畅，胸胁疼痛未再发作，舌脉平，病愈。再刺肝俞、内关、太冲，耳穴贴压肝、胆、心、脾，终止治疗观察。嘱其注意保持心境平和，合理生活作息，2周后复诊，未见复发，继续观察。

【按语】胁痛一病与肝密切相关，《灵枢·经脉》说："肝经络胆，上贯膈，布胁肋。"《灵枢·五邪》说："邪在肝，则两胁中痛。"肝属木，脾胃属土，患者出现腹胀、少食、乏力，乃肝木乘脾土之象。胃不和则卧不安，则兼见眠差、心烦多梦。治疗时当以疏调肝胆，调治脾胃为主。故选足厥阴肝经原穴输穴太冲、肝之募穴期门、肝俞、胆之下合穴阳陵泉，脏腑同治，疏肝利胆；取手阳明原穴合谷调和阳明，行气止痛；三阴交能健脾和胃，配安眠、内关以助眠安神；艾灸中脘、足三里调理脾胃。肝脾兼治，针灸并施，并嘱其注意调神，故而取效。

## 八、注意事项

（1）胸椎部位的疾病要及时治疗，以免继发肋间神经痛。

（2）因胸胁挫伤致气血滞留引起的肋间神经痛者，新发病可按肝气郁结处理；病属陈旧性，并伴有痰浊症者，可按痰浊阻滞论治。

（3）肋间神经痛的并发症有神经痛，疼痛的长短以及强度不一，如果神经痛已经影响到了日常的生活质量，就会引起睡眠障碍。睡眠障碍直接导致患者萎靡不振，或者无法精力充沛地工作及生活，亦可造成食欲减退、免疫力下降。

（4）病程长的患者可有肋间皮肤的触觉减退及肌肉发僵、痉挛或挛缩的体征。病程可持续几小时或几天，但可复发，常在数月内自愈，个别可持续数年。

（5）原发性肋间神经痛针灸多疗效较满意，若继发于其他病变，在应用本法的同时，还应积极治疗原发病。

## 九、生活调护

（1）保持乐观情绪，尽量避免恼怒、紧张、焦虑的心理。

（2）生活环境尽量安静、舒适，起居有节。

（3）饮食规律，忌食辛辣、肥甘、厚味，戒烟戒酒，慎用损伤肝脏功能的药物。

（4）若伴有慢性胆道疾病应积极防治，并尽量避免左侧卧位。

（5）劳逸适度，适当参加活动，同时不要太过疲劳。

（6）坐位工作者要注意姿势，避免劳累。

（7）肋间神经痛患者除了服用药物对症治疗外，如果能配合一些有效的按摩手法，则治疗效果会更好。

# 第八节　坐骨神经痛

## 一、概念和病因病机

坐骨神经痛是指坐骨神经通路其分布区的疼痛，即在臀部、大腿后侧、小腿后外侧和足外侧的疼痛。病因有原发性和继发性两类。原发性病因少见，主要是坐骨神经的间质炎，多由牙齿、鼻旁窦、扁桃体等病灶感染经血液侵及坐骨神经，多和肌炎、纤维组织炎同时发生。继发性由坐骨神经通路遭受邻近组织病变影响引起，如腰骶椎间盘突出、腰椎肥大性病变或椎管内肿瘤压迫、骶髂关节炎、髋关节炎、臀部肌肉病变、肿块压迫等。

中医学称为"腰腿痛""坐臀风""腿骨风"，认为病因多由寒湿侵袭筋络，气血流通失调所致。由于病邪偏盛不同，侵犯部位不一，故临床上也表现出不同症状。疼痛沿下肢后侧放射的，病在足太阳经；沿髋关节后和下肢外侧放射的病在足少阳经。寒邪偏盛则疼痛明显，湿邪偏盛则现酸痛。针灸对原发性坐骨神经痛效果好；对继发性坐骨神经痛，则要辨明病因和本质，配合相适应的治疗，才能获效。

## 二、诊断依据

（1）疼痛在腰部、臀部并向股后、小腿后外侧、足外侧放射。

（2）疼痛呈持续性钝痛并有发作性加剧，向下窜行，发作性疼痛可为烧灼和刀刺样，常在夜间加剧。

（3）弯腰或活动下肢、咳嗽、排便时疼痛加重，休息可减轻。

（4）坐骨神经通路上有压痛、神经根牵拉征及神经受损体征。踝反射减弱或消失，可有神经根型的感觉障碍，拇趾背屈力差等。

## 三、辨证论治

**1.风寒湿滞证**　病多新犯，或受寒后发作，呈阵发性疼痛，以夜间为甚，痛从腰、臀向下肢扩散，患肢屈伸则现明显牵痛，咳嗽痛增，沿坐骨神经通路有明显压痛，患肢皮色不变，恶风寒，得热则痛减。舌质嫩，苔薄白，脉细滑。

治则：祛风散寒，利湿通络，温经止痛。

主穴：腰段华佗夹脊穴、风池、阴陵泉。

配穴：足三里、环跳、昆仑。

安全操作：患者取俯卧位。腰段华佗夹脊穴，直刺进针1.0~1.5寸，捻转得气，平补平泻法；风池，用1.5寸毫针向鼻尖方向刺入0.5~1.2寸，轻泻法，局部酸胀，或向头顶、颞部、前额及眼眶扩散；阴陵泉，直刺1.0~1.5寸，平泻法；足三里，针尖略向上斜刺，部分针感可沿足阳明胃经逐渐循股上行至下腹部及胃脘部，平补平泻法；环跳，直刺进针2.0~3.0寸，平补平泻法，局部酸胀，并有麻电感向下肢放射；昆仑，直刺0.3~0.5寸，平补平泻法。

**2.血瘀气滞证**　腰腿痛如刺，痛有定处，日轻夜重，腰部板硬，俯仰旋转受限，痛处拒按。舌质紫暗，或有瘀斑，脉弦紧或涩。

治则：活血化瘀，通络止痛。

主穴：腰段华佗夹脊穴、膈俞、手背腰痛点。

配穴：大肠俞、环跳、委中、血海。

安全操作：患者取俯卧位。腰段华佗夹脊穴，直刺进针1.0～1.5寸，捻转得气，平补平泻法；膈俞，与脊柱呈30°角斜刺0.5～0.8寸，不宜直刺深刺，平补平泻法；手背腰痛点，直刺0.3～0.5寸或向掌心斜刺0.5～1.0寸，轻泻法；大肠俞，与脊柱呈30°角斜刺0.5～1.0寸，平补法；环跳，直刺进针2～3寸，平补平泻法，局部酸胀，并有麻电感向下肢放射；委中，直刺0.5～1.0寸，平补平泻法，偶有放电感向足心扩散；血海，直刺0.5～1.0寸，平补平泻法。

**3.肝肾亏虚证** 腰部酸痛，腿膝乏力，劳累更甚，卧则减轻。偏阳虚者面色㿠白，手足不温，少气懒言，腰腿发凉，或有阳痿、早泄，妇女带下清稀，舌质淡，脉沉细。偏阴虚者咽干口渴，面色潮红，倦怠乏力，心烦失眠，多梦或有遗精，妇女带下色黄味臭，舌红少苔，脉弦细数。

治则：滋补肝肾，通络止痛。

主穴：腰段华佗夹脊穴、肝俞、肾俞。

配穴：太溪、三阴交。

安全操作：患者取侧卧位。腰段华佗夹脊穴，直刺进针1.0～1.5寸，捻转得气，平补法；肝俞，针尖向外斜刺0.5～1.0寸，轻补法；肾俞，直刺0.5～1.0寸，轻补法，局部有酸胀感；太溪，直刺0.3～0.5寸，平补法；三阴交，直刺0.5～1.0寸，平补平泻法。

**4.湿热痰滞证** 腰部疼痛，腿软无力，痛处伴有热感，遇热或雨天痛增，活动后痛减，恶热口渴，小便短赤。苔黄腻，脉濡数或弦数。

治则：祛湿化痰，通络止痛。

主穴：腰段华佗夹脊穴、环跳、阴陵泉。

配穴：曲池、脾俞、丰隆。

安全操作：患者取俯卧位。腰段华佗夹脊穴，直刺进针1.0～1.5寸，捻转得气，平补平泻；阴陵泉，直刺1.0～1.5寸，局部有酸、麻、胀感，并沿着小腿内侧向下扩散，平泻法；环跳，直刺进针2.0～3.0寸，平补平泻法，局部酸胀，并有麻电感向下肢放射；曲池，直刺进针0.5～1.0寸，平泻法；

脾俞，针尖向着脊柱外侧斜刺0.5～1.0寸，局部有酸胀感，平补法；丰隆，直刺进针0.5～1.0寸，用导痰术，左右捻转，有酸胀感后，针慢慢提到天部，向上斜刺，再捻针，感到酸麻后，再把针慢慢提到天部，再向下斜刺留针。

### 四、岭南陈氏针法流派经验

循经配穴：足太阳经取秩边、承扶、委中、昆仑，足少阳经取环跳、阳陵泉、绝骨。

辨症配穴：腰痛刺手背腰痛点，大腿牵痛刺风市，小腿痛刺承山。

### 五、其他疗法

1.**耳穴贴压**　选肾、肝、脾、腰、臀、下肢相应痛点，每次选3～4穴，用王不留行籽贴压，2～3天左右更换。

2.**灸法**　肾俞、大肠俞、足三里、脾俞、大肠俞、阴陵泉，每穴温灸10分钟，以局部皮肤红晕为度。

3.**穴位注射**　用维生素$B_{12}$注射液，环跳、秩边、承扶选取2穴，每穴注入0.5ml，每日一次，隔日注射1次。

4.**梅花针叩刺加火罐**　可在腰、臀及下肢痛处肌肉较丰厚的部位拔火罐；或先用梅花针叩刺，随后拔火罐。

5.**刺血拔罐**　取委中放血，每周1次，连续三周。

6.**温敷法**　吴茱萸60g与等量粗粒盐混合，炒热以布包之，温熨痛处。

### 六、评述

此病发病多因风寒暑湿邪侵袭或素体肝肾不足，邪气浸淫足太阳经、足少阳经日久，阻碍经络气机正常运行，气滞血瘀所致。腰段华佗夹脊穴、风池、阴陵泉，配足三里、环跳、昆仑可祛风散寒，利湿通络，温经止痛。腰段华佗夹脊穴、膈俞、手背腰痛点，并配大肠俞、环跳、委中、血海可活血通络，化瘀止痛；补刺腰段华佗夹脊穴、肝俞、肾俞，配合太溪、三阴交可滋补肝肾，通络止痛；腰段华佗夹脊穴、环跳、阴陵泉，配合曲池、脾俞、丰隆可去痰湿，疏通经络而止痛；足太阳膀胱经穴秩边、承扶、委中、昆仑，加灸肾俞、大肠俞、足三里，可温通经络，旺盛血行而祛寒邪；环跳、阳陵泉、绝骨，并配灸脾俞、阴陵泉、大肠俞，可调和经气，健运脾肾而化湿邪。经络气血得通，病邪得祛则痛止。

## 七、典型病案

**张某，男，35岁。**

主诉：腰臀痛，伴左下肢放射痛1周。

病史：患者连日于冷库工作，1周前因受寒出现腰臀部疼痛，伴左下肢放射痛，继而举步困难，弯腰及提腿则刺痛从臀部向下肢放射。经治未效，由两人扶持到诊。无腰足挫伤史。

查体：神清，精神疲倦，左足活动明显受限，皮肤发凉，秩边、承扶、委中、昆仑穴处出现明显压痛，左下肢直腿抬高30°则现剧烈掣痛，腰触痛不明显。疲倦乏力，小便清利，大便常。舌质淡，边有齿印，苔白，脉滑细缓。

脉证合参，劳倦正虚，复受风寒湿邪侵袭，寒凝经络，气血不通则痛，痛沿足太阳、太阴经。

诊断：中医诊断——腰腿痛（风寒湿痹证）；西医诊断——坐骨神经痛。

治则：温经散寒，健脾利湿，通络止痛。

主穴：腰段华佗夹脊穴、风池、阴陵泉。

配穴：足三里、环跳、昆仑。

按安全操作进行治疗，得气后留针20分钟，其间间歇行针1~2次。

2诊：病人可独自步入诊室，喜诉经昨日针治后痛大减，夜能安寐，除弯腰、提腿左足微牵痛外，步行无掣痛，左下肢直腿抬举可达70°，舌质淡红，苔薄白，脉缓细。经治经络气血得温通，寒邪得祛，气血调和，故痛消。前法合度，仍旨原意施治。

3诊：病者诉经治后困扰数日之腰腿痛消失，步履如常，脉舌正常，病愈矣。乃除去埋针，嘱仍自行按上法温灸肾俞、大肠俞、足三里、脾俞、阴陵泉，每穴温灸10分钟，以局部皮肤红晕为度。以巩固疗效。

一周后复诊，足痛消失，已恢复工作。

【按语】此例因筋脉受寒，气血凝滞不通而痛，非继发于其他器质性病变，因施治及时，效果颇佳，预后良好。寒湿均为阴邪，寒主收引，湿性黏滞，故本病腰腿痉挛疼痛，难以屈伸，麻木发凉，易反复发作，病情缠绵。华佗夹脊穴为经外奇穴，腰部的穴位治疗腰腹及下肢疾病；风池属足少阳胆经，是足少阳经、阳维脉的交会穴，也是祛风之要穴；阴陵泉是足太阴脾经的合穴，五行属水，应于肾，因此具有健脾益气，利湿消肿，益肾调经，通经活络的作用；足三里为足阳明胃经的合穴，是胃的下合穴，有健脾和胃，扶正培元，通经活络，升降气机的作用；环跳是足少阳胆经、足太阳膀胱经的交会穴，有祛风化湿、强健腰膝之效，主治腰腿、下肢等疾患；昆仑是足太阳膀胱经的经穴，主治头项、腰腿、膝胫等疾患。

## 八、注意事项

（1）本疗法对原发性坐骨神经痛效果好；对继发性坐骨神经痛，则要辨明病因和本质，配合相适应的治疗，才能获效。常见的因腰椎间盘突出而继发的根性坐骨神经痛，如经X线确诊，应做腰牵按摩复位，配合针灸可疏通气血，加速病情康复。如属糖尿病继发，则应同时做病因根除治疗，才能奏效。

（2）多数腰痛患者经过积极治疗后，可逐渐恢复或缓解；但也有部分患者日久不愈，转化为慢性，迁延难愈。

（3）坐骨神经痛的并发症通常与原发病相关，如椎间盘突出，可进展为椎间盘髓核脱出，严重时引起下肢运动障碍、感觉异常；或长期通过弯腰等改变体位寻求减轻疼痛，则会导致脊柱侧弯。

（4）针灸治疗坐骨神经痛疗效较好，但应注意根性与干性之分。椎间盘突出所致根性坐骨神经痛可于腰部配合针刀疗法；梨状肌综合征所致干性坐骨神经痛，于居髎芒针透刺至秩边穴可增强疗效。

（5）现代研究表明，针灸可缓解或解除相关肌肉的痉挛以缓解神经根压迫，改善血液循环以促进神经根水肿和周围炎症的吸收，促进神经元的新陈代谢，从而治疗坐骨神经痛。

## 九、生活调护

（1）关注患者的情绪变化，及时实施心理护理。

（2）饮食宜清淡为主，要容易消化，忌食肥厚油腻的食物，忌食生冷过硬的食物，患者可以食用一些滋补肝肾的食物；补充适当的维生素；注意控制饮酒。

（3）坐骨神经痛急性期应卧床休息，最好睡平板床。慢性期应做到劳逸结合。室内温度最好保持在25度左右，防止受寒加重病情。

（4）患者治疗期间应多卧床休息，同时应避风寒浸淫，以免加重病情。

（5）患者恢复以后仍应多休息，避免重体力劳动，预防疼痛复发。

# 第九节　耳源性眩晕

## 一、概念和病因病机

耳源性眩晕又称为迷路积水症或梅尼埃病，主要由内耳疾病引起，亦可由其他疾病，如迷路炎、迷路外伤、前庭血管疾病等引起。多为单侧发病，男女发病率无明显差异，多发于青壮年，随着病情的发展可发展为双侧。临床表现为发作性眩晕、自觉四周景物或自身在旋转或摇晃，有的有短暂水平性眼球震颤，多伴有恶心呕吐、耳鸣及听力逐渐减退、头内胀痛。

本病属中医学眩晕范畴，因肝脾血虚，痰湿中阻，或肝肾阴虚，风阳上扰所致。中医学认为"诸风掉眩，皆属于肝""无痰不作眩"，肝脾血虚兼痰湿中阻，可生风致眩晕；肝阳上扰或肝火过盛也可致晕。但前者属虚，后者属实。病应与脑血管疾患、高血压及化脓性中耳炎或链霉素中毒等所致的眩晕区别开，并结合病因进行治疗。

## 二、诊断依据

（1）发作性旋转性眩晕2次或2次以上，每次持续20分钟至数小时。常伴自主神经功能紊乱和平衡障碍，无意识丧失。

（2）波动性听力损失，早期多为低频听力损失，随病情进展听力损失逐渐加重。至少1次纯音测听为感音神经性听力损失，可出现重振现象。

（3）伴有耳鸣和（或）耳胀满感。

（4）排除其他疾病，如良性阵发性位置性眩晕、迷路炎、前庭神经元炎、药物中毒性眩晕、突发性耳聋、椎基底动脉供血不足和颅内占位性病变等引起的眩晕。

### 三、辨证论治

**1.脾气虚弱证** 症见面色淡白，眩晕心悸，神疲气短，遇劳则发，口淡，纳差，舌淡，脉细弱。

治则：健脾益气，养血祛风。

主穴：足三里、内关、百会（隔姜灸）。

配穴：脾俞、胃俞。

安全操作：患者取侧卧位。足三里，针尖略向上斜刺1.0~1.5寸，针感可沿足阳明胃经逐渐循股上行至下腹部及胃脘部，平补法；内关，直刺0.5~1.0寸，平补平泻法，针感向上达肘、上臂、腋、胸等处，不宜深刺；百会，隔姜灸7壮，注意不要烫伤；脾俞，针尖向着脊柱呈30°角斜刺0.5~1.0寸，轻补法，局部有酸胀感，不可深刺，以防气胸；胃俞，针尖向着脊柱30°角斜刺0.5~1.0寸，轻补法，局部有酸胀感。

**2.肾阳亏虚证** 症见面色淡白，眩晕心悸，神疲气短，四肢凉而出冷汗，耳鸣隐隐、恶心、呕吐、口淡，喜热饮，舌淡，脉虚数。

治则：温补肾阳，益精祛风。

主穴：足三里、内关、百会（隔姜灸）。

配穴：脾俞、肾俞（加灸）。

安全操作：患者取侧卧位。足三里，针尖略向上斜刺1.0~1.5寸，针感可沿足阳明胃经逐渐循股上行至股部和腹部，平补平泻；内关，直刺0.5~1.0寸，针感可向上达肘、上臂、腋、胸等处，不宜深刺，平补平泻；百会，隔姜灸7壮，注意不要烫伤；脾俞，针尖向着脊柱呈30°角斜刺0.5~1.0寸，轻补法，局部有酸胀感，不可深刺，以防气胸；肾俞，针尖向着脊柱呈30°角进针0.5~1.0寸，轻补法，局部有酸胀感，可加艾灸，注意防止烫伤。

**3.肝肾阴亏证** 眩晕久不止，视力减退，两目干涩，少寐健忘，心烦口干，耳鸣，神疲乏力，腰膝酸软，舌红苔薄，脉弦细。

治则：补肾滋阴，益精填髓。

主穴：足三里、内关、百会（隔姜灸）。

配穴：肝俞、肾俞。

安全操作：患者取俯卧位。足三里，针尖略向上斜刺1.0~1.5寸，针感可沿足阳明胃经逐渐循股上行至股部和腹部，平补平泻；内关，直刺0.5～1.0寸，针感可向上达肘、上臂、腋、胸等处，不宜深刺，平补平泻；百会，隔姜灸7壮，注意不要烫伤；肝俞，针尖向着脊柱呈30°角斜刺0.5～1.0寸，轻补法，局部有酸胀感，不可深刺，以防气胸；肾俞，针尖向着脊柱呈30°角进针0.5～1.0寸，轻补法，局部有酸胀感。

**4.风阳上扰证**　症见眩晕头痛且胀，胸闷胁痛，耳鸣声高，口干苦，喜冷饮，舌质红，脉弦数。

治则：平肝潜阳，清风定眩。

主穴：太冲、风池、太溪（补）。

配穴：阳陵泉、肝俞。

安全操作：患者取侧卧位。太冲，向足大趾方向斜刺0.3～0.5寸，平泻法；风池，用1.5寸毫针向鼻尖方向刺入0.5～1.2寸，平补平泻，局部酸胀或向头顶、颞部、前额及眼眶扩散；太溪，直刺0.3～0.5寸，轻补法；阳陵泉，直刺1.0～1.5寸，平补平泻法，局部酸胀，或有麻电感向下放散；肝俞，针尖向着脊柱呈30°角斜刺0.5～1.0寸，轻补法，局部有酸胀感，不可深刺，以防气胸。

**5.痰浊中阻证**　头重眩晕，视物旋转，胸闷作恶，呕吐痰涎，苔白腻，脉弦。

治则：化痰祛湿，健脾和胃。

主穴：内关、风池、百会。

配穴：中脘、丰隆。

安全操作：患者取侧卧位。内关，直刺0.5～1.0寸，针感可向上臂放射；平补平泻法；风池，向鼻尖方向刺入0.5～1.2寸，平补平泻，局部酸胀，或向头顶、颞部、前额及眼眶扩散；百会，隔姜灸，注意不要烫伤。中脘，直刺0.5～1.0寸，平补法；丰隆，用导痰法，直刺进针0.5～1.0寸，左右捻转，有酸胀感，针慢慢提到天部，向上斜刺，再捻针，平泻法，感到酸麻后，再向下斜刺。

## 四、岭南陈氏针法流派经验

循经配穴：印堂。

经外奇穴：太阳。

辨症配穴：呕吐配内关，耳鸣配翳风、听会、听宫，痰浊配丰隆，气血不足配足三里、脾俞、肝俞、膈俞，肝胆火旺配阳陵泉，阴虚阳亢配肾俞。

## 五、其他疗法

**1.耳穴贴压** 取肝、脾、肾、神门点，每次选1~2穴，用王不留行籽贴压。

**2.头皮针** 取晕听区、四神聪。

**3.灸法** 每穴温灸10分钟，以局部皮肤红晕为度。

**4.虚证** 灸百会、听宫、听会，醒神开窍，聪耳安神；灸脾、肝、膈俞补益气血；灸内关宽胸理气，和胃止呕；大炷艾隔姜灸百会8~12壮，有清阳醒脑之效。

## 六、评述

本症多因肝脾血虚痰湿中阻，或肝肾阴虚，风阳上扰所致。补刺足三里，能旺盛阳明气机而益气血；针刺内关能宽胸理气而和胃止呕；大炷艾隔姜灸百会8~12壮，有清阳醒脑之效；补太溪而泻太冲，能养肾阴潜肝阳；刺风池能清阳止眩晕；刺丰隆能降浊化痰；补刺脾、肝、胃俞，能益气血补虚；泻刺阳陵泉，能平肝胆火；补肾俞，能滋肾水而制肝火。阴阳得调，气血和平，眩晕则可愈。

## 七、典型病案

**刘某，女，48岁。**

主诉：头晕伴恶心呕吐10小时。

病史：患者晨起突发眩晕欲仆，视物旋转，伴恶心、呕吐，不能站立行走，每于体位改变时诱发或加重，闭目可缓解，伴耳鸣，口干口苦，平素工作压力大，易怒烦躁，睡不宁，多梦，无明显头痛、幻听、发热恶寒等不适，纳可，二便调。

查体：神经系统查体未见异常，臂丛牵拉试验（-），叩顶试验（-），昂埋头试验（-），转颈试验（+），舌红苔薄黄，脉弦。

证脉合参，本病以眩晕为主症，神经系统查体未见异常，兼有口干口苦，易怒烦躁，证属实证型；平素工作压力大，情志不畅，气郁化火，上扰清窍，故见眩晕；肝火扰心神，故见神烦多梦。

诊断：中医诊断——眩晕（肝阳上亢证）；西医诊断——耳源性眩晕。

治则：平肝潜阳，清风定眩。

主穴：太冲、风池、太溪（补）。

配穴：阳陵泉、肝俞。

按安全操作进行治疗，得气后留针20分钟，其间间歇行针1～2次。

耳穴贴压：予王不留行籽于胆、肾、神门贴压；嘱患者每日自行按压耳穴5～6次，每次10分钟，并注意调畅情志，合理生活作息，清淡饮食。

2诊：患者头晕明显减轻，呕吐未再发作，间现头痛，腰骶部酸软不适，睡眠较前好转，舌淡红，苔薄黄，脉弦细。上法得当，去阳陵泉，加百会，针用平补平泻法。

3～4诊：患者神清气爽，面露喜色，诉头晕基本消失，睡眠转佳，腰酸缓解，纳眠可，二便调。舌淡红，苔薄黄，脉弦细。肾阴得补，肝阳内潜，火不上扰清窍，故头晕消失，诸恙渐平，按原治法，辨证交替选穴，隔日治疗5次后眩晕消失，终止治疗观察，并嘱患者畅情志，适当户外运动，调饮食以巩固疗效，防止再发。

【按语】本例患者平素工作劳累，突发眩晕，体位改变时加重，四诊合参，当属本虚标实之证，以肾虚为本，肝阳偏亢为标；《内经》云"虚则补之，实则泻之"，切勿犯"虚虚实实"之戒。该患者以补肾为主，肾通于脑，开窍于耳，肾精亏虚，故见眩晕之症，补太溪而泻太冲，能养肾阴潜肝阳；泻刺风池能清阳止眩，阴阳得调，气血和平，眩晕可愈。

## 八、注意事项

（1）针刺治疗有助于直接调整神经中枢的功能障碍，改善自主神经功能，降低交感神经兴奋性。临床观察表明，本法治疗眩晕效果较好，且即时疗效较好。

（2）眩晕是多种疾病的共有症状，临证治疗时，应注意明确诊断，如为其他疾病引起眩晕者，应同时治疗原发病。眩晕发作时辨证选穴，可体针、耳针或头针结合运用。

（3）针灸治疗眩晕具有较好的临床疗效，应查明原因，明确诊断，注意原发病的治疗。眩晕经积极施治可较快恢复或缓解。但部分以虚证为主或虚实夹杂的患者，恢复较慢。

（4）可造成迷路、前庭、耳蜗器官损害，使耳毛细胞死亡和前庭功能丧失，引起耳聋、共济失调等不可逆病变。另外，中老年患者多次发作还可影响脑血管调节机制及大脑微循环，从而加重脑供血不足，诱发脑梗死。

（5）眩晕频作的中老年患者多有罹患脑卒中的可能，临证常称之为"中风先兆"，需谨慎防范病情迁延、变化。

（6）针刺可缓解长期劳损所致的肌肉紧张，减轻各种因素对交感神经的刺激，改善椎动脉的血流，从而改善脑干网状结构、前庭神经核区和内耳出血，达到平眩止晕的目的。

## 九、生活调护

（1）眩晕患者要学会控制情绪，多听舒缓的音乐，分散焦虑情绪，保持心情舒畅、情绪稳定。这对预防眩晕的发作和减少发作次数十分重要。

（2）眩晕患者应选择清淡、高维生素、高钙、低脂肪、低胆固醇、低盐饮食。不同辨证的患者，饮食应略有侧重。

（3）眩晕患者应注意劳逸结合，保持环境安静，养成规律的起居习惯，避免用脑过度，切忌过劳和纵欲过度。

（4）避免突然、剧烈的体位改变和头颈部运动，防止眩晕症状加重，或发生昏仆。

# 第十节 周围性面瘫

## 一、概念和病因病机

周围性面瘫又称周围性面神经麻痹，多因风湿、受凉、压迫及炎症引起。临床表现为病侧面肌瘫痪，额纹变浅或消失，眼裂变大，眼闭合不全，鼻唇沟变浅，口角下垂，鼓腮漏气，食物滞留颊内，饮水外流。本病可发生于任何年龄，无明显季节性。

周围性面瘫可分为原发性和继发性两类。原发性周围性面瘫以周围性面神经炎（非化脓性）较为常见。发病多与病毒感染有关，多因感冒、面部受寒诱发。继发性周围性面瘫则多由邻近组织、器官炎症、颅脑病变、肿瘤或创伤等所致。

面瘫属于中医学面瘫、口眼㖞斜、口僻等范畴。《金匮要略》说："㖞僻不遂，邪在经络。"清代喻嘉言说："口眼㖞斜，血液衰固。"故中医认为此病多因体弱，正气不足，风、寒、热邪乘虚侵袭，痹气滞留经络，致气血运行失调。此外也可因热毒或瘀滞经络而发病。

## 二、诊断依据

（1）起病突然，春秋为多，常有受寒史或有一侧面颊、耳内、耳后完骨处的疼痛或发热。

（2）一侧面部表情肌突然瘫痪，病侧额纹消失，眼裂不能闭合，鼻唇沟变浅，口角下垂，鼓腮、吹口哨时漏气，食物易滞留于病侧齿颊间，可伴病侧舌前2/3味觉丧失，听觉过敏，多泪等。

（3）肌电图可表现为异常。

（4）脑CT、MRI检查正常。

## 三、辨证论治

**1.风寒袭络证** 多由风寒之邪侵袭所致，发病前多有受冷风吹袭或受寒史，常突然发病。症见患侧面肌松弛，额纹消失，眼睑闭合不全，鼻唇沟变浅，口角下垂，歪向健侧，不能做吹哨动作，食物滞留颊内，饮水渗液，舌质多淡，苔薄白，脉浮或细数。

治则：祛风散寒，养血通络。

主穴：合谷、颊车、运动下区（对侧）。

配穴：足三里、翳风。

安全操作：患者取坐位。合谷，直刺0.5～1.0寸，得气后使针尖向上，逆时针捻转导气，使针感向前臂方向传导，行平补平泻法；颊车（患侧），针尖向唇平刺0.5～1.0寸或向地仓透刺1.5～2.0寸，行平补平泻法，小幅度捻转导气；运动下区（对侧），从上点平刺进针至下点，0.5～1.0寸，快速小角度捻转半分钟；足三里，直刺1.0～2.0寸，得气后针尖斜向上，行平补手法，使针感向上传导；翳风，直刺0.8～1.2寸，行平补平泻手法，使酸胀感向面部放射。留针20分钟，同时灸颊车、翳风、足三里各10分钟。

**2.风热滞络证** 多因感受风热之邪而致，多伴有上呼吸道感染症状及体温升高。面部症状同风寒袭络型，舌质多红，苔薄黄，脉多浮数。

治则：祛风散热，行气活血通络。

主穴：合谷、颊车、运动下区（对侧）。

配穴：曲池。

安全操作：患者取坐位。合谷，直刺0.5～1.0寸，得气后行平泻法，使针尖向上，逆时针捻转导气，令针感向前臂方向传导；颊车，针尖向唇平刺0.5～1.0寸或向地仓透刺1.5～2.0寸，行平补平泻法，小幅度捻转导气；运动下区（对侧），从上点平刺进针至下点，0.5～1.0寸，快速小角度捻转半分钟；曲池，直刺1.0～1.5寸，针刺得气后行泻法，逆时针捻转导气，使针感沿上臂向上传。留针20分钟。

**3.热毒阻络证** 发病前有乳突疼痛或耳周、耳郭带状疱疹，继现同侧面瘫，局部肌强，触痛或阵痛。多伴有全身症状。面部症状较风寒袭络型明显，舌质多红，苔薄黄腻，脉多滑数。

治则：清热解毒，活血通络。

主穴：足三里、运动下区（对侧）。

配穴：曲池、风池、太冲。

安全操作：患者取坐位。足三里，直刺1.0~2.0寸，得气后针尖斜向上，行平补平泻手法，使针感向上传导；运动下区（对侧），从上点平刺进针至下点，0.5~1.0寸，快速小角度捻转半分钟；曲池，直刺1.0~1.5寸，针刺得气后行泻法，逆时针捻转导气，使针感沿上臂向上传，行平补平泻法；风池，向鼻尖方向斜刺0.8~1.2寸，不可向上向内深刺，以免伤及延髓，得气后行大角度捻转半泻法；太冲，直刺0.5~1.0寸，行提插捻转平泻手法，使针感布满足部，以患者耐受度为宜。留针20分钟。

**4.血瘀伤络证** 此型为继发性周围性面瘫，既往有外伤（如面颌外伤）病史、面神经疾患手术史可查。面部症状较风寒袭络型明显，舌质多见淡紫或瘀点，苔薄腻，脉多弦紧。

治则：活血祛瘀通络。

主穴：合谷、太冲、足三里。

配穴：膈俞、血海。

安全操作：患者取坐位。合谷，直刺0.5~1.0寸，得气后行平补平泻手法，使针尖向上，逆时针捻转导气，令针感向前臂方向传导；太冲，直刺0.5~1.0寸，行提插捻转平泻手法，使针感布满足部，以患者耐受度为宜；足三里，直刺1.0~2.0寸，得气后针尖斜向上，行平补平泻手法，使针感向上传导；膈俞，针尖45°向下斜刺0.5~0.8寸，不可深刺，行捻转平补平泻手法，使局部有酸胀感，或可向两肋间放射；血海，直刺1.0~1.5寸，得气后行提插捻转平泻法，使局部有酸胀感，可向髌部放散。留针20分钟。

## 四、岭南陈氏针法流派经验

循经配穴：按"经脉所通，主治所及"原则，局部取穴可调和患部经络气血。可将患者面部分为3个区域，眼支、上颌支、下颌支各为一个区域，根据病情选区域，每个区域每次选1个穴位，配合相关循经的远端配穴，如配合谷、足三里、曲池、外关、阳陵泉等。

辨症配穴：眼睑闭合不全配太阳、鱼腰、攒竹、阳白，面肌松弛配下关、颧髎、迎香，口角下垂配地仓、承浆、大迎。按病情辨证选取相关脏腑背俞穴（肝俞、肺俞、膈俞、脾俞、肾俞等），针刺或温灸15~20分钟，或用梅花针在患侧眼、面部轻轻叩刺。

### 五、其他疗法

**1.耳穴贴压** 交替选肝、脾、目、神门等穴，一次3～4个穴位，用王不留行籽贴压，每3～4天依据辨证更换穴位一次。

**2.电针** 可按病情适当配用电针仪，选连续波通电10～20分钟，强度以患者局部肌肉微跳动且能耐受为度。

**3.灸法** 眼支、上颌支、下颌支各为一个区域，眼支选太阳、阳白，上颌支选颧髎、迎香，下颌支选地仓、承浆，每次每个区域选取1穴，每穴悬灸10分钟，以局部皮肤温热、红晕为度。

**4.穴位注射** 用维生素$B_{12}$注射液注射太阳、阳白、颧髎、地仓、下关、翳风等穴，每次选2～4穴，每穴注入0.5ml，每日一次，隔日注射1次。

### 六、评述

本病为风寒、风热、热毒之邪乘虚侵袭面部筋脉，致经气阻滞，血瘀伤络，肌肉纵缓不收而成。合谷、颊车、运动下区（对侧）配合足三里、翳风能调和阳明经气血，通络去寒；合谷、颊车、运动下区（对侧）配合曲池能疏通面部经络气血，通络散热；足三里、运动下区（对侧）配合曲池、风池、太冲能调和肝胆气血，清热解毒；针刺合谷、太冲、足三里，配膈俞、血海可疏通筋络，活血祛瘀。

### 七、典型病案

**曾某，男，58岁。**

主诉：左侧口眼㖞斜10日。

现病史：感受风寒后，继现左侧口眼㖞斜10日。

查体：患者精神烦躁，左侧面肌松弛，额纹消失，眼睑闭合不全，露白约2mm，鼻唇沟变浅，示齿、鼓腮、吹哨等动作完成欠佳，口角右歪，食物滞留颊内，饮水渗液，舌淡，苔薄白，脉浮紧。

肌电图检查报告示：左侧面神经损害，颧支、颊支运动纤维受累，轴突损害。

诊断：中医诊断——面瘫（风寒袭络证）；西医诊断——周围性面神经麻痹。

治则：祛风散寒，养血通络。

主穴：合谷（右）、颊车（左）、运动下区（右）。

配穴：足三里（左）、翳风（左）。

操作：按安全操作进行针刺治疗，得气后留针20分钟，其间间歇行针1～2次。配用电磁灯照患面。出针后，配合王不留行籽贴压耳穴，取脾、目、肝点。

2诊：病者神情较宁静，诉经针刺后左面肌松弛改善，闭目尚露隙，额纹初现，舌脉同前。经治局部经络气血得以疏通，风寒之邪得以疏散，故疗效初现，前法合度，仍旨原意施治，取穴太阳（左）、颊车（左）、风池（左）、足三里（左）、外关（右）。

3诊：神情宁静，面肌松弛、闭目情况较前改善，饮水无明显漏液，舌淡苔薄腻，脉浮缓。此乃风寒之邪日渐疏散，经络气血渐复。选配背俞之肝俞加强补益气血之功，辨证取颧髎（左）、颊车（双，左补右泻）、合谷（右）。配合悬灸，眼支、上颌支、下颌支各为一个区域，眼支选太阳、阳白，上颌支选颧髎、迎香，下颌支选地仓、承浆，每次每个区域选取1穴，每穴悬灸10分钟，以局部皮肤温热、红晕为度。

4～6诊：额纹现，唇周肌微弛，闭目可，饮水渗液不显，无食物滞留颊内，舌淡，苔薄白，脉缓。风寒外邪已清，前法合度，继续予补益正气及经络气血之法施治，选穴阳白（左）、地仓（左）、足三里（右）、脾俞（右）。

7～9诊：患者神清气爽，闭目可，额纹及鼻唇沟现，饮水微渗液，撮唇口角微歪，为巩固疗效，隔日针一次，交替选太阳（左）、颊车（左）、足三里（左）、肝俞（右）、脾俞（右），平补，并嘱患者每日揉按面肌，促进恢复。

休息一周后，继续治疗一个疗程，隔日针治1次，按原旨辨证选穴。

再经10次治疗后，患者神情清爽，面肌活动正常，舌淡红，苔薄润，脉平。病已愈。

【按语】本例患者因身体虚弱，正气不足，感受风寒之邪侵袭，痹气滞留经络，致气血运行失调，病机为风寒袭络，选取合谷、足三里以调和阳明经气血，针刺颊车、翳风、运动下区、太阳、颧髎，能疏通面部经络气血。风池能调和肝胆气血；选取相关脏腑背俞穴，如肝俞（肝藏血，主筋）、脾俞（脾统血，主肌肉），可增强脏腑气血功能，促进康复。风寒之邪得祛，素体虚弱得补，气血渐盛，经络得通，诸症渐平。嘱患者畅情志，调和饮食并配合面部肌群锻炼以巩固疗效。

## 八、注意事项

（1）针灸对不同原因引起的面神经麻痹疗效差异性甚大。总的来说，属风热或风寒邪犯络所致的面瘫，经络气血损伤轻，故疗效较好。属热毒或血瘀伤络所致的，经络气血损伤重，故疗效较差，应辨证配合其他疗法，对原发病进行病因去除治疗才能奏效。

（2）针刺可改善患部血液循环，消除水肿，抗炎，故宜尽早施用。

（3）选穴宜精，交替使用，避免反复多次针刺同一穴位，损伤经络气血。

（4）面部应避风寒，戒食辛辣、酒类及刺激性食物，面部多揉按，增强肌力，每日点眼药水2~3次，以预防感染。

（5）大部分患者经及时治疗后可恢复。其中的特发性面神经麻痹患者，大部分可在发病后2~4周好转，3~4个月后完全康复。面神经完全麻痹的患者中，即使未接受任何治疗，70%的患者在发病6个月后也可得到完全恢复。

（6）针灸治疗周围性面瘫有很好的疗效，可作为首选方法。部分患者病程迁延日久，可因瘫痪肌肉出现挛缩，口角反牵向患侧，甚则出现面肌痉挛，形成"倒错"现象，为面神经麻痹后遗症，疗效较差。

（7）一般而言由无菌性炎症导致的面瘫预后较好，而由病毒等感染所致的面瘫预后较差。如果3个月至半年内不能恢复，多留有后遗症。

（8）部分患者可遗留有后遗症，如面肌痉挛、无力等。患者病程中闭眼受到影响时可并发同侧的角膜损伤或结膜损伤。面神经损伤后，面部肌肉的异常神经再支配，可使患者遗留面部联带运动。

## 九、生活调护

**1.防眼炎** 戴茶色镜或墨镜以免露睛流泪，采用戴眼罩、滴眼药水、涂眼药膏等方法防感染。

**2.防风寒** 面部避免吹风受凉，外出戴口罩，温水洗脸刷牙。

**3.防辛辣刺激** 戒除烟酒，禁食肥甘厚味之品。

**4.调情志** 进行心理护理，作息得当，防止疲劳。

**5.促进功能恢复训练**　可对镜进行面部肌群锻炼，多做鼓腮、吹气、闭目、扬眉等动作。

**6.预防面瘫及复发**　关键在于增强体质，提高抗病能力。

# 第十一节　脑血管意外后遗症

## 一、概念和病因病机

脑血管意外后遗症是指脑血管意外经救治之后（6个月以上）所遗留的轻重不等的表现为半身不遂、言语不利、口眼㖞斜、神志障碍等的疾病。其病因是脑血管意外之后脑组织缺血，或受血肿压迫、推移等使脑组织功能受损。如脑出血的部位大多数在内囊，可引起对侧松弛性偏瘫（包括下部）；左半球出血可伴有失语；急性期后偏瘫逐渐成为痉挛性，上肢屈曲、内收，下肢呈直伸，腱反射亢进，运动能力可有恢复。

针灸对该病的疗效与其病因、发病时的病情轻重有密切关系。如突然昏仆、长久不醒、脑出血或反复出血，血压仍高或不稳定，疗效就较差；如发病时神志清醒（或轻度短暂意识模糊），病为脑梗死，发病后血压接近正常且较稳定，一般疗效较好。

本病属中医中风后遗症范畴。中医认为，本病多因心、肝、肾三脏阴阳失调，导致气虚血瘀、风痰阻络、肝肾亏虚、筋骨失养。素体肝肾虚损，气血不和，阴阳失调，在诱因的作用下，如饮食不节、劳倦过度、情志过极等，就会产生风、火、痰、瘀等病理产物，痹阻脑脉；或发生肝阳上亢，肝风内动，气血逆乱，脏腑功能失调，最终导致血溢脑脉之外的中风发生。患者进入后遗症期后，虽然风火已消，但痰瘀仍壅阻经络血脉，气血不能流畅，或中风久延，耗伤气血，半身失养，而留偏瘫之证。

## 二、诊断依据

（1）脑血管意外病史。

（2）脑血管意外后遗留有偏瘫（半身不遂）、半侧肢体障碍、肢体麻木、偏盲、失语，或有交叉性瘫痪、交叉性感觉障碍、外眼肌麻痹、眼球震颤、构语困难、语言障碍、记忆力下降、口眼㖞斜、吞咽困难、呛食呛水、共济失调、头晕头痛等症状。

### 三、辨证论治

**1.肝阳上亢证** 除症见肢体瘫痪外，多伴有面红目赤，头眩痛，神烦胸闷，口苦，小便黄，大便结，舌质红，苔黄，脉弦。

治则：平肝潜阳，通络活血。

主穴：水沟、内关、三阴交、极泉、尺泽、委中。

配穴：风池、行间。

安全操作：患者取侧卧位。水沟，向鼻中隔方向斜刺进针0.2~0.3寸，针刺得气后，行平补平泻手法。内关，直刺0.5~1.0寸，平补平泻手法；三阴交，沿胫骨内侧缘直刺0.5~1.0寸，平补平泻手法；极泉，直刺1.0~1.5寸，平补平泻法；尺泽，屈肘为内角120°，直刺进针0.5~0.8寸，用平泻法，针感可从肘关节传到手指；委中，医者将毛巾或枕头垫于患者患肢大腿下，使膝关节微屈曲，直刺入穴位后，针尖向外15°，进针1.0~1.5寸，用平补平泻手法；风池，针尖朝鼻尖方向刺入0.5~1.0寸，平泻法，有酸胀感即可，不可深刺；行间，针尖略向上斜刺进针0.3~0.5寸，行平补平泻手法。留针20分钟。

**2.风痰阻络证** 肌肤不仁，手足麻木，突然发生口眼㖞斜，语言不利，口角流涎，舌强语謇，甚则半身不遂，或兼见手足拘挛，关节酸痛等症，舌淡苔薄白，脉浮数。

治则：祛风化痰，通络活血。

主穴：水沟、内关、三阴交、极泉、尺泽、委中。

配穴：丰隆、合谷。

安全操作：患者取侧卧位。水沟，向鼻中隔方向斜刺进针0.2~0.3寸，针刺得气后，行平补平泻手法；内关，直刺0.5~1.0寸，平补平泻手法；三阴交，沿胫骨内侧缘直刺0.5~1.0寸，平补平泻手法；极泉，直刺1.0~1.5寸，平补平泻法；尺泽，屈肘为内角120°，直刺进针0.5~0.8寸，用平泻法，针感可从肘关节传到手指；委中，医者将毛巾或枕头垫于患者患肢大腿下，使膝关节微屈曲，直刺入穴位后，针尖向外15°，进针1.0~1.5寸，用平补平泻手法；丰隆，直刺进针0.5~1.0寸，行导痰术，左右捻针，有酸胀感后，针慢慢提到天部，向上斜刺捻转进针到地部，得气后再把针慢慢提到天部，再向下斜刺到地部，行平补平泻手法留针；合谷，直刺0.5~1.0寸，行平补平泻手法。留针20分钟。

**3.气虚血瘀证** 除症见肢体瘫痪外，常伴有面色暗淡，神疲气短，头晕，口淡不渴，小便清，舌质淡，舌边有齿痕并杂有瘀斑，苔薄腻，脉浮大无力或弦细。

治则：行气活血，祛风通络。

主穴：水沟、内关、三阴交、极泉、尺泽、委中。

配穴：气海、足三里。

安全操作：患者取仰卧位。水沟，向鼻中隔方向斜刺0.2~0.3寸，针刺得气后，行平补平泻手法；内关，直刺0.5~1.0寸，进针得气后，行平补平泻手法；三阴交，沿胫骨内侧缘直刺0.5~1.0寸，平补平泻手法；极泉，直刺1.0~1.5寸，采用提插平补平泻法；尺泽，屈肘为内角120°，直刺进针0.5~0.8寸，用平泻法，针感可从肘关节传到手指；委中，医者将毛巾或枕头垫于患者患肢大腿下，使膝关节微屈曲，直刺入穴位后，针尖向外15°，进针1.0~1.5寸，用平补平泻手法；气海，直刺1.0~1.5寸，行平补法；足三里，直刺0.8~1.5寸，行平补手法。留针20分钟。

**4.痰热腑实证** 素有头痛眩晕，心烦易怒，突然发病，半身不遂，口舌喝斜，舌强语謇或不语，神识欠清或昏糊，肢体强急，痰多而黏，伴腹胀，便秘，舌质暗红，或有瘀点瘀斑，苔黄腻，脉弦滑或弦涩。

治则：通腑泄热，息风化痰。

主穴：水沟、内关、三阴交、极泉、尺泽、委中。

配穴：曲池、天枢、丰隆。

安全操作：患者取仰卧位。水沟，向鼻中隔方向斜刺进针0.2~0.3寸，针刺得气后，行平补平泻手法。内关，直刺0.5~1.0寸，平补平泻手法；三阴交，沿胫骨内侧缘直刺0.5~1.0寸，平补平泻手法；极泉，直刺1.0~1.5寸，平补平泻法；尺泽，屈肘为内角120°，直刺进针0.5~0.8寸，用平泻法，针感可从肘关节传到手指；委中，医者将毛巾或枕头垫于患者患肢大腿下，使膝关节微屈曲，直刺入穴位后，针尖向外15°，进针1.0~1.5寸，用平补平泻手法；曲池，直刺0.8~1.2寸，平泻手法。天枢，直刺1.0~1.5寸，平泻手法；丰隆，直刺进针0.5~1.0寸，行导痰术，左右捻针，有酸胀感后，针慢慢提到天部，向上斜刺捻转进针到地部，得气后再把针慢慢提到天部，再向下斜刺到地部。留针20分钟。

**5.阴虚风动证** 半身不遂，口舌㖞斜，舌强言謇或不语，感觉减退或消失，眩晕耳鸣，腰酸腿软，健忘失眠，咽干口燥，舌质红，少苔或无苔，脉弦细数。

治则：滋阴补肾，祛风养血。

主穴：水沟、内关、三阴交、极泉、尺泽、委中。

配穴：太溪、太冲。

安全操作：患者取仰卧位。水沟，向鼻中隔方向斜刺进针0.2~0.3寸，针刺得气后，行平补平泻手法；内关，直刺0.5~1.0寸，平补平泻手法；三阴交，沿胫骨内侧缘直刺0.5~1.0寸，平补平泻手法；极泉，直刺1.0~1.5寸，平补平泻法；尺泽，屈肘为内角120°，直刺进针0.5~0.8寸，用平泻法，针感可从肘关节传到手指；委中，医者将毛巾或枕头垫于患者患肢大腿下，使膝关节微屈曲，直刺入穴位后，针尖向外15°，进针1.0~1.5寸，用平补平泻手法；太溪，直刺0.5~1寸，行平补法。太冲，针尖斜刺进针0.5~1.0寸，行平泻手法。留针20分钟。

### 四、岭南陈氏针法流派经验

循经配穴：足太阳经取肝俞、肾俞、脾俞，手太阳经取小海、后溪，足少阳经取阳陵泉、足临泣，手少阳经取外关、支沟，足阳明经取足三里、梁丘，手阳明经取曲池、合谷。

辨症配穴：痰浊配丰隆、脾俞，气滞刺膻中、内关，血瘀取膈俞，头眩晕刺风池、百会，上肢瘫痪刺大杼、肩髃、合谷、外关，下肢瘫痪取环跳、阳陵泉、足三里、委中、解溪，语言不利配廉泉、天突，便秘刺天枢、支沟，尿潴留刺关元、中极、太冲、三阴交。

### 五、其他疗法

1.**穴位注射** 辨证取穴同上。实证可选丹参注射液或维生素B$_1$注射液，虚证选当归注射液，每穴注入0.5～1ml，每日1次。

2.**头针** 瘫痪取对侧运动区，震颤取舞蹈震颤区，失语选相应的语言区。

### 六、评述

本病多是在内伤积损的基础上，复因劳逸失度、情志不遂、饮酒饱食或外邪侵袭等触发，引起脏腑阴阳失调，血随气逆，肝阳暴张，内风旋动，夹痰夹火，横窜经脉，蒙蔽神窍，从而发生猝然昏仆、半身不遂诸症。急性期后，虽然风火已消，但痰瘀仍壅阻经络血脉，气血不能流畅，或中风久延，耗伤气血，半身失养，而留偏瘫之证。平补太溪，泻太冲、肝俞可养肾阴，平肝阳；取曲池、合谷，能疏通阳明之气血；刺三阴交、足三里，能补益三阴和旺盛阳明经气血；肾俞、关元有固肾扶正之功效；配脾俞、丰隆能健脾运，化痰浊；内关能宽中行气，膻中为气之会穴，两穴配合有宽胸散郁之功；膈俞为血会，刺之能旺血行而祛瘀；刺风池、百会，能清风阳，醒脑；刺廉泉、天突，能调和咽喉气机而恢复言语；内关为心包经络穴，心主血脉藏神，内关可调理心神，疏通气血；脑为元神之府，督脉入络脑，水沟为督脉穴，可醒脑开窍，调神导气。

### 七、典型病案

**张某，男，65岁。**

主诉：左侧肢体麻木乏力两月余。

病史：两个月前，患者无明显诱因出现头晕头痛，左侧肢体麻木乏力，就诊于住地医院，头颅MR示右顶枕叶多发腔隙性脑梗死，经入院行改善循环、营养脑神经、抗血小板聚集、康复等系统治疗后，患者病情稳定出院，转诊针灸科。

症见神清，精神稍倦，构音清楚，左侧肢体麻木乏力，左上肢可抬至平肩，持物握力差，可自行缓慢拖步行走数步，无发热恶寒、头晕头痛及心悸胸闷等不适，胃纳欠佳，小便调，大便溏。

查体：左上肢近端肌力4-级，远端肌力3级，左下肢近端肌力4-级，远端肌力3+级，末端肌力1-级；左侧肢体痛、触觉减弱；左侧双划征（+），其余神经系统查体未见明显异常。舌淡暗，苔白稍腻，脉沉细。

证脉合参，本病以左侧肢体麻木乏力为主症，有脑血管意外病史，兼有神疲，咳嗽咯痰，纳欠，大便溏，证属气虚血瘀型；因气虚清阳不升，故见神疲；脾气虚弱，故见纳欠，大便溏，脉沉细。咳嗽咯痰，舌苔白稍腻为痰浊内阻之象，舌质暗为瘀血之征。痰瘀阻络，肢体失养故见肢体麻木乏力。

诊断：中医诊断——中风（气虚血瘀证）；西医诊断——脑梗死。

治则：补气活血通络。

主穴：水沟、内关、三阴交、极泉、尺泽、委中。

配穴：气海、足三里、合谷。

按安全操作进行治疗，得气后留针20分钟，其间间歇行针1~2次。

艾条温灸：中脘、肾俞、气海、关元。每次选2穴，灸20分钟。嘱患者慎起居，清淡饮食，畅情志，配合肢体功能康复锻炼。

2诊：患者精神转佳，诉仍有肢体麻木乏力，纳可，二便调，舌淡红，苔白，脉细。上法得当，加刺头皮针运动上区。

3~5诊：患者神清气爽，诉肢体麻木乏力明显减轻，能缓慢行走百米，纳眠可，二便调。舌淡红，苔薄白，脉缓。经络气血得通，故肢体麻木乏力好转，按原治法，辨证交替选穴，经一个疗程10次治疗后，患者肢体麻木乏力续好转，可缓慢行走，查体见左侧上肢肌力4级，下肢肌力4+级。论治合度，经络气血运行得畅，痰瘀渐祛，脏腑阴阳得调，病势大去。仍按原法辨证施治，隔日治疗1次，并嘱患者每日自行用艾条温灸曲池、足三里，每次20分钟，再经两个疗程治疗后，诸恙悉平。终止针刺。嘱患者每日仍按原法用艾条温灸有关穴位，慎起居，畅情志，调饮食并配合肢体功能康复锻炼以巩固疗效。

【按语】本例患者因肝、脾、肾虚弱，导致痰瘀阻络，肢体经脉失养。病机为气虚痰瘀阻络，选取百会、印堂以升提气血；曲池、肝俞、脾俞、肾俞、太冲以调和气血，通经活络；针刺足三里、三阴交以补脾肾之气；配以血海、丰隆以活血祛痰；配合艾灸中脘、肾俞、脾俞、足三里、气海、关元等穴，以加强温补脾肾之力，气血渐盛，经络得通，肢体得养，诸症渐平。嘱其畅情志、调饮食并配合肢体功能康复锻炼以巩固疗效。

### 八、注意事项

（1）脑卒中病发前多有先兆症状，如头痛、眩晕、精神兴奋、肢体麻痹、无力、语言不利等。有这些先兆症状时除注意休息外，应及早治疗。针刺可取太冲、足三里、曲池、风池等穴，用泻法以降逆平肝通络。

（2）针灸治疗脑血管意外后遗症疗效较好，尤其对肢体运动、语言、吞咽等功能的康复具有明显促进作用。

（3）中风的治疗应注重针灸的早期干预，开始越早效果越好。针灸领域对缺血性中风急性治疗的研究显示，在缺血后立即给予针刺治疗，能使局部脑血流显著增加，使缺血组织局部维持有效的血供，对抗缺血引起的损伤；在缺血后行针刺治疗，可以增加局部组织供血，使脑梗死面积显著减小，神经功能得到有效的保护。

（4）脑卒中的部位、梗死灶或出血灶的大小、患者年龄、系统疾病等都可能影响预后。对于早期发现早期治疗的小病灶，预后效果相对理想。脑梗死后脑细胞死亡，脑组织损伤不可恢复，但部分神经功能可通过康复训练部分恢复。

（5）并发症有肺部感染、上消化道出血、褥疮、高血压等，病情加重可出现中枢性瘫痪、周围神经性瘫痪。

（6）针刺能改善脑动脉的弹性和紧张度，扩张血管，改善脑部血液循环，提高脑组织的氧分压，增加病灶周围脑细胞的营养，促进脑组织的修复。针刺还可清除自由基，调节钙稳定，纠正中枢单胺类神经递质的代谢紊乱，降低中枢兴奋性氨基酸及一氧化氮的含量，从而保护缺血性脑损伤。

### 九、生活调护

（1）做好心理疏导，使患者拥有良好的心理状况与平稳的情绪。

（2）合理饮食，正常人也可执行糖尿病饮食。

（3）进行适当的有氧运动（心率=170-年龄），如快步走、慢跑、骑车、太极拳等。

（4）鼓励、协助、暗示患者最大限度地自理，提高生活质量。

（5）高血压、动脉硬化患者，平时宜注意合理的生活作息，适当参加户外体育活动，不宜饮酒、暴食及过劳，情绪宜乐观，避免抑郁或过激，否则极易引起血随气逆，上冲于脑,而加重病情。

（6）如中风病发，除积极治疗外，患者还应保持乐观情绪，根据病情进行适当的瘫痪肢体功能锻炼（如语言不利应同时进行发音锻炼），以加速机体的功能恢复。

# 第十二节　高血压

## 一、概念和病因病机

高血压是一种以动脉血压持续升高（收缩压 ≥ 140mmHg，舒张压 ≥ 90mmHg）为主要表现的慢性疾病，常引起心、脑、肾等重要器官的病变，并出现相应的后果。临床上可分为原发性与继发性两大类。原因尚未明确的高血压称为原发性高血压。血压升高是某些疾病的表现，有明确而独立的病因，称为继发性高血压。部分患者可有头晕、头痛、眼花、耳鸣等不适。本病患者多有家族高血压病史，多发于肥胖、过分摄取盐分、过度饮酒等人群。

本病属于中医学眩晕、头痛范畴，多因七情过度，或过量饮酒、过食肥腻辛辣之物，使肝肾阴阳失调所致。亦可因病人的体质和其他因素致阴虚或偏阳，或兼夹痰湿等而诱发。

## 二、诊断依据

（1）一天3次不同时间段的检查核实后，收缩压达到或超过140mmHg，舒张压达到或超过90mmHg，可确诊高血压。

（2）早期可无症状，或有头痛、头晕、头胀、耳鸣、心悸等，也可伴随失眠、健忘、易疲劳、腰膝酸软等症状。

## 三、辨证论治

**1.肝阳上亢证**　神烦易怒，面红目赤，头痛微晕，口干苦，心悸，胸胁痛，失眠多梦，小便黄，大便结，舌尖红，苔黄，脉弦。

治则：平肝潜阳。

主穴：风池、太溪、太冲、阳陵泉。

配穴：合谷、行间。

安全操作：患者取侧卧位。风池，针尖朝鼻尖方向刺入0.5～1.0寸，平泻法，有酸胀感即可，不可深刺；太溪，直刺0.5～1寸，平补法；太冲，针尖斜向上45°进针0.5～1.0寸，行平泻手法；阳陵泉，直刺1.0～1.5寸，行平补平泻手法；合谷，直刺0.5～1.0寸，行平泻手法；行间，直刺0.5～0.8寸，行平泻法。

**2.痰湿中阻证**　头晕头胀，沉重如裹，胸闷多痰，肢体沉重麻木，苔腻，脉滑。

治则：运脾和中，除湿祛痰。

主穴：风池、太溪、太冲、阳陵泉。

配穴：中脘、丰隆、百劳。

安全操作：患者取坐位。风池，针尖朝鼻尖方向刺入0.5～1.0寸，平泻法，有酸胀感即可，不可深刺；太溪，直刺0.5～1.0寸，平补法；太冲，针尖斜向上45°进针0.5～1.0寸，行平泻手法；阳陵泉，直刺1.0～1.5寸，行平补平泻手法；中脘，直刺0.5～1.0寸，行平补平泻法；丰隆，直刺进针0.5～1.0寸，行导痰术，左右捻针，有酸胀感后，针慢慢提到天部，向上斜刺捻转进针到地部，得气后再把针慢慢提到天部，再向下斜刺到地部，留针；百劳，直刺进针0.5～1.0寸，行平泻法。

**3.瘀阻脑络证**　头晕头痛如刺，痛有定处，胸闷心悸，舌质紫暗，脉细涩。

治则：活血化瘀，理气止痛。

主穴：风池、太溪、太冲、阳陵泉。

配穴：血海、膈俞、百劳。

安全操作：患者取侧卧位。风池，针尖朝鼻尖方向刺入0.5～1.0寸，平泻法，有酸胀感即可，不可深刺；太溪，直刺0.5～1.0寸，平补法；太冲，针尖斜向上45°进针0.5～1.0寸，行平泻手法；阳陵泉，直刺1.0～1.5寸，行平补平泻手法；血海，直刺1.0～1.5寸，行平补平泻手法；膈俞，针尖向下45°斜刺进针0.5～1.0寸，行平泻手法；百劳，直刺进针0.5～1.0寸，行平泻法。

**4.气血不足证** 头晕时作，少气乏力，动则气短，头部空痛，自汗或盗汗，心悸失眠，舌质淡，脉沉细无力。

治则：调理脾胃，补益气血。

主穴：百会、风池、太溪、太冲、阳陵泉。

配穴：中脘、气海、三阴交。

安全操作：患者取侧卧位。百会，沿督脉方向斜向后15°进针0.5～1.0寸，行平补手法；风池，针尖朝鼻尖方向刺入0.5～1.0寸，平泻法，有酸胀感即可，不可深刺；太溪，直刺0.5～1.0寸，平补法；太冲，针尖斜向上45°进针0.5～1.0寸，行平泻手法；阳陵泉，直刺1.0～1.5寸，行平补平泻手法；中脘，直刺0.5～1.0寸，行平补平泻法；气海，直刺1.0～1.5寸，行平补手法；三阴交，沿胫骨内侧缘直刺0.5～1.0寸，平补手法。

**5.肝肾阴虚证** 神疲气短，面色暗淡，眩晕心悸，口淡，腰膝足痹，睡眠不宁，小便清或淡黄，舌质红，苔薄，脉弦细。

治则：滋肾潜阳。

主穴：百会、风池、太溪、太冲、阳陵泉。

配穴：肝俞、肾俞（补）、百劳。

安全操作：患者取坐位。百会，沿督脉方向斜向后15°进针0.5～1.0寸，平泻手法；风池，针尖朝鼻尖方向刺入0.5～1.0寸，平泻法，有酸胀感即可，不可深刺；太溪，直刺0.5～1.0寸，平补法；太冲，针尖斜向上45°进针0.5～1.0寸，行平泻手法；阳陵泉，直刺1.0～1.5寸，行平补平泻手法；肝俞、肾俞，针尖向下45°斜刺进针0.5～1.0寸，行平补手法；百劳，直刺进针0.5～1.0寸，行平补平泻法。

## 四、岭南陈氏针法流派经验

循经配穴：足厥阴肝经取太冲，足阳明胃经取足三里、人迎，手阳明大肠取曲池，足少阳胆经取风池

辨症配穴：胸闷心悸配内关，胃肠不适配上巨虚。

## 五、其他疗法

**1.耳穴贴压** 肝、肾、降压沟、神门、脑、心点，每次选3～4穴，用王

不留行籽贴压，每3日辨证更换穴位。

**2.梅花针**　轻叩刺风池和项背腰夹脊穴。

**3.穴位注射**　用丹参注射液，选肝俞、心俞、肾俞、膈俞等穴，每次选2~4穴，每穴注射药液0.5ml。

## 六、评述

本病多因情志内伤、饮食不节、劳倦损伤，或因年老体衰，肾精亏损等导致脏腑阴阳平衡失调，风火内生，痰瘀交阻，气血逆乱所致。泻刺百会、风池、太溪、太冲、阳陵泉，配伍合谷、行间，能平肝清上扰之风阳；配伍中脘、丰隆、百劳，有行气化痰之功；配伍血海、膈俞、百劳，能化瘀通络止痛；配伍中脘、气海、三阴交，有补益气血之效；配伍肝俞、肾俞、百劳，能滋养肝肾，补益阴精。

## 七、典型病案

**林某，男，45岁。**

主诉：反复头顶部疼痛半月余。

病史：半月前，患者因业务压力大出现头顶痛微晕，神烦易怒，胸胁痛，失眠多梦。因忙于工作，一直未就诊，于家中自测血压升高，为155/85mmHg。现症同前，精神稍倦，口干口苦，心悸，小便黄，大便结。神经系统查体未见异常，血压160/90mmHg，舌尖红，苔黄，脉弦数有力。

证脉合参，本病以头痛为主症，测血压升高，大于140/90mmHg，神经系统查体未见异常，兼有神烦易怒，胸胁痛，失眠多梦，证属肝阳上亢；因情志不遂，气机不畅，郁而化火，故见神烦易怒、胸胁痛、小便黄；肝火炎上，故症见头痛；肝肾阴阳失调，故见失眠多梦。

诊断：中医诊断——厥阴头痛（肝阳上亢证）；西医诊断——高血压。

治则：平肝潜阳。

主穴：风池、太溪、太冲、阳陵泉。

配穴：合谷、行间。

按安全操作进行治疗，得气后留针20分钟，其间间歇行针1~2次。

耳穴贴压：王不留行籽于肝、肾、降压沟、神门、脑、心点贴压。嘱患者注意调畅情志，清淡饮食。

2诊：患者精神转佳，表情和缓，诉头痛明显减轻，睡眠较前好转，舌尖红，苔黄，脉弦缓。上法得当，辨证选刺翳风、肾俞、气海、外关（透内关），平补平泻。测血压为140/85mmHg。

3~5诊：患者神清气爽，面露喜色，诉头痛基本消失，情志渐和，睡眠好转，纳眠可，二便调。舌淡，苔薄黄，脉弦缓。肾阴渐生，肝阳内潜，火不上扰，故头痛消失，诸恙渐平。按原治法，辨证交替选穴，隔日治疗10次后，头痛消失，测血压为135/80mmHg。终止治疗观察，并嘱患者畅情志，适当户外运动，调饮食，以巩固疗效，防止再发。

【按语】本例患者病属初起，因情志不畅，郁而化火，肝火炎上，肝肾阴阳失调所致，病机为肝阳亢盛。泻刺太冲、风池、阳陵泉，能平肝清上扰之风阳，疏肝利胆；补刺太溪，能滋肾阴而潜肝阳；平泻合谷、行间，能调和气血，清肝泄热，凉血安神，息风活络。肝阳内潜，肾阴渐生，故痛渐平，嘱其畅情志、调饮食以巩固疗效。本例因疾病初起，故疗程短，效果佳，若患病日久，常需配伍药物降压。另外患者应切记勿熬夜，放松精神，加强运动，调节情志，提高身体免疫力。

## 八、注意事项

（1）高血压需鉴别原发性和继发性。原发性高血压需做相关检查寻找靶器官损害以及相关危险因素，继发性高血压需结合病因根除治疗。

（2）本疗法主要通过刺激自主神经系统调节作用来达到降压目的，治疗原发性高血压效果较好，尤其对早期高血压降压作用较快，并能明显改善高血压患者的头痛、头胀、目眩、心悸、失眠等伴随症状，以肝阳上亢者疗效最明显。

（3）针灸对1、2级高血压病有较好的效果，对3级高血压可改善症状，应配合中西降压药物治疗。高血压脑病、高血压危象应采取综合治疗措施，慎用针灸。

（4）并发症有冠心病、不同程度的肾功能损伤、脑出血等。

（5）病情加重可出现高血压脑病、颅内出血、脑梗死、急性心力衰竭、肺水肿、急性冠状动脉综合征、主动脉夹层动脉瘤。

（6）针灸治疗高血压的作用机制与改善微循环，改善血液的浓、黏、聚状态，使外周阻力减少、血流动力平衡恢复正常有关。

## 九、生活调护

（1）少吃或不吃甜食，控制体重，防止超重。

（2）限盐（<5克/日），增钾（多吃海产动植物）。

（3）自我控制情绪，保持愉悦心态，避免紧张或激动。

（4）戒除烟酒。

（5）坚持体育锻炼，训练强度须依个人健康状况而异，如练太极拳、散步等。

（6）有条件测血压者，可在清晨刚醒而未起床时测基础血压，有利于调整药物。但勿因某次偶测血压值而自行加减药物。必要时作24小时血压监测。

（7）服扩张血管药物者，特别是老年人，要防止体位性低血压，由卧位改变到立位或转头时应缓慢，以防摔伤。

# 第十三节 糖尿病

## 一、概念和病因病机

糖尿病是一种代谢和内分泌失调的疾病，是由于胰岛功能减退而引起的物质代谢紊乱。碳水化合物代谢紊乱而致血糖升高、尿中有糖分，临床表现为"三多"（多饮、多食、多尿）、"一少"（体重减少），并伴有神疲乏力、肢体麻痹或疼痛、皮肤和会阴瘙痒等症状。严重时可出现酮症酸中毒，此时患者反而厌食、腹痛呕吐，甚至昏迷。糖尿病发病多缓慢，小儿发病多较急重。

糖尿病目前主要分为 β 细胞显著减少或消失导致胰岛素显著下降或绝对缺乏引起的1型糖尿病，胰岛素抵抗背景下的胰岛素分泌缺陷引起的2型糖尿病，以及 β 细胞功能遗传缺陷、胰岛素作用遗传缺陷、胰腺外分泌疾病（如囊性纤维化）、药物或化学物质诱发（如艾滋病治疗或器官移植后）所致的糖尿病、妊娠糖尿病等其他特殊类型。

本病属中医学消渴范畴，其多由饮食不节、过食肥腻辛燥，致内热蕴积、日久伤阴、阴不敛阳所致。燥阳上灼肺阴则烦渴引饮（上消），烁灼胃阴则消谷善饥（中消），肾阴亏损固摄无权则多尿（下消）。病虽与肺、胃、肾有关，但根源在肾，故治以滋肾阴为主。临床上本病可因病情深浅和患者体质不同而表现出不同的症状，出现上消或下消，也可三消（上消、中消、下消）皆现。

## 二、诊断依据

具备以下4条诊断标准之一便可诊断为糖尿病：

（1）糖化血红蛋白HbAlc ≥ 6.5%；

（2）FPG ≥ 7.0mmol/L；

（3）OGTT2hPG ≥ 11.1mmol/L；

（4）患者有高血糖症状或高血糖危象，随机血糖 ≥ 11.1mmol/L。

（注：如果没有明确的高血糖，标准1 ~ 3应通过重复检测来确定诊断。）

## 三、辨证论治

1.**燥热伤肺证**　烦渴多饮，口干咽燥，多食易饥，小便量多，大便干结。舌质红，苔薄黄，脉数。

治则：清肺润燥，健脾调肠。

主穴：足三里、三阴交、太溪、胰俞。

配穴：鱼际、合谷、肺俞。

安全操作：患者取侧卧位。足三里，针尖略向上斜刺0.8 ~ 1.5寸，行平补平泻手法，行导气针法，针感可沿足阳明胃经逐渐循股上行至股部和腹部；太溪，直刺0.5 ~ 0.8寸，行平补平泻手法；三阴交，进针时紧贴胫骨内侧缘直刺1.0 ~ 1.5寸，孕妇禁针，行平补平泻手法；肺俞、胰俞，向上或向下斜刺0.5 ~ 0.8寸，或向脊柱方向斜刺0.5 ~ 1.0寸，行平补平泻手法；鱼际，直刺0.5 ~ 0.8寸，行平补平泻手法；合谷，直刺0.5 ~ 0.8寸，孕妇禁针，针刺得气后行轻泻手法。留针20分钟。

2.**胃燥津伤证**　消谷善饥，大便秘结，口干欲饮，形体消瘦。舌红苔黄，脉滑有力。

治则：滋阴清热，润燥通便。

主穴：足三里、三阴交、太溪、胰俞。

配穴：中脘、内庭、胃俞。

安全操作：患者取侧卧位。足三里，针尖略向上斜刺0.8～1.5寸，行平补平泻手法，行导气针法，针感可沿足阳明胃经逐渐循股上行至股部和腹部；太溪，直刺0.5～0.8寸，行平补手法；三阴交，进针时紧贴胫骨内侧缘，直刺1.0～1.5寸，孕妇禁针，行平补平泻手法，进针得气后，针尖斜向上逆向捻针，使针感从腿部向上传；胰俞，向上或向下斜刺0.5～0.8寸，或向脊柱方向呈30°斜刺0.5～1.0寸，行平补平泻手法；胃俞，向下45°斜刺进针0.5～0.8寸，行平补平泻手法；中脘，直刺0.5～1.0寸，行平补平泻手法；内庭，斜刺0.3～0.5寸，针刺得气后行平泻手法。留针20分钟。

**3. 肾阴亏虚证**　尿频量多，浑如脂膏，头晕目眩，耳鸣，视物模糊，口干唇燥，失眠心烦。舌红无苔，脉细弦数。

治则：滋阴降火。

主穴：足三里、三阴交、太溪、胰俞。

配穴：照海、京门、肾俞。

安全操作：患者取俯卧位。足三里，针尖略向上斜刺0.8～1.5寸，行平补平泻手法，行导气针法，针感可沿足阳明胃经逐渐循股上行至股部和腹部；太溪，直刺0.5～0.8寸，行平补手法；三阴交，进针时紧贴胫骨内侧缘，直刺1.0～1.5寸，孕妇禁针，行平补平泻手法，进针得气后，针尖斜向上逆向捻针，使针感从腿部向上传；胰俞，向脊柱方向呈30°角斜刺0.5～1.0寸，行平补平泻手法；照海，直刺进针0.5～1.0寸，针刺得气后，行平补手法；京门，斜刺进针0.5～1.0寸，行平补平泻手法；肾俞，直刺0.5～1.0寸，平补手法，局部有酸胀感，肾俞不可深刺，以防刺伤肾脏。留针20分钟。

**4. 阴阳两虚证**　尿频，饮一溲一，色混如膏。面色黧黑，耳轮枯焦，腰膝酸软，消瘦显著，阳痿或月经不调，畏寒面浮。舌淡，苔白，脉沉细无力。

治则：调和阴阳，补肾健脾。

主穴：足三里、三阴交、太溪、胰俞。

配穴：肾俞、脾俞、血海。

安全操作：患者取侧卧位。足三里，针尖略向上斜刺0.8～1.5寸，行平补平泻手法，行导气针法，针感可沿足阳明胃经逐渐循股上行至股部和腹部；太溪，直刺 0.5~0.8 寸，行平补手法；三阴交，进针时紧贴胫骨内侧缘，直刺 1.0~1.5 寸，孕妇禁针，行平补平泻手法，进针得气后，针尖斜向上逆向捻针，使针感从腿部向上传；胰俞，向上或向下斜刺 0.5~0.8 寸，或向脊柱方向斜刺 0.5~1.0 寸，行平补平泻手法；脾俞，向下 45° 斜刺 0.5~0.8 寸，行平补平泻手法；肾俞，直刺 0.5~1.0 寸，平补手法，局部有酸胀感，肾俞不可深刺，以防刺伤肾，行平补平泻手法；血海直刺 1.5 寸，行平补平泻手法。留针 20 分钟

**5. 阴虚阳浮证**　尿频量多，烦渴面红，头痛恶心，口有异味，形瘦骨立，唇红口干，呼吸深快，或神昏迷蒙，四肢厥冷。舌质红绛，苔灰或焦黑，脉微数疾。

治则：滋阴潜阳。

主穴：足三里、三阴交、太溪、胰俞。

配穴：关元、内关、涌泉。

安全操作：患者取侧卧位。足三里，针尖略向上斜刺 0.8~1.5 寸，行平补平泻手法，行导气针法，针感可沿足阳明胃经逐渐循股上行至股部和腹部；太溪，直刺 0.5~0.8 寸，行平补手法；三阴交，进针时紧贴胫骨内侧缘，直刺 1.0~1.5 寸，孕妇禁针，行平补平泻手法，进针得气后，针尖斜向上逆向捻针，使针感从腿部向上传；胰俞，向脊柱方向斜刺 0.5~1.0 寸，行平补平泻手法；关元，需排尿后进针，孕妇慎针，直刺 1.0~1.5 寸，得气后行平补手法；内关，直刺 0.5~0.8 寸，针刺得气后，行平补平泻手法；涌泉，直刺 0.5~1.0 寸，针刺时防止刺伤足底主动脉弓，行平补平泻手法。留针 20 分钟。

## 四、岭南陈氏针法流派经验

辨症配穴：心悸加内关、心俞，不寐加神门、百会，视物模糊加天柱、光明，皮肤瘙痒加风市、血海、蠡沟，手足麻木加八邪、八风，肥胖加中脘、丰隆。

上消：主穴，足三里、三阴交、太溪；配穴，胰俞、鱼际、合谷、肺俞。

中消：主穴，足三里、三阴交、太溪；配穴，胰俞、中脘、内庭。

下消：主穴，足三里、三阴交、太溪；配穴，肾俞、胰俞、照海、京门。

循经配穴：足少阴经，阴谷、太溪、照海、复溜；足太阴经，三阴交、阴陵泉、公孙。

## 五、其他疗法

1. **穴位注射**　辨证取穴同上。每次选2～3穴，用丹参注射液，每穴注入0.5ml，每日1次。

2. **耳穴贴压**　选取肺、脾、胃、肾、胰点，用王不留行籽贴压。宜与体针同时施用。

## 六、评述

本病多由饮食不节、过食肥腻辛燥，致脾胃运化失职，积热伤阴，阴虚火旺，耗损肺、脾（胃）、肾诸脏。热伤肺阴，肺液干涸，敷布失职，则多饮而烦渴不止；邪伤胃阴，胃火炽盛，消谷善饮，则肌肉消瘦；热邪伤肾，肾阴亏虚，精气不足，固摄失权，精微不藏，则多尿而频，或有甜味，或如脂膏。阴损及阳，阴阳俱虚，阴虚不能制阳，阳气浮越于上。病虽与肺、胃、肾有关，但根源在肾，故治以滋肾阴为主。平补太溪、肾俞，灸关元，能滋肾阴，振奋肾阴而固本；平泻鱼际、肺俞，能养肺阴，清肺燥而解渴；平泻三阴交、胃俞，能调理脾胃气机而清胃火；胰点为临床经验穴；灸合谷、三焦俞，能调和气机而清肺燥；刺足三里、脾俞，能调和脾胃阴阳而清燥。

## 七、典型病案

**周某，男，66岁。**

主诉：口渴、尿频3月余。

病史：患者3个月前与友过食肥腻及饮酒，翌日则现烦渴、尿频，并感神疲肢怠、善饥，伴皮肤瘙痒。检空腹血糖14.2mmol/L，尿糖定性（++）、尿酮（-）。无糖尿病家族史。

查体：患者面容憔悴，需人扶入诊室。心肺正常，肝脾未扪及，腹股沟部皮肤色素沉着，分布散在性丘疹，四肢末梢浅感觉迟钝，膝反射迟钝，血压130/85mmHg，体重61kg。舌质淡，苔浊薄黄，脉滑细数。

诊断：中医诊断——消渴（胃燥津伤证）；西医诊断——糖尿病。

治则：滋肾阴，清胃燥。

主穴：足三里、三阴交、太溪、胰俞。

配穴：中脘、内庭、胃俞。

按安全操作进行治疗，得气后留针20分钟，其间间歇行针1~2次。

2诊：病者诉经针刺后疲乏、烦渴感改善，尚善饥、尿频，脉、舌同前。仍按原治法，加配耳穴肾点埋针，以加强固本扶正之效。

3~5诊：三消症状减轻，原每晚排尿5~6次，现已减为1~2次，神疲改善，脉缓细，舌淡苔薄。此乃肾阴得补，阴液散布，燥火稍平。交替补刺肾俞、关元，泻刺孔最、阴陵泉、鱼际、中脘，间歇用梅花针轻叩背腰夹脊穴，以疏通经气，调和阴阳。

6诊：患者神气清爽，面色苍黄渐退，语音清亮，步行1km到诊无疲累。每日饮水数杯，无烦渴、易饥，日排小便4~6次，皮肤瘙痒缓解，舌质淡红，苔薄白润，脉细缓。复查空腹血糖8.3mmol/L，尿糖转阴。经治肾气始复，燥火渐退，病症渐瘥。

再经6周调治后，病者每日步行5km，自感体力胜任，口不渴，食量正常，晚上不需小解，皮肤瘙痒及丘疹消失，复检血、尿糖正常。三消症候缓解，舌质淡红，苔薄润，脉缓，症已平。为巩固疗效，嘱病者自行用艾条温灸脐下任脉经穴及足三里、涌泉，早晚各1次，每次30分钟。终止针灸治疗观察。

半年后病者从侨居地澳大利亚来信，诉病已愈，先后在住地医院多次复查血糖均正常。

【按语】此例病由饮食不节、过食肥腻辛燥，致脾胃运化失职，积热伤阴，邪伤胃阴，胃火炽盛，消谷善饥，肌肉消瘦。治法采用标本同治，着重治本。滋阴清热，润燥通便，待燥火平复则能使脏腑阴阳平衡，故病可除。平泻三阴交、胃俞，能调理脾胃气机而清胃火；胰点为临床经验穴；刺足三里、脾俞，能调和脾胃阴阳而清燥。

## 八、注意事项

（1）针灸可以刺激胰岛素分泌，改善糖代谢，达到降血糖的目的。

（2）并发症的预防：要早期、长期、个体化。应积极而理性地治疗并发症，提高患者生活质量，纠正血糖、血脂、血压，消除症状，防止发生心神脑方面的并发症。

（3）为系统观察病情，可在针灸前检测空腹和餐后2小时血糖、尿糖、尿酮。病情较轻者，可每周检尿糖1次，每3～4周检查血糖1次。重症患者应按照病情需要及时检查。

（4）针刺治疗糖尿病，操作前，针刺部必须经严密的消毒以防感染。同时，艾灸宜选悬灸法，以防灼伤皮肤，引起感染。如患者在接受针灸前已服降糖药或注射胰岛素，针灸时仍应按原量，待病情改善后，则可逐渐减量以至停用药物。若病情加重，针刺治疗和生活调护无法控制病情，要及时服用药物或注射胰岛素来控制血糖，防止并发症发生。

### 九、生活调护

（1）维持合理体重。

（2）注意糖尿病饮食，定时定量进餐，吃一些合理营养的膳食，在治疗期间，应控制进食米、面，可多进食黄豆、蔬菜、鸡蛋和瘦肉等补充营养。

（3）戒食糖、酒和其他辛辣刺激性食物。

（4）每天坚持适量的户外运动，注意合理的生活作息，这对增强体质、促进康复很有帮助。

（5）讲究个人卫生，预防感染。

# 第十四节　肥胖症

### 一、概念和病因病机

肥胖症是指人体内脂肪贮存过多。体内贮积的脂肪量超过正常标准20%即为肥胖。一般采用体重指数BMI〔体重（kg）／身高的平方（$m^2$）〕来判定，国内通常将BMI＞25判定为肥胖。例如：身高1.70m，体重80kg的人，其BMI=27.68，可判定为肥胖。肥胖症常因过食肥腻、甜食，摄入量超过机体热量的消耗，而致脂肪积聚，往往与神经、内分泌代谢失调有关。肥胖如兼见颈、小腹和臀部脂肪明显积聚，并出现一定的代谢失调症状，如容易疲乏、无力、出汗，或兼见各种神经官能症如头痛、心悸、腹胀等，则为肥胖症。肥胖症与多种疾病，如高血压、冠心病、脑血管疾病、糖尿病、高脂血症等密切相关。

中医学认为肥胖症多因过食肥甘之品，致油脂堆积，引起脾胃气机凝滞、痰湿内生而成病。如兼有肾阴不足，可同时出现肝阳偏亢的症状。本病在中医学中早有描述，中医认为本病多由先天禀赋不足、饮食不节、七情失调、脏腑功能失调等因素引起。《素问·示从容论》指出肥胖病的病机为肝郁、肾虚、脾虚。本病病位主要在脾和肌肉，病变可涉及心、肝、脾、肺、肾诸脏，但多以脾肾虚弱为本，水湿痰瘀为标，胃热气滞贯穿其间，三焦气化失常随行，虚实、寒热、阴阳兼杂，从而形成恶性循环，致痰湿内停日久，阻滞气血运行，致气滞或血瘀。气滞、痰湿、瘀血日久常可化热，而成郁热、痰热、湿热、瘀热。肥胖病变日久易诱发动脉硬化、高血压、糖尿病、痛风、胆石症、阳痿或月经不调等病症。

临床上肥胖症可分为单纯性和继发性两类。单纯性肥胖又可分为体质性和过食性两类。前者自幼即较肥胖，且有肥胖的家族史；而后者多有嗜食肥甘史。单纯性肥胖症患者形体虽胖，但无明显神经、内分泌功能障碍症状，苔多薄腻，脉濡滑。治以调和脾胃气机为主，针用平补平泻法。继发性肥胖诱发的原因较复杂，可因间脑、垂体、皮质醇分泌过多等继发，故每伴有相应的神经、内分泌功能失调的症状。治在调和脾胃气机同时，还应根据不同的病机辨证论治。

## 二、诊断依据

（1）按WHO推荐的BMI标准，BMI<18.5为低体重，18.5～24.9为正常，25～29.9为超重，30～34.9为I度肥胖，35.0～39.9为II度肥胖，≥40.0定为III度肥胖。

（2）WHO内脏脂肪型沉积的诊断标准：男性腰围≥94cm，女性腰围≥80cm即可诊断为腹型肥胖。亚太地区标准：男性腰围≥90cm，女性腰围≥80cm就是腹型肥胖；或虽男性腰围≤90cm，女性腰围≤80cm，但男性腰臀比（W/H）≥1.0，女性W/H≥0.9，并经腹部CT检测内脏脂肪面积在

100cm$^2$以上者就可诊断为内脏脂肪型沉积。

### 三、辨证论治

**1. 痰湿闭阻证** 肥胖臃肿，神疲乏力，身体困重，胸脘痞闷，四肢轻度浮肿，纳差，舌体胖大，边有齿痕，苔白腻，脉细濡。

治则：健脾益气，渗湿利水。

主穴：天枢、曲池、足三里。

配穴：丰隆、脾俞、阴陵泉。

安全操作：患者取侧卧位。天枢，直刺0.5～1.0寸，平补平泻法；曲池，直刺0.5～1.0寸，平补平泻法；足三里，直刺0.5～1.0寸，轻补法；丰隆，直刺进针0.5～1.0寸，用导痰术，左右捻转，有酸胀感，针慢慢提到天部，向上斜刺，再捻针，平补平泻法，感到酸麻后，再慢慢把针提到天部，再向下斜刺；脾俞，向下45°角斜刺0.5～0.8寸，行平补平泻手法；阴陵泉，直刺进针0.5～1.0寸，用平补平泻法。

**2. 胃肠腑热证** 患者形体肥胖，体重异常增加，多食，食欲亢进，脘腹胀满，或胃灼痛嘈杂，得食则颜面红润，口干苦，心烦，习惯性便秘，舌红，苔黄腻，脉弦滑。

治则：清胃泻火，调和脾胃。

主穴：天枢、曲池、足三里。

配穴：内庭、支沟、中脘。

安全操作：患者取仰卧位。天枢，直刺0.5～1.0寸，平补平泻法；曲池，直刺0.5～1.0寸，平泻法；足三里，直刺0.5～1.0寸，平补平泻法；内庭，逆着胃经循行的方向，向上斜刺0.3～0.5寸，平补平泻法；支沟，直刺0.5～1.0寸，平补平泻法；中脘，直刺0.5～1.0寸，平补平泻法。

**3. 肝郁气滞证** 体胖，面色紫红或暗红，心烦易怒，胸胁胀满，喜叹息，纳呆，舌暗，苔薄白，脉弦。

治则：疏肝解郁，调和脾胃。

主穴：天枢、曲池、足三里。

配穴：合谷、太冲、期门。

安全操作：患者取仰卧位。天枢，直刺0.5～1.0寸，平补平泻法；曲池，直刺0.5~1.0寸，平补平泻法；足三里，直刺0.5~1.0寸，平补平泻法；合谷，直刺0.5~1.0寸，平补平泻法，得气即可；太冲直刺0.3~0.5寸，平泻法；期门，将皮肤提起，平刺0.5~1.0寸，轻泻法，注意不要深刺。

**4. 脾肾阳虚证** 体胖，颜面虚浮，神疲嗜睡，短气乏力，腹胀便溏，自汗，气喘，动则更甚，畏寒肢冷，下肢浮肿，夜尿多，舌淡胖，苔薄白，脉沉细。

治则：温补脾肾，利水化饮。

主穴：天枢、曲池、足三里。

配穴：脾俞、肾俞、关元。

安全操作：患者取侧卧位。天枢，直刺0.5~1.0寸，平补平泻法；曲池直刺0.5~1.0寸，平补平泻法；足三里，直刺0.5~1.0寸，轻补法；脾俞，针尖向着脊柱外侧斜刺0.5~1.0寸，轻补法，局部有酸胀感；肾俞，直刺0.5~1.0寸，轻补法，局部有酸胀感；关元，直刺进针0.5~1.0寸，平补法。

### 四、岭南陈氏针法流派经验

循经配穴：手阳明经取合谷、曲池、臂臑；足阳明经取足三里、梁丘、丰隆、上巨虚、梁门、天枢；足太阴经取三阴交、阴陵泉、大横。

辨症配穴：神疲心悸配内关，腹胀取下脘、胃俞，多汗刺合谷、复溜，头痛刺风池或太阳，肝阳上亢泻太冲，补太溪；阳痿或月经不调针灸命门、关元、肾俞，痰湿重加刺丰隆。

### 五、其他疗法

1. **耳穴贴压** 交替选内分泌、胃、脾、肾点，每次取3~4个穴位，用王不留行籽贴压，每2~3天依据辨证更换穴位1次。

2. **刮痧** 膻中、中脘、脐周、天枢、关元、肾俞、三阴交、丰隆、足三里，先刮背部肾俞，然后刮膻中，再刮腹部的穴位，最后刮丰隆。腹部脐周和天枢不宜重刮，以出痧为度。

3. **埋线** 多选取天枢、带脉、风市、足三里等穴，埋入蛋白线，10日治疗1次，3~4次为一个疗程，同一穴位不宜重复使用多次。

4. **艾灸** 梁丘回旋灸5~10分钟，公孙温和灸10~20分钟，每天一次，

15~20次为1个疗程。

**5. 拔罐** 患者取仰卧位，在天枢、中脘、气海、关元、梁丘、足三里、丰隆、三阴交、公孙采用留罐法，留罐5分钟，隔日1次，10次为1个疗程。

## 六、评述

单纯性肥胖是多饮多食而致，这类患者通过针灸配合节食效果很好。继发性肥胖则是内分泌失调所致，多由内源性引起，必须同时结合诱发的病因，辨证论治。外感湿邪入里内蕴，侵袭脏腑，影响脏腑功能可致肥胖；胃肠腑热亢进可致肥胖；肝气郁滞，肝胆疏泄失常，影响脾之健运可致肥胖；脾肾阳虚，运化不利，水液在脏腑、腠理、肌肤之间停留过多可致肥胖。针灸除可减少肥胖症引起的疲乏、出汗和常见的各种神经官能症、并发症外，还可通过调和脾胃气机而直接减肥。针灸曲池、足三里、三阴交，能调和脾胃气机而去痰湿；刺内关可宁心益神；胃俞、中脘属胃经俞募穴，刺之能健运脾胃而去腹胀；刺合谷、复溜，能调和大肠和肾经经气而止汗；刺风池、太阳，能清上扰之风邪而去头痛；泻太冲、补太溪，能平肝滋肾；刺命门、关元、肾俞，能调和肾气。

## 七、典型病案

**刘某，男，22岁。**

**主诉：**身体肥胖4年余。

**病史：**4年前患者因学习紧张而进食增多，出现身体肥胖，近年来体重日益增加，现身高168cm，体重76kg，腹围97cm。血脂检查示：甘油三酯2.1mmol/L，总胆固醇5.8mmol/L，低密度脂蛋白及高密度脂蛋白均在正常范围。症见体形肥胖，食欲亢进，怕热多汗，口稍干苦，眠可，二便调，舌质红，苔微黄腻，脉滑有力。

**诊断：**中医诊断——肥胖症（胃肠腑热证）；西医诊断——单纯性肥胖。

**治则：**清胃泻火，调和脾胃。

**主穴：**天枢、曲池、足三里。

**配穴：**内庭、支沟、中脘。

按安全操作进行治疗，得气后留针20分钟，其间间歇行针1~2次。

2诊：患者诉针后食欲稍有减退，但稍动即汗出，身体较易劳累，继续行前方治疗，并加耳穴贴压，选取肝、脾、内分泌点，以王不留行籽贴压，嘱患者每日自行按压数次。嘱患者适量运动，坚持每日做仰卧起坐、跑步，自行用手揉按腹部。

3~4诊：食欲进一步减退，适量运动后无明显疲累感，自觉体态较前轻盈，遵原旨选穴胃区（左）、天枢（右）、合谷（左）、阴陵泉（右）。

5~6诊：食量控制可，每日定时、定量饮食，无明显消谷善饥，汗出减少，自觉穿衣较前略有宽松，在原方基础上加用脾俞以健脾益气，调胃理气。

7诊：精神抖擞，神采飞扬，喜诉体重已降至74kg，腹围减至93cm，前法合度，疗效已显，观患者腰部及大腿部脂肪积聚较显，故在调理脾胃的同时选取曲池、带脉、血海、风市以条达局部气血经络，祛脂消肿。

治疗一疗程10次后，患者体重72kg，腹围89cm，食欲及食量正常，运动后稍汗出，无疲累感，舌淡红，苔薄微黄，脉平和有力。嘱患者继续针灸治疗以巩固疗效，防止体重反弹。再行一疗程后，患者体重已降至66kg，腹围86cm，复查血脂各项指标均正常。嘱患者自行控制饮食，坚持适量运动，随诊。

【按语】本病为胃肠腑热性肥胖，热盛内蕴，脾胃气机不利，引起食欲亢进，多食而致胖。在治法上清胃泻火，减轻食欲，调和脾胃气机。针刺曲池、足三里能调和脾胃气机而去痰湿；中脘属胃经俞募穴，刺之能健运脾胃；在针刺同时，应配合其他辅助治疗，主要是控制饮食与坚持体育锻炼，宜低盐，减少蛋白质、脂肪、糖类的摄入，多食蔬菜。体育锻炼必须按循序渐进的原则，运动量和方式可按照不同体质、年龄而灵活调整。

## 八、注意事项

（1）对于肥胖，根据病因要分继发性和单纯性两个方面。继发性肥胖则是多由内分泌失调而致，必须同时结合诱发的病因，辨证论治。单纯性肥胖是多饮多食而致，针刺对单纯性肥胖症疗效较好。针灸除可减少肥胖症引起的疲乏、出汗和常见的各种神经官能症、并发症外，还可通过调和脾胃气机而直接减肥。

（2）注意高血压、冠心病等并发症的发生。体重持续增高会引起心血管方面的疾病，也还会引起骨关节的受损。所以患者应控制体重，注意饮食和运动，以免影响机体功能。

## 九、生活调护

（1）针灸减肥的同时应嘱咐患者加强体育锻炼，体育锻炼必须按循序渐进的原则。运动量和方式可按照不同体质、年龄而灵活调整。年老或有心血管疾患者可在早上进行慢、中速步行；如无明显心血管疾患，可进行慢、中速跑步，以后可随体质增强而递增运动强度与速度。适量的运动不但可提高肌张力，促进体内循环和新陈代谢功能，而且也可消除一部分热量，减少脂肪积聚。

（2）患者应注意合理饮食，适当控制饮食。减少蛋白、脂肪、糖类的摄入，多食蔬菜。

（3）应保持充足的睡眠，避免熬夜。

（4）注意减肥成功后也要在生活中继续坚持合理的饮食和运动，以免复发。

# 第十五节　感　冒

## 一、概念和病因病机

感冒是感染病毒或细菌引起的一种常见急性上呼吸道炎症，由病人飞沫及污染的食物、用具传播。

感冒包括普通感冒和流行性感冒。普通感冒也可称急性上呼吸道感染，是最常见的呼吸系统疾病之一，通常由细菌或病毒，包括鼻病毒、冠状病毒、呼吸道合胞病毒及一些腺病毒等引起；流行性感冒是由流行性感冒病毒引起的急性呼吸道传染病，是人类面临的主要公共健康问题之一。

中医学认为体质虚、卫阳不固，感受风邪或非正常之气候，则可致病，主要症状是恶寒、发热、头痛、咳嗽、喷嚏、流涕、四肢酸痛等。按临床表现可分为风寒、风热、暑湿3种。

## 二、诊断依据

### 1. 普通感冒诊断依据

（1）症状表现有鼻塞、流鼻涕、打喷嚏、流眼泪、咽痛、发热、咳嗽、四肢关节疼痛、全身乏力等。

（2）病原学检查：普通感冒的流感病原学检测呈阴性，或可找到相应的感染病原证据。

**2. 流行性感冒诊断依据**　具备下述临床症状之一及病原学检测结果阳性则可确诊。

（1）发热伴咳嗽或咽痛等急性呼吸道症状；

（2）发热伴原有慢性肺部疾病急性加重；

（3）婴幼儿和儿童发热，未伴其他症状和体征；

（4）老年人（年龄≥65岁）新发生呼吸道症状，或出现原有呼吸道症状加重，伴或未伴发热；

（5）重病患者出现发热或低体温。

## 三、辨证论治

**1. 风寒感冒**　患者多体弱，症见寒多热少，头晕痛，无汗或少汗，肢体酸痛，鼻流清涕，咽痒而咳，痰白而稀，舌苔薄白，脉浮细。

治则：疏风散寒。

主穴：大椎、合谷、风池。

配穴：足三里。

安全操作：患者取侧卧位。合谷，直刺0.5～1.0寸，局部酸胀可扩散至肘、肩、面部，针刺得气后，用平补平泻手法，逆时针捻转导气，使针感沿上臂向上传。针刺时针尖不宜偏向腕侧，以免刺破手背静脉网和掌深动脉而引起出血。此穴提插幅度不宜过大，以免伤及血管引起出血，孕妇禁针；大椎，直刺0.5～0.8寸，进针得气后，针尖向外斜刺，逆时针捻转导气，使针感沿头项部向上传，行泻法。足三里，直刺1.0～1.5寸，用平补平泻法，留针半小时。风池，针尖朝鼻尖方向斜刺0.5～1.0寸，行泻法，以针感传达头面鼻部为宜。

**2. 风热感冒**　患者体质较壮实或有郁热。症见发热，汗出，微恶风寒，头痛，鼻通气不畅，咽痛，咳嗽吐黄黏痰，舌苔薄黄，脉多浮数。

治则：疏风解热。

主穴：大椎、合谷、风池。

配穴：曲池、孔最、少商。

安全操作：患者取侧卧位。合谷，直刺0.5~1.0寸，局部酸胀可扩散全肘、肩、面部，针刺得气后，用平补平泻手法，逆时针捻转导气，使针感沿上臂向上传。针刺时针尖不宜偏向腕侧，以免刺破手背静脉网和掌深动脉而引起出血。此穴提插幅度不宜过大，以免伤及血管引起出血，孕妇禁针。大椎，直刺0.5~0.8寸，进针得气后，针尖向外斜刺，逆捻导气，使针感沿头项部向上传，行泻法。曲池，直刺1.0~1.5寸，针刺得气后，用泻法，逆时针捻转导气，使针感沿上臂向上传。风池，针尖朝鼻尖方向斜刺0.5~1.0寸，行泻法，以针感传达头面鼻部为宜。孔最，针刺1.0~1.5寸，行平补平泻法。少商，针刺0.1~0.2寸，行泻法，或用三棱针点刺出血。针刺后留针20分钟。

**3. 暑湿感冒**　见于夏节，头昏胀重，鼻塞流涕，恶寒发热，或热势不扬，无汗或少汗，胸闷泛恶，舌苔黄腻，脉濡数。

治则：清暑化湿。

主穴：大椎、合谷、风池。

配穴：阴陵泉。

安全操作：患者取侧卧位。合谷，直刺0.5~1.0寸，局部酸胀可扩散至肘、肩、面部，针刺得气后，用平补平泻手法，逆时针捻转导气，使针感沿上臂向上传。针刺时针尖不宜偏向腕侧，以免刺破手背静脉网和掌深动脉而引起出血。此穴提插幅度不宜过大，以免伤及血管引起出血，孕妇禁针。大椎，直刺0.5~0.8寸，进针得气后，针尖向外斜刺，逆时针捻转导气，使针感沿头项部向上传，行泻法。风池，针尖朝鼻尖方向斜刺0.5~1.0寸，行泻法，以针感传达头面鼻部为宜。阴陵泉，直刺1.0~1.5寸，用平补平泻法。留针20分钟。

## 四、岭南陈氏针法流派经验

辨经配穴：手太阴经取尺泽、孔最、列缺、少商，手阳明经取合谷、曲池、迎香。

辨症配穴：发热配曲池，能解表、发汗、退热；头痛加刺太阳或风池，能清阳止痛；鼻塞加迎香，能通窍；咳嗽配孔最或天突，能清肺止咳；咽痛刺少商出血，能泻肺火而利咽；食欲不振配足三里，能健脾胃而增进食欲；肢体酸痛用梅花针叩刺项、背腰夹脊穴，能疏解经络表邪而去肢体酸痛。

## 五、其他疗法

**1.艾灸**　风门、肺俞，每次取1～2穴，交替使用，以艾卷作雀啄灸，由距皮肤2.5cm处渐近，以觉灼痛为度，共灸5壮。

**2.拔罐**　督脉经线（大椎至至阳）、膀胱经线（大杼至大肠俞）。

上述二组任取一组，症状轻者也可仅取第1组，一般病人上穴均取。患者取坐位，头前倾，在所选经脉穴区涂，薄薄一层石蜡油。用闪火法，先吸拔大椎穴区，之后手扶罐体慢慢下移至至阳区，再上推至大椎，如是往返6～8次，使局部皮肤潮红或出现瘀血，再留罐于大椎。如所有经线均拔，则先不留罐，用同样方法在背部两侧之经线往返吸拔推移，最后留罐于大椎，5分钟后去罐。每日或隔日1次。

**3.三棱针**　大椎、尺泽、耳尖、少商。消毒后，用三棱针点刺，使其自然出血。大椎可加拔火罐。本法适用于风热感冒。

## 六、评述

感冒包括普通感冒和流行性感冒。流行性感冒是由流行性感冒病毒引起的急性呼吸道传染病。中医学认为体质虚、卫阳不固，感受风邪或非正常之气候侵袭，则可致病；所受湿邪被风寒所遏，疏泄受阻而发病。治疗在疏散风热、散寒解表、疏风祛湿的同时固表盛阳气，健运脾胃而增强体质。大椎为手足三阳经的交会穴，刺之可疏泄阳邪；合谷为手阳明经穴，与肺经相表里，刺之有解表、发汗、退热、宣通肺气、止咳的作用；风池为阳维之会，配合大椎、合谷能祛风解表；足三里为强壮保健要穴，可增强身体免疫力；曲池为大肠经的合穴，能通上达下，通利达表，既可清外之风热，又能泻在内之火邪，是表里双清的要穴，具有疏散风热、解表散邪之功；孔最为手太阴经的郄穴，有清热止血、润肺理气的作用；少商为手太阴肺经的井穴，善清肺泻火，驱邪外出，治疗风热感冒；阴陵泉为脾经的合穴，有清热利湿、健脾理气之功。

## 七、典型病案

**林某，女，28岁。**

主诉：发热伴头痛、咽痛2天。

病史：神疲，四肢酸软，面色微红。

查体：体温38.5℃，咽部充血，扁桃体无肿胀，心肺无异常，腹软，肝脾未扪及，舌红，苔薄黄腻，脉浮数。

诊断：中医诊断——感冒（风热感冒）；西医诊断——急性上呼吸道感染。

治则：疏风解热。

主穴：大椎、合谷。

配穴：曲池、风池、孔最、少商。

按安全操作进行治疗，得气后留针20分钟，其间间歇行针1~2次。

2诊：患者热已退，精神可，自诉四肢疲软改善，仍有少许咽痛，胃纳欠佳，脉浮缓，舌淡苔薄黄。此乃热邪渐祛，正气未复，故按原旨选穴，去少商，加配足三里以健脾益气，增进食欲。

3诊：患者神采奕奕，诉四肢无倦感，头痛、咽痛不明显，食欲增强，胃纳可，脉象平和，舌淡红苔微黄。此时外感得祛，正气渐复，病将愈矣。嘱患者注意合理生活作息，清淡饮食。再针治2次，巩固疗效。

【按语】本案患者因感受外邪，卫阳不固而风热感冒，需疏风解热，散去外邪之外还需兼顾固表盛阳气，健运脾胃而增强体质。大椎是手、足三阳经之会穴，刺之可疏泄阳邪；合谷、曲池为手阳明经穴，与肺经相表里，刺之有解表、发汗、退热、宣通肺气、止咳的作用；孔最为手太阴经的郄穴，有清热止血、润肺理气的作用；少商为手太阴肺经的井穴，善清肺泻火，驱邪外出，治疗风热感冒疗效很强；风池为阳维之会，配合大椎、合谷能祛风解表；足三里为强壮保健要穴，可增强身体免疫力。

## 八、注意事项

（1）感冒预后都比较良好，有时稍加调节身体功能即可治好。针刺治疗感冒能明显改善症状。也可行背部走罐，缓解周身酸楚，加强疗效。如无并发症5~7天可痊愈。

（2）感冒流行期间，早晚温灸大椎、足三里，每次15~20分钟，可旺盛阳气而固表，健运脾胃而增强体质，是预防流感的有效措施。

（3）要及早治疗，避免疾病进一步加重及累及其他脏腑、器官，发生肺内感染、心肌炎等并发症。出现高热不退、咳嗽加剧、咳吐血痰等症时，可采取综合疗法进行治疗。

## 九、生活调护

（1）治疗期间嘱咐患者注意休息，多饮水，促进发汗和诽尿。

（2）注意保暖，保持充足的睡眠。

# 第十六节　支气管哮喘

## 一、概念和病因病机

支气管哮喘是一种变态反应性疾病，由于中小支气管痉挛，分泌物增多而表现为喘鸣性呼吸困难。其发生与遗传、中枢神经系统失调和环境因素有关，感染、气候改变、环境污染、精神因素、药物等均可诱发。其典型表现为反复发作的胸闷、气喘、呼吸困难、咳嗽，在发作前常有鼻通气不畅、打喷嚏等先兆症状，发作严重者可出现严重呼气性呼吸困难、低氧血症。

本病属中医学哮证、喘证的范畴。中医认为本病与肺、脾、肾气失调有关。肺虚则气失宣降，病理因素主要以"痰"为主，脾虚则健运失调而聚液成痰，肾虚则不能纳气。肺脾肾三脏素虚，影响津液的正常输布，痰饮内伏，感受风寒、风热，吸入花粉、烟尘等，肺气失宣，津液凝聚，阻塞气道，而致本病。也可因过食咸味、肥腻，或进食鱼虾，致脾失健运，聚湿生痰，内伏于肺，壅遏气道，而发为本病。

本病总属邪实正虚之证。发时以邪实为主，未发时以正虚为主，治疗上则"未发以扶正气为主，既发以攻邪气为主"，根据脏腑阴阳虚实的不同，辨证选取不同腧穴。临床上可根据症状将支气管哮喘分为发作期和缓解期。发作期患者应当及时采取西医有效措施来控制；缓解期采用针刺、中药来维持稳定，以免哮喘发作。本病应与肺气肿、肺源性心脏病和肾性浮肿所致的喘咳相区别。

## 二、诊断依据

（1）典型的患者根据反复发作的喘息并排除其他疾患即可诊断，对于不典型的患者要详细询问其有无发作性的喘息，有无反复的咳嗽。

（2）体格检查出现以呼气为主的哮鸣音。

（3）肺功能和气道反应性测定是诊断哮喘常用的生理学诊断方法。

（4）常规化验检查中，嗜酸性粒细胞的相对数和绝对数目增加。

## 三、辨证论治

**1. 肺气亏虚证**　平素自汗，怕风，常易感冒，每因气候变化而诱发。发病前喷嚏频作，鼻塞流清涕。舌苔薄白，脉濡。

治则：补益肺气，宣肺定喘。

主穴：定喘、关元。

配穴：肺俞、中府、太渊。

安全操作：患者取侧卧位或坐位。定喘，直刺0.5～1.0寸，得气后行捻转平补平泻法，使针感向颈部扩散；关元，需排尿后进针，孕妇慎用，直刺1.0～1.5寸，得气后行提插捻转平补手法；肺俞，45°角向下斜刺0.5～0.8寸，不可深刺，得气后行捻转平补手法，使针感向整个上背部扩散；中府，向外斜刺或平刺0.5～0.8寸，不可向内深刺，以免伤及脏器，得气后行平补平泻手法，使针感向胸部扩散；太渊，避开桡动脉，直刺0.3～0.5寸，得气后使针尖向上，行轻捻转平补法，使针感向上臂传导。留针20分钟。同时可灸定喘、肺俞、中府各10分钟。

**2. 脾气亏虚证**　平素痰多，倦怠无力，食少便溏，每因饮食失当而引发。舌苔薄白，脉细缓。

治则：健脾补气，化痰定喘。

主穴：定喘、关元 。

配穴：脾俞、章门、足三里。

安全操作：患者取侧卧位或坐位。定喘，直刺0.5~1.0寸，得气后行捻转平补平泻法，使针感向颈部扩散；关元，需排尿后进针，孕妇慎用，直刺1.0~1.5寸，得气后行提插捻转平补手法；脾俞，45°向下斜刺0.5~1.0寸，得气后行捻转平补手法，使局部酸胀感向背腰部扩散；章门，直刺0.8~1.0寸，行平补平泻手法；足三里，针尖略向上斜刺0.8~1.5寸，行平补手法，使针感沿足阳明胃经逐渐向上传导，至腹部为最佳。留针20分钟。同时可灸定喘、关元、脾俞各10分钟。

**3. 肾气亏虚证** 平素气息短促，动则为甚。腰酸腿软，脑转耳鸣，不耐劳累，下肢欠温，小便清长。舌淡，脉沉细。

治则：补肾益气，纳气定喘。

主穴：定喘、关元。

配穴：肾俞、京门、太溪。

安全操作：患者取侧卧位或坐位。定喘，直刺0.5~1.0寸，得气后行捻转平补平泻法，使针感向颈部扩散；关元，需排尿后进针，孕妇慎用，直刺1.0~1.5寸，得气后行提插捻转平补手法；肾俞，直刺0.5~1.0寸，不可深刺，以防刺伤肾脏，行平补手法，使局部有酸胀感；京门，直刺0.5~1.0寸，行平补手法，使针感向腰部扩散；太溪，直刺0.5~1.0寸，得气后使针尖向上，行捻转平补手法，使针感向小腿传导。留针20分钟。同时可灸定喘、关元、肾俞各10分钟。

## 四、岭南陈氏针法流派经验

辨经配穴：手太阴经取中府、尺泽、列缺、太渊；足少阴经取太溪、照海、阴谷、复溜。

辨症取穴：胸脘胀闷加膻中、内关，发热加曲池、大椎，食欲不振配足三里，气短灸关元、气海。

## 五、其他疗法

**1. 耳穴贴压** 取肺、脾、肾、支气管点，左右耳交替，用王不留行籽贴压。并嘱病人每日用手指按压多次，巩固疗效。

2. **艾条温灸** 气海、关元、足三里、风门、肺俞、脾俞、膏肓、肾俞交替使用，每次20分钟，以局部皮肤红晕为度。

3. **皮内针** 肺俞、脾俞、肾俞、膈俞，每次选取1~2穴，交替使用。

## 六、评述

针刺肺俞、脾俞、肾俞，能调补肺、脾、肾气；肺俞为足太阳经的背俞穴，是肺气转输、输注之处，有调补肺气、补虚清热的作用，泻之能宣通肺气而止喘；刺太溪能固肾纳气；取关元、气海能调和气机；针刺定喘能止咳平喘，舒筋活络；中府为肺之募穴，有止咳平喘、肃降肺气、健脾补气之功；太渊是肺经的原穴，有止咳化痰、扶正祛邪、通调血脉之功；章门是脾之募穴，有健脾补气、化痰定喘之功；京门是肾的募穴，募集肾经水液，有补肾益气、纳气定喘之功。

## 七、典型病案

**张某，女，13岁。**

主诉：反复发作性咳嗽、喘息6月余。

病史：患者于6月前不慎受凉后出现咳嗽、喘息，症状反复，每于天气变化时发作，甚时出现胸闷、呼吸困难，久治未效。

检查：患者形体清瘦，面色无华，胸郭对称无畸形，双肺可闻及散在哮鸣音，呼气相延长。舌质淡，苔薄白，脉细数。

证脉合参，小儿为稚阴稚阳之体，得病易虚易实，易寒易热。疾病反复发作，耗伤正气，正气亏损，卫外失固，虚邪贼风乘虚而入，故每于天气变化时发作。肺主气，肾主纳气，脾为后天之本，气血生化之源，肺脾肾虚，气机升降失常，留滞胸胁，故见胸闷、呼吸困难。此患儿以虚为主。

诊断：中医诊断——哮病（肺气亏虚证）；西医诊断——支气管哮喘。

治则：补肺益气，降气平喘。

主穴：定喘、关元。

配穴：肺俞、中府、太渊。

其他疗法：艾灸关元、气海、肺俞、脾俞、肾俞。

按安全操作进行治疗，得气后留针20分钟，其间间歇行针1~2次。

2诊：患者喜诉治疗后胸闷气短改善，温灸气海、关元后自觉一股暖气往上腹及会阴部传导。前法合度，按原治则辨证选穴，嘱患者坚持每日温灸气海、关元，左右耳交替贴压肺、气管、脾、肾等几个耳穴点，3天一换。

3~5诊：患者神情宁静，呼吸平顺，气短、胸闷明显改善。

病势渐去，仍依前法，隔日治疗1次。1个疗程15次治疗后，诸症悉平。终止治疗观察。嘱每日仍自行用艾条交替温灸肺俞、风门、肾俞、膻中、关元。避风寒，坚持户外运动，巩固疗效。

1年后患儿母亲因椎间盘疾患前来就诊，喜诉患儿哮喘未发作，因学业紧张未来复诊，仍坚持温灸气海、关元、肺俞。

【按语】此患儿家族有过敏病史，其先天禀赋不足，加之病前不慎受凉，正气虚弱，肺卫失固，腠理疏松，邪气易从肌表而入，发为此病。需在治疗中注重调理肺气，补脾肾。针刺肺俞、脾俞、肾俞，能调补肺、脾、肾气；肺俞穴为足太阳经的背俞穴，是肺气转输、输注之处，有调补肺气、补虚清热的作用，泻之能宣通肺气而止喘；刺太溪能固肾纳气；取关元、气海能调和气机；针刺定喘能止咳平喘，舒筋活络；中府为肺之募穴，有止咳平喘、肃降肺气、健脾补气之功；太渊是肺经的原穴，有止咳化痰、扶正祛邪、通调血脉之功。

## 八、注意事项

（1）针灸对缓解支气管哮喘发作症状有较好的疗效，大多预后良好，能将病情稳定控制，少数患者可能并发肺气肿和慢性肺源性心脏病。

（2）急性发作期以控制症状为主；缓解期以扶正、延缓发作为主。本章介绍的是缓解期的治疗方法。

（3）应尽早进行治疗，保持病情的稳定性。积极预防过敏原，以免急性发作和气胸、肺不张等并发症的发生。

（4）哮喘发作持续24小时以上，或经治疗12小时以上仍未能控制者，易导致严重缺氧、酸碱平衡破坏及电解质紊乱，出现呼吸、循环衰竭，宜采取综合措施治疗。

### 九、生活调护

（1）属于过敏体质者注意避免接触致敏原，尤其避免一次性大量接触花粉、烟尘等致敏物质。忌食刺激性、易致敏性食物。

（2）患者应积极锻炼，增强体质。

（3）患者应在季节交替气候变化时注意保暖，慎避风寒。

# 第十七节　胃、十二指肠溃疡

## 一、概念和病因病机

胃和十二指肠溃疡主要是指胃和十二指肠黏膜的局限性组织缺损、炎症与坏死性病变，深达黏膜肌层，因黏膜被胃酸、胃蛋白酶自身消化所致，故统称为消化性溃疡。多因长期食欲缺乏、精神过度紧张，自主神经功能紊乱而使胃壁细胞运动、分泌、营养改变发生溃疡。上腹疼痛是多数溃疡疾病的主要症状，这种疼痛有一定的规律性。胃溃疡的疼痛多在餐后1小时内出现，经1~2小时逐渐缓解；十二指肠溃疡疼痛发作较迟，多在进餐后2~3小时出现，持续至下次进食后。溃疡病发作期间上腹部可有局限性轻度压痛，胃溃疡的压痛常在上腹正中或偏左，十二指肠溃疡的压痛则偏右。如果疼痛加剧，则表明疾病进展，有出血甚至穿孔的可能。

本病属中医学的胃脘痛、胃气痛、嘈杂、吞酸等范畴。多因饮食不节，损伤脾胃，或忧思过度，致肝郁不达，肝气犯胃所致。

## 二、诊断依据

（1）有慢性、周期性反复发作的节律性上腹痛伴反酸。

（2）不伴有上消化道出血、穿孔史或现症者。

（3）X线钡餐检查病变处可见龛影，纤维胃镜可发现消化性溃疡病灶。

（4）快速尿素酶实验或13C、14C~UBT查Hp可呈阳。

（5）十二指肠溃疡胃酸浓度及胃液量显著增加。

（6）溃疡活动期粪便潜血试验可呈阳性。

## 三、辨证论治

**1. 寒邪犯胃证**　自觉胃中发冷，冷痛暴作，呕吐清水痰涎，遇寒痛甚，得温痛减，喜温喜按，口淡不渴。苔薄白，脉弦紧。

治则：温胃散寒，行气止痛。

主穴：中脘、足三里、内关。

配穴：胃俞、梁丘。

安全操作：患者取侧卧位。足三里，针尖略向上斜刺0.8～1.5寸，针刺得气后，行平补手法，后行导气法，部分针感可沿足阳明胃经逐渐循股上行至股部和腹部；内关，直刺0.5～0.8寸，针刺得气后，行平补平泻手法；中脘，直刺0.5～1.0寸，行平补手法，针尖切勿向上斜刺，以防引气上逆；胃俞，向下45°斜刺进针0.5～0.8寸，行平补平泻手法；梁丘，针尖向上斜刺0.5～0.8寸，行平补平泻手法。留针20分钟。

**2. 食滞胃肠证**　症见脘腹痞胀疼痛，厌食，嗳腐吞酸或呕吐不消化食物，吐后痛缓，肠鸣矢气，泻下不爽，便臭如败卵。苔厚腻，脉滑或实。

治则：消食导滞，和胃止痛。

主穴：足三里、中脘、内关。

配穴：梁门、公孙。

安全操作：患者取侧卧位。足三里，针尖略向上斜刺0.8～1.5寸，针刺得气后，行平补平泻手法，后行导气法，部分针感可沿足阳明胃经逐渐循股上行至股部和腹部；内关，直刺0.5～0.8寸，针刺得气后，行平补平泻手法；中脘，直刺0.5～1.0寸，行平补手法，针尖切勿向上斜刺，以防引气上逆；梁门，直刺0.5～1.0寸，行平补平泻手法；公孙，直刺0.5～1.0寸，行平补平泻手法。留针20分钟。

**3. 肝气犯胃证**　症见胃脘疼痛较剧，痛连胁肋，腹痛拒按。常伴有神烦焦躁，头痛，嗳气，反酸，大便结，舌质红，苔薄黄，脉弦。

治则：疏肝理气，和胃止痛。

主穴：中脘、内关、足三里。

配穴：太冲、合谷。

安全操作：患者取仰卧位。足三里，针尖略向上斜刺0.8~1.5寸，针刺得气后，行平补平泻手法，后行导气法，部分针感可沿足阳明胃经逐渐循股上行至股部和腹部；内关，直刺0.5~0.8寸，针刺得气后，行平补平泻手法；中脘，直刺0.5~1.0寸，行平补平泻手法，针尖切勿向上斜刺，以防引气上逆；太冲，沿足背直刺进针0.5~1.0寸，针刺得气后，行平泻手法；合谷，直刺0.5~1.0寸，行平补平泻手法。留针20分钟。

**4. 血瘀停胃证**　症见胃脘刺痛，痛有定处，固定不移，拒按，食后加重，或呕血或便血，舌质紫暗或有瘀点，脉弦涩。

治则：活血化瘀，通络止痛。

主穴：中脘、足三里、内关。

配穴：膈俞、肝俞。

安全操作：患者取侧卧位。足三里，针尖略向上斜刺0.8~1.5寸，行平补平泻手法，部分针感可沿足阳明胃经逐渐循股上行至股部和腹部；内关，直刺0.5~1.0寸，行平补平泻手法；中脘，直刺0.5~1.0寸，行平补平泻手法，针尖切勿向上斜刺，以防引气上逆；膈俞、肝俞，针尖向下45°斜刺进针0.5~1.0寸，行平泻手法。留针20分钟。

**5. 脾胃虚寒证**　症见胃脘胀满，隐隐作痛或间现阵痛，痛时喜按，遇寒痛甚，得热则缓，喜热饮，食欲减退，多食则腹胀。常伴有头晕肢怠，神疲少气等。舌质淡，苔薄白腻，脉细数。

治则：健脾和胃，温中散寒。

主穴：足三里、中脘、内关。

配穴；脾俞、胃俞。

安全操作：患者取侧卧位。足三里，针尖略向上斜刺0.8~1.5寸，行平补手法，部分针感可沿足阳明胃经逐渐循股上行至股部和腹部；内关，直刺0.5~1.0寸，行平补平泻手法；中脘，直刺0.5~1.0寸，行平补手法，针尖切勿向上斜刺，以防引气上逆。脾俞、胃俞，向下45°斜刺进针0.5~1.0寸，行平补手法。留针20分钟。

**6. 胃阴不足证**　症见患者胃痛隐隐，伴灼热感，口干舌燥，手足心热，不思食，舌红少苔，脉弦细。

治则：滋养胃阴，养阴清热。

主穴：足三里、中脘、内关。

配穴：太溪、内庭。

安全操作：患者取仰卧位。足三里，针尖略向上斜刺0.8~1.5寸，行平补手法，部分针感可沿足阳明胃经逐渐循股上行至股部和腹部；内关，直刺0.5~1.0寸，行平补平泻手法；中脘，直刺0.5~1.0寸，行平补平泻手法，针尖切勿向上斜刺，以防引气上逆；太溪，直刺0.5~0.8寸，行平补法；内庭，向上斜刺0.3~0.5寸，针刺得气后行平补平泻手法。留针20分钟。

**7. 胃热炽盛证**  症见胃脘灼热，嘈杂易饥而不欲食，口干便艰，手足心烦热，干呕，舌红，苔黄，脉弦滑数。

治则：清热泻火，通腑止痛。

主穴：足三里、中脘、内关。

配穴：尺泽、内庭。

安全操作：患者取仰卧位。足三里，针尖略向上斜刺0.8~1.5寸，行平补平泻手法，部分针感可沿足阳明胃经逐渐循股上行至股部和腹部；内关，直刺0.5~1.0寸，行平补平泻手法；中脘，直刺0.5~1.0寸，行平补平泻手法，针尖切勿向上斜刺，以防引气上逆；尺泽，直刺1.0~1.5寸，针刺得气后行平泻手法；内庭，沿脚背方向向上斜刺0.3~0.5寸，行平泻法。留针20分钟。

### 四、岭南陈氏针法流派经验

辨经配穴：足阳明经取足三里、梁丘、内庭、天枢，足太阴经取阴陵泉、三阴交、公孙，任脉取中脘、气海、关元、承浆。

辨症配穴：慢性胃炎配上脘、胃俞，十二指肠溃疡配梁门、天枢，脾虚腹胀加灸中脘、气海，胁痛刺阳陵泉，血瘀不化配膈俞。刺内关、中脘，有调气和中之效，温灸气海能补益元气，随症配伍相应背俞穴有直接调整相应内脏功能的作用。

### 五、其他疗法

**1. 穴位注射**  辨证取穴同上。虚寒型可选维生素$B_{12}$注射液，气郁型选用丹参注射液，每穴注入0.5~1ml，每日1次。

2. **耳穴贴压**　选胃、脾、肝、三焦、神门点，每次2～3穴，用王不留行籽贴压，每3～4日辨证交替选穴一次，嘱患者多自行按压穴点。

3. **艾灸**　悬灸或隔姜灸足三里，10～15分钟。

## 六、评述

中医学认为此病发病多因寒凝胃脘，阳气被遏，气机阻滞；饮食不节，积滞肠腑，阻遏胃气；肝气郁结，横逆犯胃，胃气阻滞；瘀血内结，气滞不通，阻遏胃气，不通则痛；饮食不节，损伤脾胃，胃脘气机阻滞，不通则痛；胃阴亏耗，胃失濡养，胃脘灼痛；胃火内积，胃热消谷，煎灼津液而致。针灸足三里、三阴交，能调和脾胃气机；取太冲、阳陵泉，能疏肝胆气郁；梁丘为胃经郄穴，能治胃急痛；刺内关、中脘，有调气和中之效；温灸气海能补益元气；随症配伍相应背俞穴，如胃俞、脾俞、膈俞、肝俞有直接调整相应内脏功能的作用。

## 七、典型病案

**陈某，男，37岁。**

主诉：反复上腹部隐痛5个月余。

病史：患者5个月前因工作紧张、饮食不节出现上腹部疼痛，呈隐隐作痛，常于餐后3小时左右发生，痛时喜温喜按，进食冷饮冷食后疼痛明显，餐后常感觉脘腹胀满不化。平素畏寒，面色黄而少华，精神不振，少气懒言，纳少，眠一般，小便尚可，大便稀溏。舌淡，苔白腻，舌边有齿痕，脉沉。查体示上腹部肌肉稍紧张，偏右有局限性轻压痛。一周前曾于外院行胃镜检查，提示十二指肠球部溃疡活动期，快速尿素酶实验(＋)。

诊断：中医诊断——胃脘痛（脾胃虚寒证）；西医诊断——十二指肠球部溃疡。

治则：温中散寒，益气健脾。

主穴：足三里、内关、中脘。

配穴：脾俞、胃俞。

按安全操作进行治疗，得气后留针20分钟，其间间歇行针1~2次。

2诊：患者诉治疗后上腹疼痛程度较前有所减轻，且纳差、餐后饱胀、神疲等症较前好转，但上腹疼痛仍频繁发作。舌淡红，苔白腻，舌边有齿痕，脉细。患者脾胃虚寒，运化失调，饮食不节，致食积于中而胃失和降。依前法取足三里、三阴交，刺法同前，加配内关、中脘。内关，进针得气后，针尖向上斜刺，逆捻导气，使针感上传；中脘，向下斜刺进针，得气后顺捻导气，使针感向下传。最后温灸脾俞、胃俞。同时嘱患者忌过饥过饱或进食生冷坚硬、辛辣厚味之品，并戒除烟酒。

3~5诊：诉上腹部疼痛较前好转，发作次数较前有所减少，疼痛程度亦降低。但仍面色少华，餐后易饱胀，胃脘部喜温喜按，大便仍稀溏，时夹有食物残渣。舌淡，苔白腻，边有齿痕，脉细。患者各症俱减，但脾胃运化功能仍较差，宜酌益肾以温煦脾土，在原治则基础上辨证选穴，并加艾条温灸气海、肾俞，温肾助阳。

6~10诊：患者诉诸症俱减，上腹部偶有隐痛，疼痛较轻，餐后饱胀感明显好转，大便虽仍稀溏，但未见食物残渣。舌淡红，苔淡白，边微现齿痕，脉缓。治疗有效，仍按原方义辨证取穴，足三里、三阴交左右交替取穴，并交替选取中脘、上脘、气海、关元、神阙、肾俞、膀胱俞、脾俞、胃俞等穴，以艾条温灸20分钟。

经10次辨证施治后，患者胃脘疼痛未发，进食如常，饭后间现饱胀，大便成形，精力充沛，面色有华，舌淡红，苔薄白，齿痕平，脉缓。复查胃镜显示溃疡缩小变浅，进入愈合期。诸症平，终止治疗观察。嘱患者每日自行以艾条温灸中脘、神阙、肾俞、脾俞、胃俞、足三里等穴。

【按语】中医学认为本病发病多因饮食不节，损伤脾胃，胃脘气机阻滞，不通则痛。在治法中需注重温中散寒、益气健脾。针灸足三里，能调和脾胃气机；刺内关、中脘，有调气和中之效；随症配伍胃俞、脾俞，有直接调整相应内脏功能的作用。嘱患者每日坚持户外运动，放松心情，注意饮食规律，忌过饱过饥，少食生冷坚硬、刺激性食物，以巩固疗效。

## 八、注意事项

（1）针灸治疗胃、十二指肠溃疡有较明显的效果，尤其对胃、十二指肠溃疡引起的胃脘疼痛，止痛效果更快、更好。本疗法能抑制胃酸、缓解溃疡病疼痛、减轻嗳气及恶心呕吐，特别疼痛症状较重时有良好的止痛作用。早期进行治疗，效果会提高，预后良好，故早诊疗是关键。但是治疗疗程一般较长，需坚持治疗。

（2）早期进行合理的治疗，以免发生出血、穿孔等并发症。患者保持心情舒畅，注意饮食，避免进食刺激性食物加重病情，引发并发症。

（3）如果不及时进行治疗，溃疡部侵蚀周围血管会引起出血后穿孔。若出血严重，或有穿孔倾向时，宜针对病情采用中西医结合方法进行治疗。

### 九、生活调护

（1）注意饮食规律，三餐定时定量进食，避免暴饮暴食及饥饱无常，少食生冷坚硬及刺激性食物。

（2）保持睡眠充足，避免熬夜。

（3）放松心情，稳定情绪，舒畅心情，避免精神紧张。

（4）嘱患者每日坚持户外运动，增强体质。

# 第十八节　胃下垂

### 一、概念和病因病机

本病是指站立时胃的下缘达盆腔，胃小弯角切迹低于髂嵴连线的病症。多发生于瘦长体形、久病体弱、长期卧床少动者，常伴有其他脏器下垂。凡能造成膈肌下降的因素，如膈肌活动力降低、腹腔压力降低、腹肌收缩力减弱、与胃连接的韧带过于松弛等，均可导致胃下垂。症见胃脘部胀痛、下坠、畏冷，食后加重，平卧则减，并见嗳气或恶心、肢怠乏力、食欲不振、大便秘结或腹泻等症状。

胃下垂属于中医学痞满、腹中痛、胃痛、腹痛等范畴，中医学认为本病多因素体阳气不足，或恣食生冷，或病后失于调养，损伤脾胃，脾失健运，胃失和降所致。见脘腹胀痛，畏寒喜暖，恶心呕吐，食欲不振，肢怠神疲等脾胃阳虚之症。脉多沉细，舌淡苔白。

## 二、诊断依据

（1）不同程度的上腹部饱胀感，食后尤甚，嗳气，厌食，便秘，腹痛，腹胀，可于餐后、站立过久和劳累后加重，平卧时减轻。

（2）站立时触及较明显的腹主动脉搏动。有振水声。以双手托扶下腹部，往上则上腹坠胀减轻。可触及下垂的肝、脾、肾等脏器。

（3）X线钡餐造影检查可见胃小弯角切迹、胃幽门管低于髂嵴连线水平，胃呈长钩形或无张力型，上窄下宽，胃体与胃窦靠近，胃角变锐，胃的位置及张力均低，整个胃几乎位于腹腔左侧。

## 三、辨证论治

**脾胃阳虚证**　症见脘腹胀痛、下坠，食后加重，平卧则减，畏寒喜暖，嗳气或恶心，食欲不振，大便秘结或腹泻等。脉多沉细，舌淡苔白。

治法：温补脾胃。

主穴：中脘、气海、百会、足三里。

配穴：脾俞、胃俞、内关、胃区。

安全操作：患者取侧卧位。中脘，直刺 0.5～1.0 寸，行大补手法，得气后逆向捻针导气，使针感向胃扩散；气海，直刺 0.5～1.0 寸，得气后针尖朝上，行大补手法，使针感向中上腹部扩散；百会，针尖向前平刺 0.5～0.8 寸，行捻转平补手法，使针感在头部扩散；足三里，直刺 1～1.5 寸，行平补手法，得气后针尖斜向上逆向捻针，使针感沿腿部向上传；脾俞、胃俞，向脊柱方向斜刺 0.5～1.0 寸，施以小幅度捻转补法，不可直刺、深刺以免导致气胸；内关，直刺 0.5～1.0 寸，行平补平泻手法，不可直刺过深，以免伤及正中神经；胃区，朝头顶方向平刺 0.3～0.5 寸，小角度捻针，不实施手法补泻。留针 30 分钟。同时，悬灸百会、中脘、气海各 10 分钟。

## 四、岭南陈氏针法流派经验

循经配穴：胃下垂病位在脾胃，主要病机可概括为虚、实二字，而以虚为主，治疗上当"急则治其标"，首取脾经和胃经之穴，而后再取任脉之穴及背俞穴以培元固本。施针时，当根据"实则泻之""虚则补之"的原则施以恰当的行针手法。

辨症配穴：若伴呕吐、嗳气、舌苔白腻等中焦湿滞之象，配阴陵泉、三阴交以健脾祛湿；若伴心悸、怔忡，加神门；若腹泻明显，加腹哀、天枢。

### 五、其他疗法

**1. 梅花针** 取任脉上腹段鸠尾至神阙轻叩刺，至表皮轻度潮红为度，隔1～2日叩刺1次。

**2. 耳穴贴压** 交替选胃、脾、三焦、肝点，每次2～3穴，用王不留行籽贴压，并嘱患者自行多加揉按，每3～4天辨证更换穴位1次。

**3. 灸法** 取百会、足三里行艾条悬灸，胃脘部行艾箱温和灸，灸10~15分钟，以皮肤红润为度。或选神阙、中脘隔粗盐或姜灸5～7壮。

### 六、评述

胃下垂的病因分先天与后天两类。先天因素为禀赋薄弱，体质亏虚，后天则可归纳为饮食失调、久病或产育过多、内伤七情等。本病多因素体阳气不足，或恣食生冷，或病后失于调养，损伤脾胃，脾失健运，胃失和降，故见脘腹胀痛、畏寒喜暖、恶心呕吐、食欲不振、肢怠神疲等脾胃阳虚之症。其病位在脾胃，主要病机可概括为虚、实二字，而以虚为主。治疗上当以补虚为主，泻实为辅，并根据"急则治标，缓则治本"的原则行以恰当合适的针法。取穴上应以脾经、胃经之穴及脾胃之俞募穴为主穴，再据症状体征辨症选择配穴及辅助治疗。

### 七、典型病案

**陈某，女，59岁。**

主诉：胃脘部胀痛不适5年，加重6月余。

病史：平素少食，胃脘部常觉胀痛、恶心，多食后症状加重。近半年来病情渐重，诉胃脘胀坠疼痛，嗳气，进食冰冷食物则甚，偶有呕吐，食欲亦日渐减退，全身乏力，畏寒喜暖，间现心悸、失眠，体重下降约5kg。形体消瘦，面色萎黄，身疲懒言，大便多溏，日2～3次，小便调。舌淡胖苔白，脉沉弱。

查体：胃钡餐造影显示胃角切迹于髂嵴连线下6cm，胃内容物潴留，胃排空缓慢。上腹部剑突下有轻压痛。

诊断：中医诊断——胃痛（脾胃阳虚证）；西医诊断——胃下垂（中度）。

治则：温补脾胃。

主穴：中脘、气海、百会、足三里。

配穴：脾俞、胃俞、内关、胃区。

按安全操作进行治疗，得气后留针20分钟；同时，悬灸百会以升阳举陷，艾箱灸上腹部以补阳温胃散寒，温和灸足三里健脾温阳和胃，消胀除痞。每周3次，每次20分钟。

耳穴取神门、胃、脾，以王不留行籽压贴，以健脾和胃，安神助眠。

每日针灸1次，10次为1个疗程，并嘱患者每日自行温灸足三里、三阴交、中脘、气海、脾俞，每次选2~3穴，每次30分钟，1日2次。

2诊：患者诉胃脘部胀痛稍减，进食后仍感胀坠，但嗳气恶心较前减少，眠稍差，舌淡苔白，脉细。前方行温补脾胃之法，效初现，仍依前法交替选取三阴交、下脘等穴，温补脾胃并行安神助眠。上述穴位行针得气后加配电针仪，以患者舒适为度，留针30分钟。

3诊：患者诉胃脘胀坠疼痛进一步好转，食欲稍增，一餐可进食一碗稀粥，虽仍有嗳气，但已无呕吐，精神较前好转，稍活动后仍疲乏。观其舌脉，舌淡苔白，脉象尚偏弱。论治合度，按前法辨治同时，加用当归注射液1ml穴注脾俞，以旺盛脾阳运化功能。

针刺治疗3个疗程后，患者神清气爽，面色红润，纳眠可，胃脘部无明显坠胀疼痛感，一般体力活动后亦无明显乏力，察其舌红润苔薄白，脉象平和。体重较前增加2kg，复查胃钡餐造影，显示胃角切迹于髂嵴连线下4.5cm。经治疗，脾胃运化功能已基本恢复，终止针刺治疗。嘱患者每日自行交替温灸脾俞、胃俞、肾俞、足三里等穴巩固疗效。

【按语】本病多因患者年老体虚，素体阳气不足，加之饮食不节，损伤脾胃，脾失健运，胃失和降，见胃脘胀坠疼痛、嗳气，进食冰冷食物则甚，偶有呕吐、食欲亦日渐减退、全身乏力、畏寒喜暖等脾胃阳虚之症。足三里为胃经的合穴，又为胃的下合穴，针刺可健脾和胃，调养气血；中脘为胃之募穴，又为八会穴之腑会，且处在胃脏附近；脾俞、胃俞乃脾、胃之背俞穴，诸穴配伍头皮针胃区使用，可调和脏腑气机，补中益气，健运脾胃；取气海培补元气，温灸百会，提升阳气，升阳举陷；诸穴诸法合用，元气得培，气血得生，自是针到病除。

### 八、注意事项

（1）本疗法治疗胃下垂有较好的近期及远期疗效。严重胃下垂患者，体质较弱，腹壁松弛，胃壁肌力差，疗程较长，必须坚持治疗，同时配合其他疗法综合治疗。

（2）在针刺同时，应加强配合保健按摩，可嘱患者早晚自行做腹部揉捏（双手张开，从脐下两旁向上揉捏，并作深吸气，反复20～30次）。同时宜配合腹肌锻炼，以利康复。

（3）治疗期间应嘱咐患者坚持适当户外体育活动以增强体质，注意合理生活作息，适当增加营养，戒食辛辣肥腻之品。饭后宜平卧片刻，饮食有节，不可过饥过饱。

### 九、生活调护

（1）患者生活起居要有规律，保持心情舒畅。

（2）饮食上宜少食多餐，忌食不易消化的食物及刺激性的食物。

（3）适当锻炼腹肌。仰卧，两腿并拢，直腿举起，在离床20～30cm的高处静止不动，再慢慢向两侧来回摆动尽可能长时间，然后还原，反复5~6次。

（4）平时可用艾条自行温灸足三里、中脘、气海、关元等穴，每日1次，每次20分钟，以温健脾胃。

# 第十九节　呃　逆

### 一、概念和病因病机

此病因膈肌痉挛所致，是指膈神经受刺激而引起膈肌间歇性、不自主地痉挛性收缩。呼吸肌收缩，在收缩终末时，声带突然关闭而发出急而短促的声音。多由精神受刺激，受凉或进食太快引起，称作原发性呃逆；或继发于消化系统疾病或手术后，称作继发性呃逆。发作时轻者数分钟至数小时可自行缓解；重者可迁延数日或数月不愈，每因连续呃逆，使饮食难咽下，胸痛，呕吐。因其他疾病引起的顽固性膈肌痉挛所致呃逆，多显示预后不良。

呃逆，多因气机升降失常，胃气上逆所致。体质虚弱，过食生冷或寒凉药物，寒气蕴蓄于胃，致胃气失调，气逆而上；或过食辛热、温补之品，燥热内盛于阳明，上逆动膈；或恼怒抑郁，气机不利，胃气挟痰上逆，引动膈肌；重病久病或滥用吐下，耗伤中气，损及胃阴，胃失和降；或病深及肾，肾失摄纳，引动肾气上乘，挟胃气动膈，而成呃逆。

## 二、诊断依据

（1）起病突然，呃声连连，声音急而短促，反复发作，可持续数分钟乃至数小时或数天。

（2）可发作于任何年龄。

（3）原发性呃逆常见于吸入寒气或进食生冷，或因精神情绪波动引起；继发性呃逆则有原发性疾病表现。

（4）发作中胸部透视可判断膈肌痉挛为一侧性或两侧性。

## 三、辨证论治

**1. 胃寒气逆证**　呃逆常因感寒或饮冷而发作，呃声沉缓有力，遇寒则重，得热则减，苔薄白，脉沉紧。

治法：温中散寒，通腑降气。

主穴：中脘、膻中、内关、足三里。

配穴：膈俞、胃俞。

安全操作：患者取侧卧位或坐位。中脘，直刺0.5~1.0寸，行平补平泻手法，针尖切勿向上斜刺，以防加重气逆；膻中，向下平刺0.3~0.5寸，行平补平泻手法；内关，注意避开其下的正中神经，针尖向上斜刺0.5~1.0寸，行平补平泻手法，使针感向上传导；足三里，针尖略向上斜刺0.8~1.5寸，行平补平泻手法，行导气针法，使针感向上传导；膈俞、胃俞，向下45°斜刺0.5~0.8寸或向脊柱方向斜刺0.5~1.0寸，行平补平泻手法，使针感在局部扩散。得气后留针30分钟。

**2. 胃火上逆证** 呃声洪亮有力，冲逆而出，口臭烦渴，喜冷饮，尿赤便秘，苔黄燥，脉滑数。

治法：清热泻火，和胃降逆。

主穴：中脘、膻中、内关、足三里。

配穴：厉兑、合谷。

安全操作：患者取仰卧位。中脘，直刺0.5～1.0寸，行平补平泻手法，针尖切勿向上斜刺，以防加重气逆；膻中，向下平刺0.3～0.5寸，行平补平泻手法；内关，注意避开其下的正中神经，针尖向上斜刺0.5～1.0寸，行平补平泻手法，使针感向上传导；足三里，针尖略向上斜刺0.8～1.5寸，行平补平泻手法，行导气针法，使针感向上传导；厉兑，针尖向趾端方向浅刺0.1～0.2寸，不行手法，或三棱针点刺出血；合谷，直刺0.5～1.0寸，孕妇禁针，行平泻手法。得气后留针20分钟。

**3. 肝郁气滞证** 呃逆常因情志不畅而诱发或加重，呃声连连，胸胁胀满，苔薄白，脉弦。

治法：疏肝理气，和胃降逆。

主穴：中脘、膻中、内关、足三里。

配穴：期门、太冲。

安全操作：患者取仰卧位。中脘，直刺或向下斜刺0.5～1.0寸，行平补平泻手法，针尖切勿向上斜刺，以防加重气逆；膻中，向下平刺0.3～0.5寸，行轻捻转平补平泻手法；内关，注意避开其下的正中神经，针尖向上斜刺0.5～1.0寸，行平补平泻手法，使针感向上传导；足三里，针尖略向上斜刺0.8～1.5寸，行平补平泻手法，行导气针法，使针感向上传导；期门，斜刺0.5～0.8寸，不可深刺，以免伤及内脏，行平泻手法；太冲，直刺0.5～1.0寸，行提插捻转大泻手法，使针感布满足部。得气后留针20分钟。

**4. 脾胃阳虚证** 呃声低沉无力，气不得续，脘腹不适，喜暖喜按，身倦食少，四肢不温，舌淡，苔薄白，脉沉弱。

治法：温中散寒，健脾益胃。

主穴：中脘、膻中、内关、足三里。

配穴：脾俞、胃俞。

安全操作：患者取侧卧位或坐位。中脘，直刺0.5～1.0寸，行平补平泻手法，针尖切勿向上斜刺，以防加重气逆；膻中，向下平刺0.3～0.5寸，行平补平泻手法；内关，注意避开其下的正中神经，针尖向上斜刺0.5～1.0寸，行平补平泻手法，使针感向上传导；足三里，针尖略向上斜刺0.8～1.5寸，行大补手法，行导气针法，使针感向上传导；脾俞、胃俞，向下45°斜刺0.5～0.8寸或向脊柱方面斜刺0.5～1.0寸，行平补手法，使针感在局部扩散。得气后留针20分钟。

**5. 胃阴不足证**　呃声低微，短促而不得续，口干咽燥，饥不欲食，舌红，少苔，脉细数。

治法：养阴清热，降逆止呃。

主穴：中脘、膻中、内关、足三里。

配穴：胃俞、冲阳。

安全操作：患者取侧卧位或坐位。中脘，直刺0.5～1.0寸，行平补手法，针尖切勿向上斜刺，以防加重气逆；膻中，向下平刺0.3～0.5寸，行轻捻转平补平泻手法；内关，注意避开其下的正中神经，针尖向上斜刺0.5～1.0寸，行平补平泻手法，使针感向上传导；足三里，针尖略向上斜刺0.8～1.5寸，行平补手法，行导气针法，使针感向上传导；胃俞，向下45°斜刺0.5～0.8寸，或向脊柱方向斜刺0.5～1.0寸，行平补手法，使针感在局部扩散；冲阳，避开动脉，直刺0.3～0.5寸，行轻捻转平补法手法。得气后留针20分钟。

## 四、岭南陈氏针法流派经验

呃逆是胃气上逆，失于和降所致。其主要病位在膈和胃，治疗上应以和胃降逆，调畅气机为主。

循经配穴：配天鼎（针尖45°向下缓慢刺入，行平补平泻手法，使针感扩散至胸腔则呃止）、列缺（强刺激，使针感向上臂传导为佳）。

辨症配穴：若伴呕吐，可隔姜灸中脘、神阙；若伴腹泻或便秘，加天枢、上巨虚；若伴脘腹胀满、食欲不振、舌苔白腻等，可加丰隆、阴陵泉、水道等。

### 五、其他疗法

**1. 耳穴贴压**　选膈、胃、神门、肝或脾等点，每次2~3穴，用王不留行籽贴压，每3~4天辨证更换穴位1次。

**2. 头针**　胃区、胸腔区。

**3. 艾灸**　直接灸或悬灸中脘、足三里，各10~20分钟。适用于胃寒气逆证及脾胃阳虚证。

### 六、评述

本病的病因很多，但总由气逆于上，动膈而致，尤以胃气上逆为主。腹部受凉、饮食生冷或过服寒凉药物，致寒邪凝滞于胃，胃失和降，气逆动膈发为呃逆。《灵枢·口问》云："谷入于胃，胃气上注于肺。今有故寒气与新谷气，俱还入于胃，新故相乱，真邪相攻，气并相逆，复出于胃，故为哕。"或寒凉过重，耗伤阳气，胃失和降，气逆动膈而为呃，《丹溪心法·咳逆》又云："乃胃寒所生，寒气自逆而呃上。"或过食辛热、温补之品，燥热内盛于阳明，火上逆而动膈；或恼怒抑郁，气机逆乱，肝气挟胃气上逆，引动膈肌；素体虚弱、重病久病或滥用吐下，耗伤中气，损及胃阴，胃失和降，胃气动膈，而成呃逆。总而言之，本病多因气机升降失常，胃气上逆所致。

治疗上当以调畅气机，和胃降逆为总则，兼以补虚泻实。以中脘、膻中、内关、足三里为主穴。中脘穴为八会穴之腑会，又为胃之募穴，同时还是任脉与手太阳小肠经、手少阳三焦经与足阳明胃经的交会穴，故针刺中脘可发挥任脉、胃经、三焦经、小肠经等经脉的综合调整作用；膻中为八会穴之气会，向下进针并行手法，可疏调上逆之气机；足三里可调胃气降逆气；内关，为八脉交会穴之一，通阴维脉，又为心包经之络穴，通三焦经，针刺可调畅三焦气机，乃治呃逆、呕吐等气逆之症的要穴验穴，四穴合用，针到呃止。再则，辨证配穴施治疗效更佳。胃寒气逆者加胃俞、膈俞，并可配合艾灸疗法以温胃散寒；胃火上逆者可用厉兑、合谷以通腑泄热，并可配合厉兑放血；肝郁气滞者加用期门、太冲以疏肝理气，调畅气机；脾胃阳虚者，针用补法，加脾俞、胃俞，脾胃同调，配合艾灸温中补虚，以火暖土；胃阴不足者，针用补法，加胃俞、冲阳以滋阴清热，冲阳乃胃之原穴，"胃虚实皆拔之"。

## 七、典型病案

**卢某，男，60岁。**

主诉：反复呃逆1年。

病史：1年前脑卒中后出现间歇呃逆，每于饱食、受寒、劳倦则易发作，症见患者神疲乏力，面色无华，四肢不温，食少腹胀，喜暖喜按，呃逆频发，声低气短。

查体：心肺及腹部查体未见异常。可听闻频发呃逆，呃声低沉，舌淡红，苔薄白，脉沉弱。

患者呃逆每于受寒、劳倦发作，且呃声低沉，伴见神疲乏力、面色无华、四肢不温等虚证寒证之象，又喜暖喜按，脉沉弱，四诊合参，证属脾胃阳虚证。

诊断：中医诊断——呃逆（脾胃阳虚证）；西医诊断——单纯性膈肌痉挛。

治法：温中散寒，健脾益胃。

主穴：中脘、膻中、内关、足三里。

配穴：脾俞、胃俞。

按安全操作施治，得气后留针20分钟，其间间歇行针1~2次。

2~3诊：患者呃逆发作次数较前减少，但发作时仍难自制，自觉严重时有少许泛酸感，喜热饮，脉沉，舌淡苔白，症状渐瘥，但胃失温煦，故在原方上加温灸中脘、脾俞、胃俞，以温通脾胃之阳气。

4~6诊：患者诉腹胀消失，纳食较佳，无泛酸感，呃逆间现，仍旨原意辨证，交替选取内关、外关、中脘、膻中、天突、脾俞、胃俞、胃区等穴，并温灸中脘、关元、相关背俞穴，针灸并用，既可益气和胃，又可调畅气机，降逆止呃。

7诊：呃逆未发，患者神清气爽，面色红润，心情舒畅，纳眠可，脉象平和，舌淡红苔薄白。证脉合参，经治脾胃运化功能康复，故呃逆得平，病愈矣，终止治疗。嘱患者注意清淡饮食，忌食生冷，避免饥饱失常，保持心情舒畅，自行温灸足三里、中脘，每次20分钟，每日1次，灸2周，以巩固疗效。

【按语】本案例中，患者因年老体弱，又久病迁延，耗伤中气，损及脾胃，脾失健运，胃失和降，故见神疲乏力、面色无华、呃逆频发、声低气短之症。八脉交会穴之内关乃止呃要穴，刺之以理气降逆；气之会膻中降逆下气；胃之募中脘降逆和胃，消胀除痞以止呃；胃之合穴足三里健脾益胃。同时，治疗期间及治疗后配合艾灸中脘、关元、脾俞、胃俞、足三里等穴增强温中散寒、培土固元之功，则阳气得复，气血自旺，诸症皆除。

## 八、注意事项

（1）针灸治疗原发性呃逆有确切疗效，对病程短和实证患者效果最佳。对因继发于中枢神经病变、肿瘤及肝肾疾病晚期的呃逆，可改善症状，提高患者生存质量。

（2）对于一些器质性病变引起者，还须针对原发病进行治疗。

（3）治疗期间，须认真对患者进行健康指导，减轻其思想压力，使其保持稳定、乐观的情绪，才能使脾胃升降功能正常。

（4）治疗有效后，可继续治疗1～2个疗程，以巩固疗效。

## 九、生活调护

（1）调畅情志，少思静养，保持心情平静，切勿大喜大怒。

（2）宜饮食有规律有节制，不可过饥过饱，不偏食偏嗜，宜进食易消化的高碳水化合物、高蛋白质、低脂肪的半流质或流质饮食，宜少食多餐。

（3）生活作息规律，保持室内空气新鲜，根据气候适时增减衣被，注意休息，适当运动。

# 第二十节 甲状腺功能亢进

## 一、概念和病因病机

本病简称"甲亢"，是由甲状腺素分泌过多引起的一种疾病，是内分泌系统疾病之一，任何年龄均可发病，女性多见。甲亢是以血中甲状腺激素水平定义的，血中TH水平增高、高代谢症候群、甲状腺肿大、突眼、胫前黏液水肿、甲状腺肢端肥大症、高甲状腺自身抗体等是甲亢的典型表现，但它们可以单独出现或相继出现。现代认为其发病机理和促甲状腺素受体自身抗体有关。

甲状腺功能亢进属中医学瘿病、瘿气范畴。中医认为本病发病多因七情过极致气结不化，或痰瘀郁结，经络阻滞，聚积于颈部所致。其病机以肝郁为主，与五脏失调皆相关。若长期情志不畅，则肝气郁结，肝郁则气滞，气滞则津液不运，凝聚成痰，痰气交阻，结于颈前，渐成瘿肿。痰气郁结日久，气血运行受阻，终致气滞血瘀。痰瘀互结，则瘿肿且硬。或因素体阴虚，或因妇女经、孕、产、乳等过程中气郁，郁而化火，火盛灼津为痰，痰阻经脉，致气血痰湿凝结于颈前而为瘿。中医学将本病分为气瘿、血瘿、筋瘿、肉瘿、石瘿五种类型，此处讨论以气瘿为主。

## 二、诊断依据

**1. 症状表现**　颈部粗大，漫肿或结节，皮宽而不紧，皮色不变，缠绵难消，且不溃破。初起时一般全身症状不明显。其后可出现怕热多汗、烦躁心悸、多食便溏、手抖消瘦、易疲倦、月经紊乱、眼突等症状。

**2. 实验室检查**　TH检测指标异常。TH检测包括TT4、TT3、rT3、FT4、FT3检测。根据血TH水平，除可区别正常、甲亢、甲减外，结合临床尚可区分甲状腺功能正常性甲亢、T4甲亢、T3甲亢，以及甲状腺病态综合征与FT4、FT3综合征。

**3. 其他检查**　影像学及穿刺活检可进一步确诊。

## 三、辨证论治

**1. 气滞痰凝证**　症见颈部漫肿，边缘不清，皮色如常，质软不痛，喜消怒长，神情烦躁，胸胁胀痛，善太息，口干苦，大便结，小便黄，苔薄腻，脉弦滑。

治法：疏肝理气，化痰散结。

主穴：阿是穴、天突、膻中。

配穴：太冲、合谷、丰隆。

安全操作：患者取仰卧位，针刺阿是穴时针从肿块两侧基底部斜向腺体中心刺入，进针时应避开颈动脉，缓慢刺入，禁提插捻转，待局部有较明显酸胀感留针；膻中，向下平刺0.3～0.5寸，行平补平泻手法；天突，先直刺0.2寸，当针尖超过胸骨柄内缘后，即沿胸骨柄后缘、气管前缘缓慢向下刺入0.5~1.0寸，行平补平泻手法；太冲、合谷，直刺0.5~1.0寸，进针得气后，小幅度逆捻针柄，行轻泻法，使针感沿经上传；丰隆，直刺1.0-1.5寸，进针得气后行提插捻转半泻法。得气后留针30分钟，其间可间歇捻针1～2次。

**2. 阴虚火旺证**　症见颈部轻度或中度肿大，急躁易怒，五心烦热，口干舌燥，心悸多汗，头晕，目胀眼突，手舌震颤，舌红少苔，脉弦细数。

治法：滋阴清热，化郁散结。

主穴：阿是穴、天突、膻中。

配穴：劳宫、行间、照海、复溜。

安全操作：患者取仰卧位。针刺阿是穴时针从肿块两侧基底部斜向腺体中心刺入，进针时应避开颈动脉，缓慢刺入，禁提插捻转，待局部有较明显酸胀感留针；膻中，向下平刺0.3~0.5寸，行轻捻转平补平泻手法；天突，先直刺0.2寸，当针尖超过胸骨柄内缘后，即沿胸骨柄后缘、气管前缘缓慢向下刺入0.5~1.0寸，行小幅度捻转平补平泻手法；劳宫，直刺0.3~0.5寸，行平补平泻手法；行间，直刺0.5~0.8寸，行平补平泻手法；照海，直刺0.5~0.8寸，行轻捻转平补手法；复溜，直刺0.5~1.0寸，行平补手法。得气后留针30分钟，其间可间歇捻针1～2次。

**3. 气阴两虚证**　症见瘿肿日久，肿势加重，神疲乏力，胸闷气短，声音嘶哑，心悸怔忡，手足心热，手指震颤，颈大眼突，饥不欲食，消瘦。苔薄白，脉细弦无力。

治法：益气养阴，化郁散结。

主穴：阿是穴、天突、膻中。

配穴：内关、气海、足三里、太溪。

安全操作：患者取仰卧位。针刺阿是穴时针从肿块两侧基底部斜向腺体中心刺入，进针时应避开颈动脉，缓慢刺入，禁提插捻转，待局部有较明显酸胀感留针；膻中，向下平刺0.3~0.5寸，行轻捻转平补平泻手法；天突，先直刺0.2寸，当针尖超过胸骨柄内缘后，即沿胸骨柄后缘、气管前缘缓慢向下刺入0.5~1.0寸，行小幅度捻转平补平泻手法；内关，注意避开其下的正中神经，针尖向上斜刺0.5~1.0寸，行平补平泻手法，使针感向上传导；气海，直刺1.0~1.5寸，行提插捻转平补手法；足三里，针尖略向上斜刺0.8~1.5寸，行平补手法，行导气针法，使针感向上传导；太溪，直刺0.5~1.0寸，得气后，缓慢捻转，行平补法，留针20分钟，其间可间歇捻针1~2次。

### 四、岭南陈氏针法流派经验

辨症配穴：多食消瘦刺足三里、三阴交，手颤、多汗刺合谷、复溜、脾俞，胁痛配肝俞、期门，胸闷刺膻中，声嘶配天突，心悸神烦刺神门、心俞。

### 五、其他疗法

1. **耳穴贴压**　选神门、肝、脾、肾、心、胃等点，每次取2~3穴，用王不留行籽贴压，3~4日辨证更换穴位一次。

2. **挑治**　可选甲状腺肿块中点或天突穴，每周挑治一次。

### 六、评述

本病病位在颈部，病因多为七情过极，致气结不化，或痰瘀郁结，经络阻滞，聚积于颈部。其主要病机以肝郁气滞为主，并与五脏失调相关。根据其兼症可分为气滞痰凝、阴虚火旺及气阴两虚证型。七情过极，尤其忧思、悲伤、愤怒等过极或频发，出现气结、气消、气上等气机逆乱之象，气不行则津液停，聚久成痰或气机郁结，郁久化火，火盛灼津为痰，气滞痰阻而为瘿；素体阴虚，或在妇女经、孕、产、乳等生理过程中忧思悲恐等，则气机郁结，郁久化火，火盛灼津，则阴津更伤火更盛，火上炎充斥颈项发而为瘿；气机郁久则伤气，郁久化火则灼伤阴津，而成气阴两虚之证。治疗上当以疏肝解郁、化痰散结、滋阴清热为主要法则。本病的主要病机在情志内伤、肝郁气滞，故在治疗期间应当注意保持情绪平稳。

### 七、典型病案

**余某，女，33岁。**

主诉：颈部肿大3个月。

病史：患者近年因家庭、工作压力较大，脾气越见暴躁，胸胁胀闷，善太息，食欲增进，善饥，但逐渐消瘦，头晕头胀、心慌、手心烦热、夜寐不安、多梦，大便干结，口苦。舌红苔薄腻，脉弦滑稍数。

查体：甲状腺稍肿大，质软，辅助检查T3、T4增高，超声示双侧甲状腺增大，回声不均。

患者症见暴躁、胸胁胀闷、善太息，乃肝气郁结之象；口苦、大便干结、夜寐多梦乃气郁化火之象；头晕头胀、苔腻脉滑乃内有痰湿。四诊合参，证属气滞痰凝。

诊断：中医诊断——瘿气（气滞痰凝证）；西医诊断——甲状腺功能亢进。

治法：疏肝理气，化痰散结。

主穴：阿是穴、天突、膻中。

配穴：太冲、合谷、丰隆。

按安全操作治疗，留针20分钟，其间可间歇捻针1~2次。

耳穴：神门、肾、肝点以王不留行籽压贴，以益肾疏肝，安神助眠。

2诊：头胀晕感改善明显，大便可畅行，解后觉心烦闷感稍减，睡眠改善，此为郁结之肝气得以疏通，故依前方治疗。

3诊：神情较为平和，心慌心烦改善，已无明显头胀感，夜易入眠，二便常，大便稍干硬，手足心仍时有潮热。舌质红，苔薄黄，脉弦数，观其脉证，存在肝郁化火，阴液不足之象，在针刺阿是穴疏通局部经气之时，交替选取肝俞、肾俞、心俞以调节脏腑经气，配三阴交、太溪、内关等穴滋阴降火。

一周后患者神情清爽，自觉心情舒畅许多，眠酣实，食欲减，仍时有饥饿感，但可控制日进三餐，无口干口苦，观其舌淡红，苔薄白，脉象稍数有力。前方验，证渐瘥，此时针刺以平补平泻为主，在疏肝解郁之时更应顾护调理脏腑气血，交替选相关背俞穴，如肝俞、脾俞等补益正气，同时加配经络特定穴，如合谷、足三里、外关、膻中等调理气机，隔日治疗1次。

两周后，患者神清气爽，通体舒畅，心情愉悦，家人均称其性情平和许多。进食正常，余诸症亦消。脉象平，舌淡红苔薄白润。复检血清甲状腺激素基本复常。为巩固疗效，继续治疗两周后终止疗效。

【按语】本病患者因七情所伤，致使肝气郁结，肝郁则气滞，气滞则津液不运，凝聚成痰，痰气郁结日久，郁而化火，火盛灼津为痰，痰阻经脉，致气血痰湿凝结于颈前而为瘿。治疗时先以疏肝理气化痰为总则，因同时又存在郁而化火之夜寐不安、大便干结等症，故治疗时滋阴清热。阿是穴能直接调和患部经络气血而散郁结；取气之会膻中，能调理气机，使气行则血行痰湿散；天突能利局部咽喉；太冲，肝之输穴、原穴，能疏肝解郁；丰隆，有清阳明之燥和祛痰的作用；内关，心包经之络穴，通三焦经，又为八脉交会穴，通阴维脉，能调三焦之气机并宁心安神；太溪、复溜，补之可滋肾以平肝；足三里，乃足阳明胃经之合穴及胃之下合穴，针之可调和脾胃，调理气血；足三里、合谷、复溜、太溪等与主穴合用，能宣通经络气血、健脾运、滋肾平肝而除手颤和止汗。诸穴合用，坚持治疗，诸症皆除。

## 八、注意事项

（1）心理因素对本病发生与发展影响很大，患者应保持情绪乐观，避免不良精神刺激，减轻精神紧张，慎防七情内伤，注意劳逸结合。

（2）患者出现高热、恶心呕吐、黄疸、极度烦躁不安、谵妄，甚至昏迷、心动过速、心律失常等症状时，应考虑甲亢危象之可能，必须及时采取中西医结合方法抢救。

（3）甲状腺肿大明显出现压迫症状，如见胸闷气急，呼吸困难，可考虑手术治疗。

## 九、生活调护

（1）要坚持治疗，按疗程服药，并做好定期复查，不可用手挤压甲状腺以免引起TH分泌过多加重病情。一旦出现高热心律不齐、黄疸、皮疹、呕吐腹泻等不适要及时就医。

（2）要学会自我调节情绪，避免情绪过激，从而导致病情加重。

（3）饮食方面宜进食高热量、高维生素、高蛋白及矿物质丰富的食物，主食应足量，减少食物中粗纤维的摄入，避免进食含碘丰富的食物。

（4）生活作息要规律，应保持足够的休息和睡眠，活动时以不感到疲劳为度。

# 第八章　骨伤科常见病症

## 第一节　颈椎病

### 一、概念和病因病机

颈椎病又称颈椎综合征，是中老年人的常见病和多发病，系由颈椎间盘退变及其继发性的一系列病理改变引起的症状和体征。临床常见症状有颈肩疼痛、头痛、头晕、颈部板硬、上肢麻木等。脊髓受压时可出现下肢麻木失灵，椎动脉受压时可出现头晕、恶心、呕吐、骤然倒地，交感神经受影响时可出现头晕、头痛、视物模糊、耳鸣、手麻、心前区不适、心律失常等。受累组织结构不同常出现不同的临床表现，通常分为颈型、神经根型、脊髓型、交感型、椎动脉型、混合型。

中医学认为，颈椎病属于中医的痹病、颈强、眩晕等范畴，为本虚标实之证。本病多以肝肾不足，肾精及气血亏虚，骨体失养为本；以风寒湿邪侵袭，痹阻经络，气血瘀滞为标。"风者，百病之始也"(《素问·骨空论》)，风为阳邪，易袭阳位，常兼挟寒邪侵袭虚人之体，留阻于颈项经络，颈项气血瘀滞，筋骨失养而致诸症发作；或因长期睡眠时颈部位置不当，长期劳损，或久病体虚，肝肾不足，颈部筋骨失养，而成本病。

### 二、诊断依据

(1)起病缓慢，年龄多在40岁以上，长期低头工作者往往呈慢性发病。多有慢性劳损、扭伤或感受风寒史。或有颈椎畸形、颈椎退行性病变。

(2)有颈椎病的一些临床表现，如：

1)颈型：颈、肩、臂痛及肩部酸沉胀痛，颈项部僵硬，活动受限，局部可触及条索状物或有钝厚感，项韧带剥离、压痛；

2）神经根型：颈肩痛伴手指麻木，并有明显的放射性疼痛和窜麻感，患椎棘旁压痛，项韧带剥离，患侧上肢皮肤感觉减退，肌力减弱，椎间孔挤压或臂丛神经牵拉试验阳性；

3）椎动脉型：颈肩痛伴眩晕、恶心、呕吐等，常与颈部活动姿势有关，可发生猝倒，颈椎后伸、侧屈到一定程度时眩晕加重，转头或击顶试验阳性；

4）交感神经型：颈肩痛伴头昏、眼花、视物不清，失眠耳鸣、心慌胸闷、四肢发凉、出冷汗、心前区不适等，星状神经节或颈上交感神经节封闭有效；

5）脊髓型：缓慢进行性颈肩背痛、四肢无力、持物坠落、行走不稳、步态笨拙、似有踩棉感、束带感、性功能障碍、大小便控制能力减退等；

6）混合型：具有以上两组或更多症状及体征者。

（3）影像学显示颈椎间盘或椎间关节有退行性改变，侧位有颈椎曲度变化、椎间盘变窄、椎体前后缘骨质增生、项韧带钙化等，斜位可见钩椎关节增生、椎间孔变小等。

## 三、辨证论治

1. **寒湿证**　多见于初发病，病情较轻患者。每因劳倦或扭挫后调护不谨，为寒湿侵袭而触发。症见颈、肩、上肢窜痛麻木，以痛为主，头有沉重感，颈部僵硬，活动不利，恶寒畏风。舌淡红，苔薄白，脉弦紧。

治法：散寒除湿，温经通络。

主穴：风池、颈百劳、外关。

配穴：足三里、脾俞、肾俞。

安全操作：患者取坐位或伏坐位。风池，向鼻尖方向斜刺0.5~0.8寸，不可直刺及向内向上刺，亦不可深刺，以免损伤神经，行大泻手法；颈百劳，针尖斜向椎体斜刺0.5寸，行小幅度捻转轻泻手法，使针感向颈部上下扩散；外关，直刺0.5~1.0寸，得气后使针尖向上，行捻转平补平泻导气手法，使针感向上传导；脾俞、肾俞，针尖宜向椎体斜刺0.5~1.0寸，行轻补手法小幅度捻转导气，使针感向背腰部扩散；足三里，直刺1.0~1.5寸，行提插捻转平补手法，使针感向上传导。得气后留针20分钟，其间行针1次。

2. **气滞血瘀证**　多见于病久缠绵不愈患者，多有反复发作病史，每因劳倦、气候剧变致气血郁滞不通而病发。症见颈肩部、上肢刺痛，痛处固定，多伴有视朦、肢体麻木、上肢提举不利、握力减退或下肢步履不稳，间感胸闷、心悸等症候。舌质多暗淡或有瘀点，苔薄白或黄，脉多弦或弦细。

治法：行气活血，祛瘀通络。

主穴：颈百劳、大杼、曲池、太冲。

配穴：肝俞、膈俞、肾俞。

安全操作：患者取坐位或伏坐位。颈百劳，针尖向椎体斜刺0.5寸，行大泻手法，使针感向颈部上下扩散；大杼，向上斜刺0.5~1.0寸，行大泻手法，使针感向颈部传导；曲池，直刺1~1.5寸，行平泻手法，得气后使针尖向上，使针感针沿上臂上传致颈部；太冲，直刺0.5~1.0寸，行轻泻手法；肝俞、膈俞、肾俞，针尖向椎体斜刺0.5~1.0寸，用轻补轻泻手法小幅度捻转，得气后使针尖向上导气，使针感向肩背部扩散。得气后留针20分钟，其间行针1次。

### 四、岭南陈氏针法流派经验

辨症配穴：头痛配风池、太阳，耳鸣配听会、听宫、耳门，眩晕配百会、大椎，视朦刺攒竹、鱼腰、光明，颈、肩、上肢痹加新设、肩髃、合谷，下肢痹配阳陵泉、血海、委中、太溪，食欲不振配阴陵泉、足三里，胸闷心悸加内关、心俞。

### 五、其他疗法

**1. 梅花针循经叩刺** 隔日交替轻叩刺颈夹脊、膀胱经及督脉、手足三阳经，以疏通经络气血。每次叩至表皮轻度潮红则可。

**2. 耳穴贴压** 交替选肝、肾、脾、颈椎、三焦、上肢或下肢相应点，每次选2~3穴，用王不留行籽贴压，2~3天更换1次。

3. 艾温灸或磁灯照射颈夹脊及肢痹区（高血压患者不宜在颈部施灸及用磁灯照射）。

### 六、评述

本病主因肝肾亏虚，阴阳失调，痹阻经络气血；或风寒湿邪阻滞局部经络，致筋骨失养。本已体虚，风寒湿邪侵袭，痹阻经络，不通则痛而为病，为寒湿阻络证；又姿势固定不变或用力不当，风寒湿邪久滞经络，留阻于颈项经络，病久入络，致颈项部气血瘀滞，不通则痛而为病，乃气滞血瘀证。故论治应注重调理肝肾，疏通经络气血，气血运行通畅，痹则可除。治疗上以局部取穴为主，加以辨证配穴。

### 七、典型病案

**汤某，女，79岁。**

主诉：颈项部痹痛1周余。

病史：一周前因阴雨天气变化，颈项部痹痛呈进行性加重，伴项俯仰、提肩活动受限，劳累后加重，纳可，眠差，夜尿2～3次，大便烂。未经治疗，前来就诊，否认外伤史。

查体：颈部肌强，颈椎第4～6椎体微隆，转颈及俯仰等活动稍受限，颈椎棘突下及椎旁肌肉压痛明显。舌淡红，苔薄腻，脉弦滑。

证脉合参，本病以机体局部痹痛为主症，故病属痹病，其病起于阴雨天气，证属寒湿阻络。痛有定处，乃湿邪致病，其苔腻、脉滑、大便烂，为湿邪停滞之象。阴雨天气，寒湿之邪肆虐，加之患者年迈，肝脾肾亏虚，气血不足，寒湿之邪乘虚而入，侵袭经络，并滞留不去，致经络不通而成病。劳累后加重，乃因患者本虚，气血阴阳皆不足，故本病乃本虚标实，证属寒湿滞络，病位在经络，与肝脾肾相关，其治宜调肝益肾，散寒除湿通络。

诊断：中医诊断——项痹（寒湿证）；西医诊断——颈椎病（颈型）。

治法：散寒除湿，温经通络。

主穴：风池、颈百劳、外关。

配穴：足三里、脾俞、肾俞。

按安全操作进行治疗，得气后留针20分钟，其间行针1次。

同时，艾条温灸颈百劳、脾俞、肾俞各10分钟。

耳穴贴压：肝、肾、颈点，贴3天。

2诊：患者精神转佳，表情和缓，诉颈项疼痛减轻，但活动时仍疼痛，且夜间痛甚，纳可，眠一般，大便烂，夜尿2～3次。舌淡红，苔薄腻，脉弦滑。针刺取穴脾俞、肾俞、足三里、新设。脾俞、肾俞，行捻转补法；余穴刺以平补平泻。此方与上方交替使用。

3 诊：患者精神佳，神情柔和，颈项部活动自然，独自而来。患者诉静止时颈项部疼痛消失，活动及用力时尚余少许疼痛，纳眠可，大便调，夜尿1~2次。舌淡红，苔薄白，脉弦细。

患者颈项疼痛消失，乃寒湿之邪渐祛，经络已通之象。滑脉转为缓脉，湿之邪已去。苔由白腻转为薄白、大便不烂、夜尿减少，乃寒湿将尽除，阳气渐复之象。诸症渐减，辨治得当，遵原意继续辨证取穴治疗，巩固疗效。取穴百劳、肾俞、尺泽、运动中区。百劳，针尖朝向左下方，行轻捻转导气法，使经气布散颈项部；肾俞，刺以平补法；余穴均刺以平补平泻。

4 诊：患者神清气爽，面露喜色，诉静止时及活动时颈项部疼痛基本消失，纳眠可，二便调。舌淡红，苔薄白，脉弦细。寒湿已去，气血已调，故疼痛消失，病愈矣。再刺大杼、足三里、外关、肝俞。足三里、肝俞，施以平补法；大杼，针尖朝下，行轻捻转导气法；外关，行逆捻转导气法，使经气上行。

5~8 诊：诸恙悉平，隔日治疗一次后终止治疗观察，并嘱患者每日自行用艾条温灸百劳、大杼、肾俞，每次20分钟，持续2周，巩固疗效。

【按语】本例患者年迈，肝肾亏虚，气血不足，寒湿之邪乘虚侵袭经络，滞而不去，致经络气血不通而成病。其证属寒湿滞络，其病性为本虚标实，治疗时当顾及患者体虚之本。故其治当"急则治其标，缓则治其本"，疼痛明显时祛湿散寒、通络祛痛，疼痛缓解后当调肝益肾、益气养血治本。针风池可疏风解表，疏通局部经络；颈百劳、新设为经外奇穴，可直接疏通病部经气而去痹痛；肝主筋，主藏血，肝俞可旺盛血行而养筋去痹；肾俞、大杼（骨会），可壮骨益髓而消骨痹；脾俞可调和气血，健脾运，化湿通络；足三里可旺盛气血而祛瘀滞；外关乃手少阳经之络穴、八脉交会穴通阳维脉，可调畅三焦气机，通经活络。

## 八、注意事项

（1）针灸可较迅速缓解轻度颈椎骨质增生及局部软组织受刺激而出现的症状。对重度骨质增生，局部组织受压及伴随出现症状，针灸虽然可改善，但难以根治，需配合其他疗法。

（2）在治疗过程中，应注意避免患部劳损、挫伤，卧宜低枕，颈部忌快速、重力摇摆。可常用手轻揉按颈夹脊及痹肢，进行适当户外活动，这对增强体质及预防痹痛发作有裨益。

### 九、生活调护

（1）改变生活与工作中的不良姿势及体位；俯案工作时间过长时应多起身活动；定时休息，多做肩部、颈部舒展运动。

（2）发病期间卧硬板床，选择高度在10cm左右的枕头，也可使用适合自己的颈椎枕。

（3）校正长时间屈颈的习惯，多运动，增加腰背、颈肩部肌肉担任强度。

（4）注意颈肩部的保暖，避免受凉加重病情。

# 第二节　肩关节周围炎

## 一、概念和病因病机

本病是一类引起盂肱关节僵硬的粘连性关节囊炎，表现为肩关节周围疼痛，肩关节各个方向主动和被动活动度降低，影像学检查除骨量减少外无明显异常的疾患，肩周炎好发于40~60岁的中老年人。发病机制有生理因素、年龄因素、炎症学说等。颈椎病、胆道疾病、心肺疾病等亦可能引起肩部牵扯疼痛。

中医认为本病属肩痹、肩凝、漏肩风等范畴，以50岁的中老年人多见，故又名"五十肩"。本病的发生有内、外两大因素，内因是年老体弱，肝肾亏损，气血虚弱，致使筋骨失养，骨节失灵；外因是外伤劳损，或风寒湿邪阻滞经络，使气血运行不畅，血不荣筋，脉络不通。肩部为手三阳经所主，内外因素导致肩部经络阻滞不通或失养而致肩痹，日久则痿废不用。

病属寒邪偏盛则起病急骤，疼痛较剧；因劳损或湿邪滞留经络所致的，多为慢性。局部疼痛或酸痛可起于一侧或双侧，但无明显红肿，患肩外展、后旋、上举动作均受限制，疼痛日轻夜重。如病情发展，筋络失养，肩部肌肉可出现萎缩，运动功能障碍更为明显。

## 二、诊断依据

（1）多发于单侧；多见于40~60岁中老年人，女性多于男性；起病缓慢，无明显外伤史，症状发展时轻时重，病程半年至一年时最重。

（2）骤然肩痛，逐渐加重，可向颈、肩胛、前臂及手部放射，以静止痛、牵拉痛、夜间尤甚为特征。晚期肩关节可呈僵硬状态，并可见肩部肌肉萎缩，尤以三角肌最明显。

（3）患肩外展、外旋和内旋的主动和被动活动度均明显降低，肩峰下、肱二头肌腱、小圆肌边缘有压痛。

（4）X线检查：早期多表现为正常，日久可显示骨质疏松，偶有肩袖钙化。肩关节造影可有关节囊收缩、关节囊下部皱褶消失。

## 三、辨证论治

**1. 寒湿阻络证（急性期）**　发病急骤。症见肩部突现疼痛，伴沉重感，遇风寒痛增，得温痛缓，运动受限明显，无全身症状，舌淡苔白或白腻，脉弦滑或弦紧。

治法：温经散寒，通络止痛。

主穴：阿是穴、大杼、肩髃、肩髎、肩贞。

配穴：合谷、曲池、外关。

安全操作：患者取坐位或侧卧位。阿是穴如在肩井穴处，则需向背部平刺0.5~1.0寸，不可直刺，以免刺入肺尖；大杼，向肩部方向平刺0.5~0.8寸，行小幅度捻转平补平泻手法；肩髃直刺0.5~0.8寸，肩髎直刺0.5~1.0寸，肩贞直刺0.5~1.0寸，均行捻转平补平泻手法，使针感在局部扩散；合谷直刺0.5~1.0寸，曲池直刺1.0~1.5寸，外关直刺0.5~1.0寸，均行平泻手法使针下得气，后调整针刺角度，斜向上，再行导气针法使针感向上传导。得气后留针20分钟。同时，可配合艾灸或隔姜灸阿是穴。

**2. 气滞血瘀证（急性期）**　用力不当或迁延日久而成。肩部肿胀，疼痛拒按，以夜间为甚，肩部活动受限。舌质暗或有瘀斑，舌苔白或薄黄，脉弦或细涩。

治法：活血祛瘀，通络止痛。

主穴：阿是穴、大杼、肩髃、肩髎、肩贞。

配穴：外关、膈俞、肝俞、阳陵泉。

安全操作：患者取坐位或侧卧位。阿是穴如在肩井穴处，则需向背部平刺0.5~1.0寸，不可直刺，以免刺入肺尖；大杼，向肩部方向平刺0.5~0.8寸，行小幅度捻转平补平泻手法；肩髃直刺0.5~0.8寸，肩髎直刺0.5~1.0寸，肩贞直刺0.5~1.0寸，均行捻转平补平泻手法，使针感在局部扩散；外关直刺0.5~1.0寸，行平泻手法使针下得气，后调整针刺角度，斜向上，再行导气针法使针感向上传导；膈俞、肝俞，针尖向椎体斜刺0.5~1.0寸，用平补平泻手法小幅度捻转，得气后使针尖向上导气，使针感向肩背部扩散；阳陵泉，直刺1.0~1.5寸，行平补平泻手法。得气后留针20分钟，其间间歇行针1~2次。

**3. 气血亏虚证（慢性期）** 患肩以酸痛和活动轻度受限制为主，肩部酸痛每因过劳、局部受寒而加剧，患处经揉按和适当活动后症状可改善，伴头晕目眩，气短懒言，心悸失眠，四肢乏力等。舌质淡，苔少或白，脉细弱或沉。

治法：益气养血，缓急止痛。

主穴：阿是穴、大杼、肩髃、肩髎、肩贞。

配穴：足三里、脾俞、肝俞、气海。

安全操作：患者取坐位或侧卧位。阿是穴如在肩井穴处，则需向背部平刺0.5~1.0寸，不可直刺以免刺入肺尖；大杼，向肩部方向平刺0.5~0.8寸，行小幅度捻转平补平泻手法；肩髃直刺0.5~0.8寸，肩髎直刺0.5~1.0寸，肩贞直刺0.5~1.0寸，均行捻转平补平泻手法，使针感在局部扩散；足三里直刺1.0~1.5寸，气海直刺0.5~1.0寸，均行大补手法；脾俞、肝俞，针尖向椎体斜刺0.5~1.0寸，行小幅度捻转平补手法，得气后使针尖向上导气，使针感向肩背部扩散。得气后留针20分钟，其间间歇行针1~2次。同时，可配合艾灸阿是穴、足三里、气海各10分钟。

## 四、岭南陈氏针法流派经验

陈全新针灸取穴宜整体与局部相结合。根据"经脉所过，主治所及"的原则，重点选取患处循经所过的手三阳经穴位。

循经配穴：以手三阳经穴为主，局部的穴位如秉风、肩外俞、肩中俞，远端的穴位如阳谷、养老、关冲、支沟、商阳、二间等。

辨症配穴："在骨则重而不举，在脉则血凝而不流，在筋则屈伸不利，在肉则不仁"。因此，根据病位在骨、脉、筋、肉之别来辨证选择配穴。配穴常以背俞穴及八会穴为主，如在骨可配肾俞（肾主骨）或大杼（骨会），在筋可配肝俞（肝主筋）或阳陵泉（筋会）等。再根据兼症随症配穴，如伴头痛配风池、太阳，食欲不振加足三里或三阴交，胸闷、心悸配内关、神门等。

## 五、其他疗法

**1. 蜂针**　选取疼痛较甚的1~2穴用记号笔十字定位，行常规消毒后，右手持镊子夹取医用蜜蜂，将蜜蜂尾巴对准十字定位皮肤处，蜜蜂会本能地将蜂针刺入皮肤，轻提蜜蜂身体，使蜜蜂身体与蜂针分离，3~5秒后取出蜂针，即完成蜂疗。嘱患者静坐15分钟，观察无过敏等异常反应即可做第2个穴位的蜂疗，两穴均完成并观察15分钟，无异常反应即可许患者离去。

**2. 耳穴贴压**　选肩、肝、脾、肾点，每次1~2穴，用王不留行籽贴压，每3~4天交替更换。

**3. 梅花针**　叩刺肩和背部痛区后拔罐。

## 六、评述

肩部为手三阳经所主，各种因素导致肩部经络阻滞不通或失养而致肩痹，日久则痿废不用。本病的主要病机为经络气血不通，不通则痛，筋脉失养，不荣则痛，多表现为本虚标实。本虚乃因年老体弱，肝肾亏损，气血虚弱，致使筋骨失养，骨节失灵；标实乃外伤或感受风寒湿邪，阻滞经络，使气血运行不畅，血不荣筋，脉络不通。总的归纳为"不通则痛"和"不荣则痛"两条，故大体辨证分为寒湿阻络、气滞血瘀、气血亏虚三型。治疗上当以"通则不痛、荣则不痛"为总则，以散寒除湿、行气活血、化瘀通络、养血柔筋等为法。针灸取穴上，以局部取穴为主，配穴当随症选穴、循经取穴或据病之在骨、脉、筋、肉来辨证选穴。

## 七、典型病案

王某，女，57岁。

主诉：右肩疼痛2周。

病史：患者于2周前提水时不慎出现右肩疼痛，屈伸活动明显受限，动则痛甚，休息并自行予以膏药贴敷后疼痛稍有缓解，现活动稍受限，纳眠可，二便调。

检查：右肩关节DR结果提示右肩关节周围炎。右肩活动稍受限，右肩至三角肌处有牵扯感，触之有条索状结节，局部明显压痛。二便调。舌质暗红，苔薄微黄，脉弦。

证脉合参，患者年迈，提重物不慎，活动姿势不当导致肩部气血运行不畅，血不荣筋，脉络不通而致病。

诊断：中医诊断——肩痹（气滞血瘀证）；西医诊断——右肩关节周围炎。

治法：活血祛瘀，通络止痛。

主穴：阿是穴、大杼、肩髃、肩髎、肩贞。

配穴：外关、膈俞、肝俞、阳陵泉（左）。

按安全操作治疗，得气后留针20分钟，其间间歇行针1~2次。

针刺结束后在右肩关节至三角肌结节处进行刮痧，疏通局部瘀阻的经络，后在局部点刺拔罐放血祛除瘀血。

2诊：两天后病人来复诊，喜诉经前次治疗后病情明显好转，条索状结节消减过半，肩关节活动受限不明显，舌质暗红，苔薄微黄，脉弦。经治后，经络气血得通，气血和利，故痛得平。前法合度，病渐趋愈，今日给予针刺治疗，针刺结束后给予一次蜂疗。

3诊：隔两日患者再复诊，神清气爽，诉肩痛消失，活动自如，偶有牵扯感，脉舌平，病愈矣。为巩固疗效，再行一次针刺治疗，并嘱患者回去自行热敷肩部，避免劳倦。终止治疗观察。一周后复诊，肩痛消失，已恢复工作。

【按语】大杼、阿是穴、肩三针直接疏通局部气血经络，能够化瘀止痛。左侧阳陵泉为左病右取，上病下取，且又为筋之会，能够治疗筋结病变，具有疏筋理结、通络止痛之功；外关，为手少阳三焦经之络穴，又为八脉交会穴（交阳维脉），针之可调畅三焦气机，行气通络；膈俞乃血之会，针之可理血行血；肝主筋，又肝藏血，肝俞可养血荣筋柔筋而止痹痛。诸穴合用，并配合放血疗法和蜂针疗法，诸法并用，术到病除。

### 八、注意事项

（1）本疗法针对病程较短，以疼痛为主者，疗效显著。病程日久，病变关节粘连者，肩关节疼痛不显著，活动受限，治疗时应配合推拿治疗，亦可配合温针、火罐、小针刀、穴位注射等疗法，以提高疗效。

（2）经针灸治疗疼痛缓解后，应及时做肩部运动，加强功能锻炼，以加速病变部功能的恢复，并防止病变组织发生粘连，有助于提高临床疗效。运动量可逐渐增加。

（3）循经按摩及功能锻炼宜循序渐进。在做上肢提举、后旋时，应先在肩周揉按，小角度摆动，使肩部肌肉松弛后再提举，切忌突然猛力牵拉，造成软组织挫伤。同时，患侧上肢不宜过量提举重物。注意局部保温，以防复发。

### 九、生活调护

（1）注意休息，避免搬提重物，注意保护肩关节，避免外伤，防寒防潮，避免直接暴露在寒冷潮湿的环境中，以免加重病情。

（2）睡时尽量不要固定一侧侧卧，以免加重肩部压力。

（3）进行自我保健，如肩关节的自我推拿、手指爬墙、甩手、双臂展翅画圆圈等功能锻炼，可促进肩关节的功能恢复。

# 第三节　急性腰肌扭伤

### 一、概念和病因病机

急性腰肌扭伤是指腰骶、骶髂及腰背两侧的肌肉、筋膜、韧带、关节囊及滑膜等软组织急性损伤，引起腰部疼痛及活动功能障碍的一种病症。急性腰肌扭伤可在特定的保持姿势时发生，也可发生在劳动和运动中。过度后伸、前屈、扭转、弯腰，动作不协调，超过了腰部正常活动范围，破坏了腰部软组织动态平衡，即可产生损伤；毫无准备的日常生活动作和举、推、拉重物，也可导致腰肌扭伤。此外，腰骶部解剖结构变异者，如后关节发育不对称、腰椎骶椎化、骶椎腰椎化、隐性脊柱裂、游离棘突等常可影响到脊椎的协调运动，也是引起腰部疼痛的潜在因素。

本病属中医学外伤腰痛范畴，俗称"闪腰"。中医认为本病多由跌仆闪挫、姿势不当、用力不协调引起气机失调，凝聚腰部，致局部血瘀阻滞、经络气血不通；或同时感受湿热之邪，阻滞局部经络，不通则痛而为病。

## 二、诊断依据

（1）外伤后即出现腰背部疼痛，为持续性，休息后不能缓解。

（2）腰部僵硬，一侧或两侧剧烈疼痛，主动活动困难，不能翻身、坐立和行走，常保持一定强迫姿势。

（3）损伤部位有压痛点；腰肌和臀肌痉挛，或可触及条索状硬结；脊柱生理弧度改变。

（4）一般无下肢放射痛。

（5）腰椎X线片显示腰椎骨质无异常。

## 三、辨证论治

1. **气滞血瘀证**　闪挫及强力负重后，腰部剧烈疼痛，腰肌痉挛，腰部不能挺直，俯仰、屈伸转侧困难。舌暗红或有瘀点，苔薄，脉弦紧。

治法：行气活血，化瘀止痛。

主穴：腰部阿是穴、委中、申脉、后溪。

配穴：膈俞、肾俞。

安全操作：患者取俯卧位。先直刺委中穴1.0~1.5寸，针刺时不宜过快、过强、过深，以免损伤血管和神经，进针捻转得气后施以大泻手法；再使针尖斜向上逆时针捻转行导气针法，使针感向腰部扩散。后溪，直刺0.2~0.5寸，行平补平泻手法，得气后使针尖朝上臂，逆时针持续捻针，使针感向上臂扩散；腰部阿是穴，可行平刺，施行捻转平泻手法，使针感在腰部扩散，注意不可直深刺；申脉，直刺0.2~0.3寸，行轻捻转平补平泻手法；膈俞，针尖向下平刺或斜刺0.5~1.0寸，行平补平泻手法小幅度捻转，使针感向腰部扩散；肾俞，直刺或向下斜刺0.8~1.0寸，不可直深刺，以免伤及内脏，行平补平泻手法小幅度捻转，使针感向周围扩散。得气后留针20分钟，其间间歇行针1~2次。

**2．湿热阻滞证** 劳动时姿势不当或扭闪后腰部板滞疼痛，此疼痛较气滞血瘀证轻，有灼热感，可伴腹部胀痛，大便秘结，尿黄赤。舌苔黄腻，脉濡数。

治法：清热除湿，通络止痛。

主穴：腰部阿是穴、委中、申脉、后溪。

配穴：大肠俞、膀胱俞。

安全操作：患者取俯卧位。先直刺委中穴1.0~1.5寸，针刺时不宜过快、过强、过深，以免损伤血管和神经，进针捻转得气后施以大泻手法；再使针尖斜向上逆时针捻转行导气针法，使针感向腰部扩散。后溪，直刺0.2~0.5寸，行平补平泻手法，得气后使针尖朝上臂，逆时针持续捻针，使针感向上臂扩散；腰部阿是穴，可行平刺，施行捻转平泻手法，使针感在腰部扩散，注意不可直深刺；申脉，直刺0.2~0.3寸，行轻捻转平补平泻手法。大肠俞、膀胱俞，直刺或向下斜刺0.8~1.0寸，不可直深刺，以免伤及内脏，行小幅度捻转平泻手法，使针感向周围扩散。得气后留针20分钟，其间间歇行针1~2次。

### 四、岭南陈氏针法流派经验

**1．循经配穴** 除常用的委中穴及腰部痛点外，多循经远端取穴，如承山、印堂、人中等。

**2．辨症配穴** 多取治腰痛的要穴腰痛点（手背2、3掌骨间压痛点），年老体弱者配肾俞、足三里，畏寒肢冷者配命门、腰阳关等。

### 五、其他疗法

**1.梅花针** 循痛区较重力叩刺，待表皮微出血后加拔火罐。

**2.耳穴贴压** 选肾、肝、脾、腰，每次选3~4穴，用王不留行籽贴压，2~3天左右更换。

**3.艾灸** 用艾条予腰部局部温灸，每次20分钟，每日1次。

## 六、评述

本病病位在腰部，主要病机为局部经络气血不通，不通则痛而为病。跌仆闪挫、姿势不当、用力不协调等引起气机失调，凝聚腰部，致局部血瘀阻滞、经络气血不通而成气滞血瘀证。素体湿热，或久处于湿热之境，加之跌仆闪挫、姿势不当、用力不协调等导致局部经络不通，湿热之邪趁机而入，阻滞经络，不通则痛，为湿热阻滞证。简而言之，本病总的发病机制乃"不通则痛"。

## 七、典型病案

**张某，男，57岁。**

主诉：腰痛1天。

病史：患者于昨日搬花盆后出现腰痛，屈伸活动明显受限，动则痛甚，自行膏药贴敷后疼痛未见缓解，由家人扶持就诊。

检查：疼痛病貌，腰活动明显受限，双侧腰肌紧张，局部明显压痛，直腿抬举试验阴性。二便调。舌质暗红，苔薄微黄，脉滑。

证脉合参，患者年迈，肝肾渐虚，复因外伤，瘀血阻滞，经脉气血运行不畅，不通则痛。

诊断：中医诊断——外伤腰痛（气滞血瘀证）；西医诊断——急性腰肌扭伤（单纯型）。

治法：行气活血，化瘀止痛。

主穴：腰部阿是穴、委中、申脉、后溪。

配穴：膈俞、肾俞。

按安全操作进行治疗，肾俞行平补手法，得气后留针20分钟，其间间歇行针1~2次。

治疗结束后，嘱患者缓慢起身，逐渐活动腰部，先作小幅度左右摆动，待疼痛渐缓后增大活动幅度。刺后患者腰痛症状明显缓解，可独自来回踱步。后予王不留行籽于肾、脾、腰处耳穴贴压，嘱患者每日自行按压耳穴4~5次，每次10分钟，3天后除去，局部热敷腰痛处。

2诊：病人可独自步入诊室，喜诉经昨日针治后腰痛大减，但腰部活动时仍有少许疼痛。舌质暗红，苔薄微黄，脉滑。

经治后，经络气血得通，气血和利，故痛得平。前法合度，病渐趋愈，继续原方案治疗。

3诊：患者神清气爽，诉腰痛若失，活动自如，脉舌平，病愈矣。为巩固疗效，嘱患者自行热敷腰部，避免劳倦。终止治疗观察。一周后复诊，患者腰痛消失，已恢复工作。

【按语】本病由于患者搬动重物姿势不当，用力不协调引起气机失调，致局部血瘀阻滞，经络气血不通而发为腰痛。委中，泻刺能疏通膀胱经，患部经络气血得通，则瘀散而痛止。委中是治疗急性腰扭伤的特效穴，是治疗腰腿疾病的验穴要穴，古代医家有"腰背委中求"之说。腰部阿是穴，可疏通经络，活血止痛；后溪为手太阳小肠经之输穴，又为八脉交会穴，通督脉，可疏通太阳经、督脉经气；申脉乃足太阳膀胱经经穴，又为八脉交会穴，通阳跷脉，"阳跷为病，阴缓而阳急"，又《素问·腰痛论》曰"腰痛不可举者，申脉、仆参举之"，两穴于治疗腰痛有奇效；膈俞（血之会）、肾俞（主骨）均是足太阳膀胱经穴，两穴合用可疏通局部气血及太阳经经气。诸穴合用，共奏理气活血、化瘀通络止痛之功。

## 八、注意事项

（1）本疗法针对单纯腰肌扭挫伤疗效颇佳。但若原患腰椎病变，如腰椎肥大合并腰肌扭伤，则疗效较差。若腰肌扭伤合并腰椎间盘突出（外观腰椎平直，疼痛向下肢放射），则需配合按摩、牵引治疗，才能消除疼痛。

（2）治疗时，需注意把握好腰背部穴位的针刺角度及深度。治疗期间嘱患者注意腰部的保暖，多休息，勿举重物，少弯腰。

## 九、生活调护

（1）腰部护理：可以戴护腰。护腰可以帮助腰部支撑，缓解腰部肌肉的压力，对腰部肌肉起到保护的作用，从而有利于扭伤的肌肉恢复，以免损伤的肌肉活动时引起疼痛，导致损伤加重。

（2）尽量休息，避免搬运重物，日常生活搬运东西时要掌握腰部正确的用力姿势，不可强行使用蛮力，抬起时尽量胸腰部挺直，髋膝部屈曲，起身后以下肢用力为主，站稳脚步后再迈步。

（3）避免腰部接触寒冷潮湿环境，避免弯腰性强迫姿势工作时间过长。

避免睡弹簧床，在木板床上加一个10cm厚的棉垫，保持自由体位，以不痛或疼痛减轻为宜，保证软组织充分修复，以免遗留慢性腰痛。

（4）可自行使用正规药酒擦拭腰部疼痛处，或者热敷，缓解疼痛。

# 第四节　腰肌劳损

## 一、概念和病因病机

腰肌劳损是以腰部隐痛反复发作，劳累后加重，休息后缓解等为主要表现的疾病。在慢性期，坐立或静止过久则腰部现酸痛，如做适当的腰部活动，局部循环改进，症状减轻。常见于长期劳累、不良姿势或急性损伤治疗不彻底者。

本病因重体力劳动、剧烈运动和外伤没有得到及时正确的治疗，使局部无菌性炎症持续存在，刺激神经末梢；或姿势不良，或有结构性缺损，外力持续反复牵拉、挤压、震荡腰部而成。腰部软组织出现血供障碍、缺氧及渗出水肿，甚至发生撕裂或退行性变，使腰部组织对正常活动和负荷承受力下降而产生慢性劳损，并形成恶性循环。后期则出现增生、纤维变性、瘢痕粘连等组织变性改变。若遇寒冷刺激等诱因会使局部病变加重，症状明显。

腰肌劳损属中医学肌痹、痹病、肾虚腰痛范畴。腰为肾之府，由于劳损于肾，或平素体虚，肾气虚弱，精气不能充养筋骨、经络，致气血不畅或瘀血滞留，血不荣筋，筋脉不舒而痛。或因肾气虚弱，风寒湿邪乘虚侵袭，久而不散，筋弛肌弱，每于弯腰劳作过度，弛弱之筋肌易于损伤而发病。

此病常呈现慢性反复发作，疼痛多局限在腰部两侧，无臀部、大腿、小腿或是脚的放射痛及其他全身症状，经适当运动后疼痛可缓解。此点与脊椎病变活动疼痛加剧相鉴别。临床上腰肌劳损可分为慢性和急性发作两类，急性期按急性腰扭伤处理。

## 二、诊断依据

（1）病程较长，反复发作。

（2）腰部酸痛或胀痛，部分刺痛或灼痛，劳累时加重，休息时减轻；适当活动和经常改变体位时减轻，活动过度又加重。

（3）不能坚持弯腰工作，常被迫时时伸腰或以拳头击腰部以缓解疼痛。

（4）腰部有压痛点，多在骶棘肌处，髂骨脊后部、骶骨后骶棘肌止点处或腰椎横突处。腰部外形及活动多无异常，也无明显腰肌痉挛，少数患者腰部活动稍受限。

（5）X线检查可见腰骶先天变异或骨质增生。

### 三、辨证论治

**1. 寒湿证**　腰部冷痛重着，转侧不利，静卧不减，阴雨天加重。舌淡苔白腻，脉沉。

治法：散寒除湿，温经通络。

主穴：腰部阿是穴、委中、肾俞、后溪。

配穴：脾俞、大肠俞、足三里。

安全操作：患者取俯卧位。委中，直刺1.0~1.5寸，针刺时不宜过快、过强、过深，以免损伤血管和神经，得气后施以平泻手法，再使针尖斜向上逆时针捻转行导气针法，使针感向腰部扩散；后溪，直刺0.2~0.5寸，行平补平泻手法，得气后使针尖朝上臂，逆时针持续捻针，使针感向上臂扩散；腰部阿是穴，直刺0.8~1.0寸，注意不可深刺，可行平刺，施行捻转平补平泻手法，使针感在腰部扩散；脾俞，针尖向下平刺或斜刺0.5~1.0寸，行小幅度捻转平补手法，使针感向腰部扩散；肾俞、大肠俞，直刺或向下斜刺0.8~1.0寸，不可直深刺，以免伤及内脏，肾俞行小幅度捻转平补手法，大肠俞行平泻手法，使针感向周围扩散；足三里，直刺1.0~1.5寸，行平补手法。得气后留针20分钟，其间间歇行针1~2次。同时可配合悬灸肾俞、脾俞。

**2. 湿热证**　痛而有热感，炎热或阴雨天气疼痛加重，活动后减轻，尿赤。舌红苔黄腻，脉濡数。

治法：清热祛湿，通络止痛。

主穴：腰部阿是穴、委中、肾俞、后溪。

配穴：大肠俞、膀胱俞、阳陵泉。

安全操作：患者取俯卧位。委中，直刺1.0~1.5寸，针刺时不宜过快、过强、过深，以免损伤血管和神经，得气后施以平泻手法，再使针尖斜向上逆时针捻转行导气针法，使针感向腰部扩散；后溪，直刺0.2~0.5寸，行平泻手法，得气后使针尖朝上臂，逆时针持续捻针，使针感向上臂扩散；腰部阿是穴，直刺0.8~1.0寸，注意不可深刺，可行平刺，施行捻转平泻手法，使针感在腰部扩散；肾俞、大肠俞，直刺或向下斜刺0.8~1.0寸，不可直深刺，以免伤及内脏，肾俞行小幅度捻转平补平泻手法，大肠俞行平泻手法，使针感向周围扩散；膀胱俞，直刺0.8~1.2寸，行捻转平泻手法，使针感向腰部或下腹部传导；阳陵泉，直刺1.0~1.5寸，行平泻手法，使针感向上传导为佳。得气后留针20分钟，其间间歇行针1~2次。

**3. 肾虚证**　腰部酸痛乏力，喜按喜揉，足膝无力，遇劳更甚，卧则减轻，常反复发作。偏阳虚者面色㿠白，手足不温，少气懒言，腰腿发凉，舌质淡，脉沉细。偏阴虚者心烦失眠，咽干口渴，面色潮红，倦怠乏力，舌红少苔，脉弦细数。

治法：补肾壮腰，强筋止痛。

主穴：腰部阿是穴、委中、肾俞、后溪。

配穴：脾俞、太溪、命门。

安全操作：患者取俯卧位。委中，直刺1.0~1.5寸，针刺时不宜过快、过强、过深，以免损伤血管和神经，得气后施以平补手法，再使针尖斜向上逆时针捻转行导气针法，使针感向腰部扩散；后溪，直刺0.2~0.5寸，行平补手法，得气后使针尖朝上臂，逆时针持续捻针，使针感向上臂扩散；腰部阿是穴，直刺0.8~1.0寸，注意不可深刺，可平刺，施行捻转平补手法，使针感在腰部扩散；脾俞，针尖向下平刺或斜刺0.5~1.0寸，行小幅度捻转平补手法，使针感向腰部扩散，行捻转大补手法；肾俞，直刺或向下斜刺0.8~1.0寸，不可直深刺，以免伤及内脏，行捻转大补手法，使针感向周围扩散；太溪，针尖向上斜刺或平刺0.5~1.5寸，行大补手法，使针感向上传导；命门，直刺0.5~1.0寸，行捻转平补手法，使针感向周围扩散。得气后留针20分钟，其间间歇行针1~2次。

**4. 瘀血证**　腰痛如刺，痛有定处，轻则俯仰不便，重则因痛剧不能转侧，拒按。舌质紫暗，脉弦。

治法：活血祛瘀，通络止痛。

主穴：腰部阿是穴、委中、肾俞、后溪。

配穴：腰眼、膈俞、肝俞。

安全操作：患者取俯卧位。委中，直刺1.0~1.5寸，针刺时不宜过快、过强、过深，以免损伤血管和神经，得气后施以平补平泻手法，再使针尖斜向上逆时针捻转行导气针法，使针感向腰部扩散；后溪，直刺0.2~0.5寸，行平补平泻手法，得气后使针尖朝上臂，逆时针持续捻针，使针感向上臂扩散；腰部阿是穴，直刺0.8~1.0寸，注意不可深刺，可行平刺，施行捻转平补平泻手法，使针感在腰部扩散，行捻转大补手法；肾俞，直刺或向下斜刺0.8~1.0寸，不可直深刺，以免伤及内脏，行小幅度捻转平补手法，使针感向周围扩散；肝俞、膈俞，针尖向下平刺或斜刺0.5~1.0寸，行小幅度捻转平泻手法，使针感向腰部扩散；腰眼，直刺0.5~1.0寸，行提插捻转平补平泻手法。得气后留针20分钟，间歇行针1~2次。

### 四、岭南陈氏针法流派经验

**1. 循经配穴**　除常用的委中穴及腰部痛点外，多循经远端取穴，如承山、印堂、人中等。另有陈氏经验穴腰痛点（手背2、3掌骨间压痛点），此穴当属手少阳。

**2. 辨症配穴**　背腰痛甚配肝俞、阳陵泉；耳鸣刺听宫、耳门、翳风，并根据虚实施行补泻手法；午夜疼痛加灸膈俞、足三里以旺盛气血；夜尿多加温灸关元、命门、中极；湿盛者配阴陵泉以健脾祛湿；偏肾阳虚者加灸肾俞、命门；偏肾阴虚者配太溪、复溜以滋阴益肾。

### 五、其他疗法

1. **梅花针**　腰痛区叩刺后拔火罐。
2. **耳穴贴压**　选肾、脾、肝、腰点2~3穴，用王不留行籽贴压。
3. **体穴埋针**　选腰阿是穴1~2点埋针。

### 六、评述

本病病位在腰，与肾及足太阳、足少阴、任、督、冲、带等经脉密切相关。历代医家都认为肾亏体虚是腰痛的重要病机。如《灵枢·五癃津液别》

说："虚，故腰背痛而胫酸。"《景岳全书·腰痛》也认为"腰痛之虚证十居八九"。

初发多属实证，可因感受寒湿、湿热之邪及跌仆外伤等引起；病久常见虚证，多由肾虚所致。多由居处潮湿，或劳作汗出当风，衣裹冷湿，或冒雨着凉，或长夏之季劳作于湿热交蒸之处，寒湿、湿热、暑热等六淫邪毒乘劳作之虚，侵袭腰府，造成腰部经脉受阻，气血不畅而发生腰痛。寒邪为病，寒伤阳，主收引，湿邪为病，湿性重着、黏滞、下趋，滞碍气机，气血不畅，络脉又壅遏拘急故成寒湿腰痛；感受湿热之邪，热伤阴，湿伤阳，且湿热黏滞，壅遏经脉，气血郁而不行而为湿热腰痛；腰部持续用力，劳作太过，或长期体位不正，或腰部用力不当，屏气闪挫，跌仆外伤，劳损腰府筋脉气血，或久病入络，气血运行不畅，均可使腰部气机壅滞，血络瘀阻而发为瘀血腰痛；先天禀赋不足，加之劳累太过，或久病体虚，或年老体衰，或房事不节，以致肾精亏损，无以濡养腰府筋脉而发为肾虚腰痛。

## 七、典型病案

**陈某，男，55岁。**

主诉：反复腰痛5年。

病史：患者长期从事重体力劳动，长时间弯腰工作，反复腰部隐痛不适，每于久坐或弯腰工作后痛甚，经休息、适当活动腰部或自行予膏药帖敷后疼痛可稍缓解，劳倦后腰痛加重。

检查：患者神疲；双侧腰肌紧张，有压痛，活动受限（＋），双直腿抬举试验（＋）。二便常。舌质暗红苔薄白，脉沉。

证脉合参，患者长期从事重体力劳动，现已年过半百，肝、脾、肾渐虚，劳倦后经脉气血运行不畅，不通则痛。

诊断：中医诊断——痹病（肾虚型）；西医诊断——腰肌劳损（慢性期）。

治法：补肾壮腰，强筋止痛。

主穴：腰部阿是穴、委中、肾俞、后溪。

配穴：脾俞、命门。

按安全操作进行治疗，得气后留针20分钟，其间间歇行针1~2次。

治疗结束后予王不留行籽于肾、脾、腰处耳穴贴压，并嘱患者回家后自行用予艾条温灸腰部针刺部位，每次20分钟。

2诊：病人诉经昨日针治后腰痛症状明显缓解，予继续治疗，舌质暗红，苔薄白，脉沉。

经治后，经络气血得通，气血和利，故痛得平。前法合度，病渐趋愈，继续原方案治疗。腰骶部背俞穴交替选取，每次2~3穴，配以下肢远端穴位（委中、委阳、阳陵泉、绝骨交替选取），耳穴贴压每次一侧，2~3天更换1次，并嘱患者继续予艾条局部温灸，以巩固疗效。

经过6次针灸治疗后，患者腰痛缓解，活动无不适，脉舌平，病愈矣。终止治疗。

【按语】本病因患者年长体虚，又长期从事重体力劳动，耗伤气血，气血运行不畅，腰府失于濡养而致疼痛。委中，足太阳膀胱经之合穴，又"腰背委中求"，乃腰痛的经验要穴，针之可疏通足太阳经经络而除腰痛；针灸肾俞、脾俞，先后天同补，以后天补先天，又可疏通局部经络气血；腰部阿是穴，针之可疏通局部经络气血；后溪，乃手太阳经之输穴，又为八脉交会穴之一，交督脉，而督脉主一身之阳气，走于背腰部正中；命门，补肾壮阳之要穴，又为督脉穴，后溪、命门合用，益气温阳，通络止痛。此几穴配伍，标本兼治，先后天同补，共奏补肾壮腰、强筋止痛之功。

## 八、注意事项

（1）本疗法治疗腰肌劳损可起到良好的镇痛作用，可缓解因疼痛所致的肌肉痉挛。针刺时配合腰部活动或局部按摩，可提高疗效。

（2）腰肌劳损根治比较困难，且易复发，疗程长，可配合推拿、拔罐、穴位注射等方法进行治疗。

（3）腰肌劳损急性发作时宜卧床休息。慢性期宜避免局部受寒和过重劳动，以防病情加重。同时，应积极治疗（常用艾条温灸上述有关经穴），参加适量的体育锻炼，以促进腰肌功能的恢复。

## 九、生活调护

（1）日常生活和工作中，纠正不良姿势，经常变化体位，避免过度劳累。

（2）注意休息和局部保暖，避免腰部直接暴露在寒冷潮湿的环境中，节制房事。

（3）加强腰背肌肉锻炼，适当参加户外活动或体育锻炼。

（4）选择适当的床垫。对于腰痛的病人来说，应选择硬度适中的床垫，要能支撑起腰部，不要太软而让腰部陷下去。

（5）对于腰椎来说，直立挺直的姿势是最好的。因此穿鞋袜时最好坐在椅子上，以保持背部肌肉的挺直。对于上班族来说，要注意椅子高度，坐在椅子上要使膝关节略高于髋关节，以减少腰部后伸。

# 第五节　腱鞘囊肿

## 一、概念和病因病机

腱鞘囊肿是指发生于关节囊或腱鞘附近的一种内含胶冻状黏液的良性肿块，其多为单房性，也可为多房性，发病原因不明。目前主要认为与关节囊、韧带、腱鞘上的结缔组织因局部营养不良发生退行性黏液性变性或局部慢性劳损有关。患者以青壮年女性居多。其临床表现主要为腕背部、腕掌部或足背部出现腕豆至拇指头大小的半球状肿块，质硬，有弹性，基底固定，有压痛。此病患部多有劳损史，囊肿形成后如活动减少则症状减轻、囊肿变小。

中医学称为"筋结"或"筋瘤"，认为此病多因过劳伤筋，经气郁结；或素体血虚，筋脉失于濡养；或感受风寒，经络阻遏，气血运行不畅，以致筋脉拘挛，活动不利。

## 二、诊断依据

（1）有劳损史，女性多于男性。

（2）腕背侧、掌侧或足背等处出现半球形、表面光滑、张力较大的囊性肿块。

（3）肿块生长缓慢，压之有酸胀或痛感，基底固定，活动受限。

（4）X线检查示骨关节无改变。

## 三、辨证论治

**1. 气滞证**　症多为初起，肿块柔软可推动，时大时小，局部可有疼痛或胀感。舌红，苔薄白，脉弦。

治法：行气通络散结。

主穴：阿是穴。

配穴：病发于腕部配合谷，发于踝部配太冲。

安全操作：患者取坐位或仰卧位。阿是穴，局部经常规消毒后，左手拇、食指固定囊肿，右手持粗针或注射针头，在囊肿中心垂直快速旋转刺入，待有针感后反复提插数次，然后转换方向，针尖向四周提插，以穿透囊壁，可边捻针边用左手拇、食指挤压，或退针后挤压，至囊肿平复为度。针后经皮肤消毒后用多层消毒小块纱布加压包扎，防止囊液再积聚。患侧合谷穴，针尖朝向手腕部，刺1.0～1.5寸，行平泻手法，得气后持续捻转，使针感传至手腕部；患侧太冲穴，针尖朝向踝部，刺1.0～1.5寸，行平泻手法，得气后持续捻转，使针感传至踝部。得气后留针20分钟。

**2. 瘀结证**　多有反复发作病史，肿块较小而硬，可硬似软骨，患肢可有不同程度的活动功能障碍。舌红质暗，脉滑弦。

治法：养血活血，通络散结。

主穴：阿是穴。

配穴：病发于腕部配曲池，发于踝部配足三里。

安全操作：患者取坐位或仰卧位。阿是穴，局部经常规消毒后，左手拇、食指固定囊肿，右手持粗针或注射针头，在囊肿中心垂直快速旋转刺入，待有针感后反复提插数次，然后转换方向，针尖向四周提插，以穿透囊壁，可边捻针边用左手拇、食指挤压，或退针后挤压，至囊肿平复为佳。针后经皮肤消毒后用多层消毒小块纱布加压包扎，防止囊液再积聚。曲池，直刺1.0～2.0寸，得气后，使患侧曲池的针尖朝向腕部，行平补平泻法，使针感向腕部传导；足三里，直刺1.0～2.0寸，得气后，使患侧足三里的针尖朝向踝部，行平补法，使针感向踝部传导。得气后留针20分钟。

## 四、岭南陈氏针法流派经验

循经配穴：粗针泻刺患部阿是穴，能直接疏通病处的经络气血而散筋结；腕部刺曲池、踝部配足三里，能旺盛阳明气血，促进疾病康复。

辨症配穴：如患者腱鞘囊肿伴有上、下肢无力，加曲池、外关、足三里、阳陵泉等，以活血通络，疏筋止痛。

## 五、其他疗法

**1. 火针**　在囊肿上选2~3个点作标记，待火针烧红后，迅速点刺。出针后，用手指由轻而重挤出囊液，并用消毒纱布加压覆盖。

**2. 温针**　于囊肿中央直刺1针，施以温针灸法。针后于囊肿处加压，挤出囊液，加压包扎。

**3. 拔罐**　用三棱针于囊肿处点刺2~3点后，选用大小合适的玻璃罐于囊肿处闪罐或留罐，吸出囊液，最后再挤干净囊液并加压包扎。

## 六、评述

本病病位在筋，主要病机为局部气血不通。多因劳作伤筋，经气阻滞，导致局部气血不畅，不通则痛；或遭受外伤，经脉受损或病程日久，致气血凝滞，筋脉失养，导致筋脉拘挛，活动不利而为病。总的来说，本病责之局部气血不畅，瘀滞而成结，治疗上当以通络散结为法。

## 七、典型病案

**汤某，女，25岁。**

主诉：右腕部肿胀2周。

病史：患者长期抱小孩，2周前发现右腕部囊肿，不痛，一直未予重视，后囊肿逐渐增大，遂前来就诊，纳眠可，二便调。

查体：右腕部可见一约1.5cm×1.5cm的囊肿，触之边缘光滑，囊肿内可触及波动感，舌淡红，苔薄白，脉弦。

证脉合参，本病右手腕部囊肿为主症，查体右腕部囊肿边缘光滑，囊肿内可折及波动感，故属筋结范畴，为长期抱小孩过劳伤筋，经气郁结所致，证属气滞。

诊断：中医诊断——筋结（气滞证）；西医诊断——腱鞘囊肿。

治则：行气通络散结。

主穴：阿是穴。

配穴：合谷。

按安全操作进行治疗，留针20分钟，其间配合红外线照射患处。

退针后局部挤压囊肿，至平复为度，后再经皮肤消毒，用多层消毒小块纱布加压包扎，防止囊液再积聚，嘱患者近日勿抱小孩。一次治疗后囊肿平复。3天后复诊，囊肿未再发。

【按语】针刺治疗腱鞘囊肿疗效较好。本患者囊肿尚属初期，未成硬结，往往一次即愈。粗针泻刺患部阿是穴，能直接疏通病处的经络气血而通络散结；配伍泻刺合谷，疏通气机，使气行则血行而结散。两穴合用，共奏行气通络散结之功。

## 八、注意事项

（1）腱鞘炎主要有桡屈肌腱腱鞘炎和桡骨茎突腱鞘炎。此病病程较长，且容易反复发作，早期治疗为佳。

（2）本疗法治疗腱鞘囊肿疗效较好。初期未成硬结时，往往一次即愈。如病程久，囊肿坚硬，宜先在患部悬灸15~20分钟后再刺。

（3）针刺治疗后应减少患处活动。2~3天后复诊，如囊肿未全消，可按上法再刺。

## 九、生活调护

1. **劳逸结合** 平时注意保护关节处，避免劳损，特别是在办公室上班，使用电脑频率较高的白领，更要注意劳逸结合，多放松手腕，以免长期慢性损伤使滑膜腔内的滑液增多，形成囊肿。

2. **温水洗手** 养成用温水洗手的习惯，不宜用冷水，适时活动手，并自行按摩。

3. **旋转手腕** 当刺痛开始时，可以做些温和的手部运动以缓解疼痛。旋转手腕是最简单的运动之一。每次转动手腕约两分钟，可以运动所有的腕部肌肉，恢复血液循环，并可消除手腕长期屈曲引起的疼痛。

# 第六节　风湿性关节炎

## 一、概念和病因病机

风湿性关节炎是风湿病的一种表现，发病与溶血性链球菌感染和内分泌功能紊乱有密切关系。多发于青、中年，感冒、潮湿、寒冷为诱因。关节呈多发性和游走性红、肿、热、痛，常侵犯膝、踝、肩、腕、髋等大关节。急性期常伴有全身疲乏，食欲不振和发热。慢性期疾患为急性期治疗不当，缠绵反复发作所致，但全身症状多不明显，局部症状较轻。如反复发作，常使心脏受累而继发风心病，也可引起舞蹈病，多见于女性儿童。

本病属中医痹病范畴，称为"风湿痹"，是由于风寒湿热等外邪入侵，闭阻经络关节，气血运行不畅，腠理空疏，痹阻于血脉所致，以全身关节呈游走性红、肿、重着、疼痛为主要临床表现。

## 二、诊断依据

（1）四肢大关节（腕、肘、肩、髋、膝、踝）疼痛或肿痛，游走不定，疼痛持续时间短。

（2）病前多有咽痛乳蛾史，或涉水淋雨、久居湿地史。

（3）部分患者可有低热，四肢环形红斑，或结节性红斑。常可累及心脏。

（4）自身抗体血液指标，如抗 ENA 抗体、抗 ds-DNA 抗体、抗血小板抗体、抗核抗体、抗心磷脂抗体、类风湿因子等异常。

（5）X 线检查受累关节仅见软组织肿胀，无骨质改变。

## 三、辨证论治

1.行痹证（风邪偏胜）　关节、肌肉疼痛，屈伸不利，疼痛呈游走性，多见于上肢关节，初起可见发热、恶风等表证，舌苔薄白，脉浮或浮滑。

治则：祛风通络，散寒除湿。

主穴：阿是穴、局部经穴。

肩部——肩髃、肩髎、肩贞、臑俞；

肘部——曲池、天井、尺泽、少海、小海；

腕部——阳池、外关、阳溪、腕骨；

脊背——大椎、大杼、身柱、腰阳关、夹脊；

髀部——环跳、居髎、秩边、髀关；

股部——伏兔、殷门、承扶、风市；

膝部——膝眼、梁丘、血海、阳陵泉、膝阳关；

踝部——申脉、照海、昆仑、丘墟。

配穴：风池、大椎、膈俞、血海。

安全操作：患者取侧卧位。肩髃、肩髎，向腋窝方向直刺1.0～1.5寸，以局部出现酸胀感为宜；肩贞，直刺1.0～1.5寸；臑俞，针尖斜向上15°进针1.0～1.5寸，行平补平泻手法。曲池、尺泽，直刺0.5～1.0寸；天井、少海，屈肘取穴，直刺0.5～0.8寸；小海，屈肘取穴，直刺0.2～0.3寸，行平补平泻法。阳池、外关、腕骨，直刺0.5～1.0寸；阳溪，向手腕方向45°斜刺进针0.3～0.5寸，行平补平泻手法。大椎，针尖向外斜刺0.5～1.0寸，身柱、腰阳关、夹脊直刺0.5～1.0寸，行平补平泻手法。环跳直刺2～3寸，以局部出现酸胀感为宜。居髎、秩边、髀关，直刺1~2寸，行平补平泻手法。股部伏兔，直刺1.5~2.5寸，局部酸胀，可下传到膝部；殷门、承扶直刺1~2寸；风市直刺1~1.5寸，以上穴行平补平泻手法。外膝眼，针尖向对侧血海穴方向直刺1.0～1.5寸；内膝眼，针尖向对侧梁丘穴方向直刺1.0～1.5寸；梁丘、血海、阳陵泉直刺0.5～1.0寸；膝阳关，向膝盖内侧方向直刺0.5～1.0寸，行平补平泻手法。申脉，直刺0.3～0.5寸；照海、昆仑，直刺0.5～1.0寸；丘墟，直刺0.5～0.8寸，平补平泻手法。风池，针尖朝鼻尖方向刺入0.5～1.0寸，有酸胀感即可，不可深刺，平泻手法；大椎，针尖向外斜刺进针0.5～1.0寸，平补平泻手法；膈俞，针尖向下45°斜刺进针0.5～1.0寸，平补平泻手法；血海，直刺0.5～1.0寸，平补平泻手法。

**2.痛痹证（寒邪偏胜）** 关节、肌肉疼痛，遇寒则剧，得热痛减，关节拘紧，屈伸不利，疼痛固定而怕冷，舌质淡，苔薄白，脉弦紧。

治则：温经散寒，祛风除湿。

主穴：阿是穴、局部经穴同前。

配穴：命门（灸）、关元（灸）、脾俞。

安全操作：患者取侧卧位，各关节部位所有主穴进针角度、深度同前，均用平补平泻手法。脾俞，针尖向下45°斜刺进针0.5～1.0寸，行平补手法。命门、关元用灸法。

**3.着痹证（湿邪偏胜）** 关节、肌肉疼痛酸楚，重着麻木，肿胀明显，关节活动受限，多见于下肢关节，舌质淡，苔白腻，脉濡缓。

治则：除湿通络，祛风散寒。

主穴：阿是穴、局部经穴同前。

配穴：脾俞、章门、阴陵泉、三阴交。

安全操作：患者取侧卧位，各关节部位所有主穴进针角度、深度同前，均用平补平泻手法。脾俞，针尖向下45°斜刺进针0.5～1.0寸，平补法；章门，斜刺进针0.5～0.8寸，轻补手法；阴陵泉、三阴交直刺进针1.0～1.5寸，平补平泻手法。

**4.热痹证（热邪偏胜）** 关节、肌肉疼痛呈游走性，痛处灼热红肿，痛不可触，得冷稍舒，可见皮下结节或红斑，常见有发热、恶风、汗出、口渴、烦躁不安，舌质红，苔黄或黄腻，脉滑数或浮数。

治则：清热通络，祛风除湿。

主穴：阿是穴、局部经穴同前。

配穴：曲池、合谷、大椎、太冲。

安全操作：患者取侧卧位，各关节部位所有主穴进针角度、深度同前，均用平补平泻手法。曲池、合谷，直刺0.5～1.0寸；大椎针尖向外斜刺0.5～1.0寸；太冲，直刺0.5～0.8寸，行平泻手法。

**5.虚痹证（气血两虚）** 病程日久，反复不愈，关节疼痛，时轻时重。面黄无华，心悸自汗，头晕乏力。舌质淡，苔薄白，脉濡。

治则：补气血，养肝肾。

主穴：阿是穴、局部经穴同前。

配穴：血海、内关、足三里、百会。

安全操作：患者取侧卧位，各关节部位所有主穴进针角度、深度同前，均用平补手法。血海，直刺0.5～1.0寸，平补手法；内关，直刺0.5～1.0寸，平补平泻手法；足三里，直刺1.0～1.5寸，平补手法；百会，沿督脉向前平刺进针0.5~1.0寸，平补手法。

## 四、岭南陈氏针法流派经验

辨症配穴：热甚可刺络泄热，慢性期正气虚宜多灸。头痛恶风刺风池、太阳，关节游走痛配风门、风市、肝俞，红肿热痛明显刺膈俞、肾俞，食欲不振配二阴交、脾俞；反复发作可常灸大椎、足三里、脾俞、肾俞、肝俞。

## 五、其他疗法

**1.耳穴贴压** 选相应病部压痛点或肝、脾、肾点1~2穴，用王不留行籽贴压，左右交替，每日按压3~4次，4~5日一换。

**2.穴位注射** 用维生素$B_{12}$或丹参注射液，取阿是穴、局部经穴，每次选取2~4穴，每穴注入0.5~0.8ml，每隔1~3日注射1次，以舒经通络止痛。注意勿注入关节腔内。适用于顽固性疼痛。

**3.刺血拔罐疗法** 取阿是穴，行闪罐法至皮肤潮红；或用留罐法，每次留罐10分钟，2~3日治疗1次。

**4.中药外敷** 桂枝、细辛、白芷等药按一定比例研细末，纳入铁砂，透膜包裹，外敷，1日1次。

**5.中药熏洗** 实热型关节灼热、疼痛甚，可配合黄连、黄芩、黄柏各60g，煎出液外洗。

## 六、评述

本病常与外感风、寒、湿、热等邪气及人体正气不足等因素有关。本病病位在肉、筋、骨。外邪侵袭人体，痹阻关节、肌肉、经络，气血运行不畅，导致痹证，虽然其病发由风寒湿热等邪气侵袭而成，但往往由于风寒湿热的偏胜和滞留病位的不同，临床上出现不同症状。风邪胜者为行痹，寒邪胜者为痛痹，湿邪胜者为着痹，热邪胜者为热痹；寒湿邪滞于肌腠为肌痹，寒湿邪郁于筋脉为筋脉痹。其相应的施治以祛风、散寒、化湿及活血通络为主，并辅以随症治疗。故在治疗取穴时，采用主取病变关节邻近或远隔循经所过之三阳经穴，再配以其他穴位随症治疗。曲池、大椎泄热疏风；合谷、太冲开四关行气解郁，两穴一气一血、一阴一阳、一手一足，可调整上下阴阳，理气通血，使经脉畅通，通则不痛；命门为督脉腧穴，取之可温补阳气，驱邪止痛；灸关元补元气而温运脾胃；命门、关元合用则温阳补肾，培元固本，助阳化气，合脾俞健脾利湿，脾俞、章门为俞募配穴，健脾利湿，调和脾胃；阴陵泉为脾经合穴，健脾祛湿利小便；三阴交健脾祛湿化浊；委中为膀胱经穴，可舒筋活络；血海补之可活血养血，泻之可祛血中之热。通过辨证施治，灵活运用艾灸、针刺补泻等手法疏通经络气血，使营卫调和，而风寒湿热等邪无所依附，则痹痛遂解。

## 七、典型病案

**张某，男，38岁。**

主诉：双膝关节疼痛3月。

病史：3月前患者因工作而冒雨涉水，后出现双膝关节疼痛，遇寒加重，曾在所在单位卫生所就医，口服吲哚美辛等药治疗，服后疼痛稍有缓解，尚坚持工作。后因关节肿胀曾到某医院求治，双膝关节X线检查未见异常，查血沉32mm/h，类风湿因子阴性，按风湿性关节炎予以解热镇痛西药、散寒止痛中药及按摩等治疗，疗效不明显。近日症状明显，遂来我院针灸门诊，接受针灸治疗。

查体：神清，痛苦面容，双膝关节肿痛，遇寒加重，行走困难，舌苔白腻，脉沉紧。

诊断：中医诊断——行痹（风邪偏胜证）；西医诊断——风湿性关节炎。

辨证：缘患者冒雨涉水，感受风寒湿之邪，邪气侵犯关节、筋脉，致经络气血痹阻，发为本病。寒性凝滞，寒主收敛，故不通则痛，遇寒加重；湿性重浊，易阻碍气机，故绵绵不愈。正如古人云："风寒湿三气杂至，合而为痹，其寒气盛者为痛痹。"

治则：祛风通络，散寒除湿。

主穴：膝眼、梁丘、血海、阳陵泉、膝阳关。

配穴：风池、大椎、膈俞。

按安全操作治疗，按上处方取穴，每日1次。

2诊：治疗后，双膝关节疼痛减轻，遇寒稍有加重，关节活动明显改善，守原方治疗。

3诊：昨日天气变化，双膝关节疼痛加重，活动不利，关节肿胀较前明显，舌质淡，苔薄白，脉细数。予以散寒通络，消肿定痛。

处方守上方，加肾俞以补肾散寒；以吴茱萸拌粗盐炒热，布包裹热熨病变关节。

4诊：患者双膝关节疼痛明显减轻，肿胀消退，关节活动灵活，遇寒冷仍有关节疼痛，查舌脉同前。治疗同上。

5诊：双膝关节活动灵活，关节无明显肿胀，关节疼痛改善，偶遇寒冷稍有加重，舌质淡红，苔薄白，脉缓。治则宗上，手法同前。

6诊：患者双膝关节肿胀消失，关节活动稍有疼痛，稍遇寒冷已无明显疼痛加重，舌质淡红，苔薄白，脉缓。处方同上加肝俞以温经散寒，手法同前。

7诊：患者膝关节疼痛消失，肿胀消退，关节活动灵活，舌质红，苔薄白，脉缓。守上方巩固治疗。

【按语】本例患者因风寒湿之邪侵入机体，痹阻关节肌肉经络，导致气血运行不畅而发病，病机为风寒湿邪凝滞，留滞关节，致关节经络不通，气血痹阻。此患者病位为双膝关节，故选取内、外膝眼、膝阳关、阳陵泉疏通经络；遵"治风先治血，血行风自灭"之义，取血海配风池以活血养血祛风；取大椎扶正祛邪，提高机体抗邪能力；取膈俞可治血止痛；取肝俞、肾俞滋补肝肾，养血益精，培元固本以治本；治疗中还辅以吴茱萸热敷病变关节，加强散寒止痛功效。经络得通，通则不痛，诸症渐平。嘱患者注意保暖，避风寒，增强锻炼以巩固疗效。

## 八、注意事项

（1）本病辨治可按病情选取病变关节邻近或远隔循经所过之穴（主要取三阳经）。实证宜针不宜灸，热甚则可刺络泄热。

（2）虚证宜针灸并施，同时辨证配用肝、脾、肾俞及足三里、三阴交，以扶正祛邪。后期如出现心悸、气短，脉结代等症候，可酌加心俞、督俞、厥阴俞、内关等以宁心安神。每日针灸1次，12次为一个疗程，间隔休息3~5天。

（3）实热型关节灼热、疼痛甚可配合黄连、黄芩、黄柏各60g，煎出液外敷。

### 九、生活调护

（1）避风、防寒、防潮，不可久居湿地。特别是气候骤变或天气寒冷时，更应注意保暖，免受风寒侵袭。

（2）劳作汗出之后，切勿当风贪凉，或汗出入水。

（3）平时注意生活调摄，坚持锻炼身体，增强体质，提高机体抵御外邪的能力。

（4）久病患者，情绪低落，要加强心理治疗及安慰患者，让患者保持乐观向上的心境。

（5）饮食宜富含营养、易于消化，避免生冷、油腻等。

# 第七节　类风湿关节炎

## 一、概念和病因病机

现代认为类风湿关节炎是一种病因不明的自身免疫性疾病，主要表现为对称性、慢性、进行性多关节炎。关节滑膜的慢性炎症增生形成血管翳，侵犯关节软骨、软骨下骨、韧带和肌腱等，造成关节软骨、骨和关节囊的破坏，最终导致关节畸形和功能丧失。

本病在中医学中没有对等病名，根据其临床表现，属于尪痹、痹病、骨痹等范畴，在中医文献中也有"鹤膝风""痛风""历节""白虎历节风"等类似病名，一般是指由于正气不足，风寒湿热等外邪痹阻经络及筋骨关节，气血不通，关节及周围肌肉的疼痛、肿胀、僵硬，甚则关节变形、骨质受损的一类疾病。

## 二、诊断依据

（1）本病的诊断需满足以下4条或4条以上标准：

1）晨起关节僵硬至少1小时（≥6周）；

2）2~3个或3个以上关节肿（≥6周）；

3）腕、掌关节或近端指间关节肿（≥6周）；

4）对称性关节肿（≥6周）；

5）皮下结节（≥6周）；

6）手X线片显示有骨侵蚀或有明确的骨质疏松；

7）类风湿因子阳性（滴度＞1：32）。

（2）其中类风湿因子阳性只能作为参考。临床上本病需与强直性脊柱炎、骨关节炎、风湿性关节炎等疾病鉴别。

## 三、辨证论治

**1.风寒湿阻证**　关节肿胀疼痛，痛有定处，晨僵屈伸不利，遇寒则痛剧，得热痛减，局部畏寒怕冷。舌苔薄白，脉浮紧或沉紧。

治则：疏风散寒，祛湿宣痹。

主穴：阿是穴、局部经穴。

肩部——肩髃、肩髎、肩贞、臑俞；

肘部——曲池、天井、尺泽、少海、小海；

腕部——阳池、外关、阳溪、腕骨；

脊背——大椎、大杼、身柱、腰阳关、夹脊；

髀部——环跳、居髎、秩边、髀关；

股部——伏兔、殷门、承扶、风市；

膝部——膝眼、梁丘、血海、阳陵泉、膝阳关；

踝部——申脉、照海、昆仑、丘墟。

配穴：百会、风池、足三里、阴陵泉。

安全操作：患者取侧卧位。阿是穴、肩髃、肩髎，直刺向腋窝方向1.0～1.5寸，以局部出现酸胀感为宜；肩贞，直刺1.0～1.5寸；臑俞，针尖斜向上15°进针1.0～1.5寸，用平补平泻手法。曲池、尺泽，直刺0.5～1.0寸；天井、少海屈肘取穴，直刺0.5～0.8寸；小海，屈肘取穴，直刺0.2～0.3寸，用平补法。阳池、腕骨直刺0.3～0.5寸；外关，直刺0.5～1.0寸；阳溪，向手腕方向45°斜刺进针0.3～0.5寸，用平补手法。大椎，针尖向外斜刺0.5～1.0寸；身柱、腰阳关直刺0.5～1.0寸；夹脊，直刺1.0～1.5寸，行平补手法。环跳，直刺2～3寸，以局部出现酸胀感为宜；居髎、秩边、髀关，直刺1~2寸，行平补平泻手法。伏兔、殷门，直刺1.0~1.5寸；承扶、风市，直刺1.2~1.5寸，用平补平泻手法。外膝眼，针尖向对侧血海方向直刺1.0~1.5寸；内膝眼，针尖向对侧梁丘方向直刺1.0~1.5寸；梁丘、阳陵泉，直刺1.0~1.5寸；血海，直刺0.5~1.0寸；膝阳关，向膝盖内侧方向直刺0.8~1.0寸，均用平补平泻手法。申脉，直刺0.3~0.5寸；照海、昆仑、丘墟，直刺0.5~0.8寸，用平补平泻手法。百会，沿督脉向前平刺进针0.5~1.0寸，平补手法；风池，针尖朝鼻尖方向刺入0.5~1.0寸，平泻法，有酸胀感即可，不可深刺；足三里、阴陵泉，直刺1.0~1.5寸，平补平泻手法。

**2.风湿热郁证** 关节红肿疼痛如燎，晨僵，活动受限。兼有恶风发热，有汗不解，心烦口渴，便干尿赤。舌红，苔黄或燥，脉滑数。

治则：清热通络，疏风胜湿。

主穴：阿是穴、局部经穴同前。

配穴：合谷、足三里、大椎、曲池。

安全操作：患者取侧卧位，各关节部位所有主穴进针角度、深度同前，均用平补平泻法。合谷、曲池直刺0.5~1.0寸；足三里，直刺1.0~1.5寸；大椎，针尖向外斜刺进针0.5~1.0寸，用平泻手法。

**3.痰瘀互结证** 关节漫肿日久，僵硬变形，屈伸受限，疼痛固定，痛如锥刺，昼轻夜重，口干不欲饮。舌质紫暗，苔白腻或黄腻，脉细涩或细滑。

治则：活血化瘀，祛痰通络

主穴：阿是穴、局部经穴同前。

配穴：膈俞、血海、阴陵泉、丰隆。

安全操作：患者取侧卧位，各关节部位所有主穴进针角度、深度同前，均用平泻手法。膈俞，针尖向下45°斜刺0.5~1.0寸，平泻手法；血海、阴陵泉，直刺1.0~1.5寸，平泻手法；丰隆，直刺进针0.5~1.0寸，行导痰术，左右捻针，有酸胀感后，针慢慢提到天部，向上斜刺捻转进针到地部，得气后再把针慢慢提到天部，再向下斜刺到地部。

**4.肾虚寒凝证** 关节疼痛肿胀，晨僵，活动不利，畏寒怕冷，神倦懒动，腰背酸痛，俯仰不利，天气寒冷加重。舌淡胖，苔白滑，脉沉细。

治则：温肾扶阳，散寒通络。

主穴：阿是穴、局部经穴同前。

配穴：关元、肾俞、阴陵泉、命门。

安全操作：患者取侧卧位，各关节部位所有主穴进针角度、深度同前，均用平补法。关元、肾俞，直刺0.8～1.2寸；阴陵泉，直刺1.0～1.5寸；命门，直刺0.5～0.8寸，均用平补法。

**5.肝肾阴虚证** 病久关节肿胀畸形，局部关节灼热疼痛、屈伸不利，形瘦骨立，腰膝酸软。伴有头晕耳鸣，盗汗，失眠。舌红，少苔，脉细数。

治则：滋阴清热

主穴：阿是穴、局部经穴同前。

配穴：肝俞、肾俞、复溜、曲泉。

安全操作：患者取侧卧位，各关节部位所有主穴进针角度、深度同前，均用平补平泻手法。肝俞，针尖向下45°斜刺0.5～1.0寸；肾俞、复溜、曲泉直刺0.8～1.2寸，均用平补法。

**6.气血亏虚证** 关节疼痛，肿胀僵硬，麻木不仁，行动艰难，面色淡白，心悸自汗，神疲乏力。舌淡，苔薄白，脉细弱。

治则：补益气血，祛邪通络。

主穴：阿是穴、局部经穴同前。

配穴：血海、内关、足三里、百会。

安全操作：患者取侧卧位，各关节部位所有主穴进针角度、深度同前，均用平补手法。血海、足三里，直刺1.0～1.5寸；内关，直刺0.5～1.0寸；百会，沿督脉向前平刺进针0.5～1.0寸，均用平补手法。

### 四、岭南陈氏针法流派经验

辨症配穴：关节肿、热、痛，选病变关节远隔或邻近循经所过的穴位，用平泻法；呈游走性，有发热，恶风寒，头重而痛，泻刺风门、风市、曲池、大椎；胸腹胀满，泻刺三焦俞、足三里；神疲肢倦，四肢酸痛，灸关元、膀胱俞；食欲不振，体重减轻，用补法针足三里、三阴交、脾俞；头晕，贫血，配膈俞、百会；关节疼痛僵硬，痛有定处，配大杼、阳陵泉。常灸病变关节、特定穴和相关背俞穴，特别是大杼、肝俞、脾俞、膈俞、肾俞、三焦俞、关元、足三里，能通经络，行气血而祛湿邪。

## 五、其他疗法

**1.耳穴贴压**　选相应患部压痛点和肝、脾、肾、三焦点，每次取1～2穴，左右交替，每日按压3～4次，4～5日一换。

**2.穴位注射**　用维生素$B_{12}$或丹参注射液，取阿是穴、局部经穴同前，每次选取2～4穴，每穴注入0.5ml，每隔3日注射1次，以舒经通络止痛。注意勿注入关节腔内。适用于顽固性疼痛。

**3.刺血拔罐疗法**　取阿是穴，行闪罐法拔至皮肤潮红；或用留罐法，每次留罐10分钟，2～3日治疗1次。

**4.艾灸**　可选病变关节、天应穴和大杼、足三里、阳陵泉、身柱、承扶、秩边、脾俞、膈俞、肾俞，用隔姜灸，每次1壮，可隔日1次。常灸能温通经络，行气血而祛湿邪。

**5.中药熏洗**　肢体关节畏风、怕凉，偏寒湿痹阻者，酌情选用祛风散寒除湿、温经通络药物，可用药物熏洗全身，每次30分钟，每日1次。肢体关节肿胀热甚，偏湿热痹阻者，酌情选用清热除湿、宣痹通络之品，可用药物熏洗全身，每次30分钟，每日1次。

**6.中药外敷**　局部关节肿大变形，偏痰瘀痹阻者，酌情选用活血行瘀、化痰通络之品外敷，每次30分钟，每日1～2次。

**7.梅花针**　选病部关节和夹脊穴，交替叩刺，每处1分钟为宜，至皮肤有点状出血即可，每周治疗1次。

## 六、评述

本病是一种由于正气不足，风寒湿热等外邪痹阻经络及筋骨关节，气血不通，出现关节及周围肌肉的疼痛、肿胀、僵硬，甚至关节变形、骨质受损的疾病。风寒湿热病邪留注肌肉、筋骨、关节，造成经络壅塞，气血运行不畅，肢体筋脉拘急、失养，为本病的基本病机。痹病日久不愈，气血津液运行不畅，血脉瘀阻，津液凝聚而痰瘀互结。痰湿闭阻经络，深入骨骱，出现皮肤瘀斑、关节肿胀畸形等症，甚至深入脏腑，出现脏腑痹的证候。初病属实，久病必耗伤正气而虚实夹杂，伴见气血亏虚、肝肾不足等证候。

其相应的施治以祛风、散寒、化湿、清热及活血通络为主，辅以祛痰化瘀、温肾扶阳、补益气血。在治疗取穴时，取阿是穴，能直接疏通病部气机；病痛局部循经选穴，可疏通经络气血，调和营卫，缓急止痛。再配以其他穴位随症治疗，取百会通阳安神，缓解厥阴筋急；风池疏风通络；取足三里升清降浊，导痰行滞，扶正培元；取阴陵泉健脾除湿；取曲池、合谷气化传导，与大椎合用则清热通络；取膈俞、血海以活血化瘀，通经活络；丰隆健脾化痰；取关元、肾俞、命门补益肾气，固摄下元，助阳化气；取肾俞、肝俞、复溜通经温脉，益肾阴，合曲泉用可滋补肝肾，清湿热，理下焦。在针刺治疗时除少数急性发作时用泻法外，其余皆艾灸病变关节和相关背俞，特别是大椎、大杼、肝俞、脾俞、膈俞、肾俞、三焦俞、腰阳关、百会、风池、关元、足三里等穴，常灸能温通经络，行气血而祛湿邪。

通过辨证施治，灵活运用针刺、艾灸、耳穴压贴、穴位注射、刺络拔罐、中药外敷和外洗等疗法，疏通经络气血，使营卫调和而风寒湿热等病邪无所依附，则痹通即除。

## 七、典型病案

**郭某，女，50岁。**

主诉：右踝、趾关节肿痛3年。

病史：患者3年前因感受寒风冷雨侵袭后发热、关节疼痛。经治热退而关节痛反复发作，每于阴雨天气症状增剧。近月持续发作，步行困难，踝、趾着地则痛甚，常因剧痛而彻夜不能入睡，伴腹胀纳呆，眩晕，小便短涩，大便时溏。

查体：患者呈慢性病容，神疲消瘦，面色无华，下肢肌肉轻度萎削，踝微肿，趾呈梭形肿大，关节活动中度受限。舌质淡，苔薄腻，脉沉细。

诊断：中医诊断——骨痹（风寒湿阻证）；西医诊断——类风湿关节炎。

辨证：本病因正虚，邪气复感风寒湿外邪，邪气凝滞经络，气血不通而成痹。久病缠绵3年未愈，致筋骨失养，病为骨痹。故症见节肿肌萎、面色无华、眩晕、舌淡、脉沉细，皆为气血亏损之象。

治则：疏风散寒，祛湿宣痹。

主穴：梁丘、阳陵泉、大杼、太溪、申脉、照海、昆仑、丘墟。

配穴：百会、风池、足三里、阴陵泉。

按安全操作治疗，按处方取穴，用平补手法。留针20分钟。阿是穴用小艾炷隔姜片灸3壮，以增强通络化湿作用。

2诊：右踝尚肿，趾痛稍缓。胃纳好转，脉舌同前。仍按前治则，取阳辅、解溪、太冲、脾俞；梅花针叩刺踝、趾痛区。

3诊：踝趾痛均减，神疲肢怠、眩晕改善，胃纳增进，小便利，舌苔薄白，脉缓细。此乃气血运行始复，湿邪稍化，仍旨原意，刺三阴交、八风、阿是穴；艾炷隔姜灸肾俞、膈俞。

4诊：踝趾痛续减，肿胀稍退，步行时趾着地尚感酸痛，舌苔薄润，脉缓细。取绝骨、行间，以疏通经络而强筋骨；温灸脾俞以振奋后天生化之源。

5诊：踝趾痛大减，夜能安睡，眩晕已平，胃纳正常。舌苔薄润，脉缓。脾阳得运，经络气血运行得以通畅，湿邪渐化，故神疲腹胀、肢怠纳呆、小便短涩等湿象缓解，踝趾痛明显改善。仍按上法继续针灸15次后，踝趾疼痛基本缓解，尚微肿，但活动无明显不适。病势虽大减，但病历时三载，筋骨失养非一日可复，再按前治则辨证施治3周后停针刺，嘱其每日隔姜温灸足三里及踝趾区。

3个月后复查，据云经持续艾灸后，踝趾肿痛消失，虽经常远行或遇阴雨天气亦无明显不适，已经恢复正常工作，右足肌肉萎削已康复，活动功能正常，踝趾肿痛全消，症平矣。

【按语】本例患者因外感风寒湿邪，久病未愈，致筋骨失养。病机为风、寒、湿等邪气滞留肢体筋脉、关节、肌肉，筋脉痹阻，气血不通而成痹。其治疗以疏风散寒，祛湿宣痹为法。取阿是穴，能直接疏通病部气机；病痛局部循经选穴，可疏通经络气血，调和营卫，缓急止痛；取梁丘理气活血、舒筋活络；阳陵泉为筋会，舒经络，通关节；大杼为足太阳膀胱经穴，可清热解表，清利头目；三阴交、太溪滋补肝肾，治疗肌肉痿弱无力；申脉为足太阳膀胱经穴，通于阳跷脉，可舒筋活络；照海为肾经腧穴且通阴跷脉，有益气升阳之功；百会为任脉与三阴经交会穴，可补元气，散寒邪；丘墟与阳陵泉分别为足少阳经原穴和合穴，能温经通络，祛风散寒；风池为治风要穴，有祛风散寒之功；取足三里、解溪、太冲以健脾补气，化湿和胃；配八风以祛风舒筋；取阳辅、昆仑、悬钟（绝骨）、行间以调动人体阳气祛邪外出；另加灸肾俞、脾俞、膈俞，温补气血，加强散寒化湿之效，使人体正气充足、气血旺盛，则邪难入侵。以上诸法并用，标本兼治则诸症渐平。

## 八、注意事项

（1）及时纠正病人的不良姿态和体位。

（2）应注意关节的活动，坚持功能锻炼，以免影响以后的生活。

（3）关节肿痛部位经常予以按摩、艾灸等，以促进血液循环，改善局部温度，防止肌肉萎缩，注意避免烫伤。

（4）急性期可在短期内（2~3周）使用夹板制动，保持关节功能位。

（5）关节处破损及溃疡，应加强无菌换药，预防感染，平时涂润肤霜或红花油按摩以保护皮肤。

## 九、生活调护

（1）活动期关节护理：疾病活动期应注意休息，减少活动量，尽量将病变关节固定于功能位，如膝关节、肘关节应尽量伸直。

（2）缓解期关节功能锻炼护理：疾病稳定时应及时注意关节功能锻炼，如慢走、游泳锻炼全身关节功能；捏核桃或握力器，锻炼手指关节功能；双手握转环旋转，锻炼腕关节功能；骑自行车，锻炼膝关节；滚圆木，踏空缝纫机，锻炼踝关节等。

（3）患者宜保持心情愉快，增强战胜疾病的信心。

（4）忌食肥甘厚味及辛辣之品，禁饮酒。

（5）避风寒、慎劳累。

# 第九章　儿科常见病症

## 第一节　小儿脑性瘫痪

### 一、概念和病因病机

　　小儿脑性瘫痪是多种脑痫引起的五官及肢体功能障碍的综合症候群。本病可因宫内窒息或分娩期间产伤或出生后感染，引起脑组织缺血、缺氧，最后导致脑组织的变性坏死。主要表现为以中枢性瘫痪为主的病症。除出现肢体运动功能障碍外，多伴有不同程度的智力低下、言语障碍或癫痫发作等病症。

　　小儿脑性瘫痪简称"小儿脑瘫"，属中医学五软、五迟范畴。五迟指立迟、行迟、齿迟、发迟、语迟，五软指头项软、口软、手软、足软、肌肉软。五迟、五软既可单独出现，也可同时存在。本病由先天胎禀不足或后天调护失当引起，其病机可概括为正虚和邪实两个方面。正虚为五脏不足，气血虚弱，精髓失充；邪实为痰瘀阻滞心经脑络，心脑神明失主。

### 二、诊断依据

　　（1）多见于婴幼儿，好发于冬春季。

　　（2）发病初期有烦躁夜啼，表情淡漠，纳呆，多汗，枕秃，囟门迟闭，牙迟出或少出，肌肉松软，或有贫血、肝脾肿大等症状。

　　（3）发病极期，除初期表现外，还可见方颅乒乓头（颅骨转化）、肋串珠、肋外翻、肋软骨沟、鸡胸、漏斗胸、"O"或"X"型腿、脊柱畸形。

　　（4）血清碱性磷酸酶增高，血清磷下降明显，钙磷乘积小于30。腕骨 X 线检查示干骺端有毛刷状或杯口状改变，也可见骨质疏松，皮质变薄。

### 三、辨证论治

**1.气阴不足证**　见于发病初期。面色苍白，神情烦躁，夜寐不安，发稀枕秃，纳呆盗汗，肌肉松软，囟门迟闭。舌苔薄白，脉细软。

治则：益气养阴，醒脑通窍。

主穴：百会、四神聪、夹脊、悬钟、足三里、合谷。

配穴：心俞、脾俞、天柱。

安全操作：小儿针刺均禁提插，宜用点刺捻转不留针手法，并应密切注意针下气至反应。百会，沿督脉向前平刺0.2~0.3寸，轻补法；四神聪，针尖均向百会方向平刺0.2~0.3寸，轻补法；夹脊、足三里、悬钟、合谷直刺0.2~0.3寸，轻补法；心俞、脾俞，针尖向下45°斜刺0.2~0.3寸，轻补法；天柱，直刺0.2~0.3寸，轻补法，不可向内上方深刺，以免伤及延髓。所有操作中等力度捻针，以无明显不适为宜。

**2.脾肾亏虚证**　见于发病极期。面白虚浮，多汗肢软，神情呆钝，语言迟发，齿生过缓，立迟行迟，头颅方大，肋骨串珠，甚至鸡胸、龟背，下肢弯曲等。舌质淡白，少苔，脉细无力。

治则：补脾肾，益心脑。

主穴：百会、四神聪、夹脊、悬钟、足三里、合谷。

配穴：肝俞、肾俞、通里、廉泉、金津、玉液。

安全操作：小儿针刺均禁提插，宜用点刺捻转不留针手法，并应密切注意针下气至反应。百会，沿督脉向前平刺0.2~0.3寸，轻补法；四神聪，针尖均向百会方向平刺0.2~0.3寸，轻补法；夹脊、足三里、悬钟、合谷、肝俞、肾俞直刺0.2~0.3寸，轻补法；通里，直刺0.2~0.3寸，轻补法；廉泉，向舌根方向直刺0.2~0.3寸，轻补法；金津、玉液点刺0.2~0.3寸即可，无需补泻手法。

### 四、岭南陈氏针法流派经验

辨症配穴：颈、腰痿软，配百劳、身柱、大杼、命门、肾俞、脾俞；上肢痿软，配肩髃、曲池、外关、极泉、阳池；下肢痿软，配环跳、秩边、足三里、阳陵泉、委中、承山、昆仑、解溪；失聪，配耳门、听宫、听会、太溪；语言不利，配哑门、上廉泉、天突；视力障碍，配风池、攒竹、鱼腰、太阳；遗尿，配关元、中极、肾俞、三阴交。每次辨证选4~5穴。

## 五、其他疗法

**1.头皮针** 在针刺经穴同时，按病情选配运动区、语言区、视区、血管区及舞蹈震颤区等。用1寸毫针迅速刺入帽状腱膜下，然后将针体调整至与头皮平行，推送至所需的刺激区，留针30~60分钟，留针时患者可以自由活动。隔日1次。

**2.梅花针** 可按次序交替选夹脊颈段、胸段及腰骶段，因小儿肌肤幼嫩，叩刺宜轻，每次反复轻叩5~6次，至表皮轻度潮红即可，隔日1次。

**3.耳穴贴压** 选心、肝、脑髓、肾、脾、神门、内分泌、脊椎上下肢点，每次选2~3穴，用王不留行籽贴压，左右交替，每日按压3~4次，4~5日一换。

## 六、评述

本病为疑难重症，由先天禀赋不足或后天调护失当引起。其病机为小儿先天精血不足，脾肾亏虚，筋失所养；后天调养不慎，精血耗伤，脾气虚弱，气虚则血瘀阻滞经络、脑窍而神明失主。治疗以行气祛瘀，醒脑通窍，补肝肾，益心脑为主。取百会、四神聪调神开窍，健脑益智；夹脊穴通阳活络、强脊；取悬钟益髓补脑，强壮筋骨；足三里培补后天之本，化生气血，滋养筋骨、脑髓；合谷调理气血，化瘀通络。随症配相关脏腑背俞及五输穴。心俞为心之背俞穴，有益心宁神功效；脾俞为脾之背俞穴，具有调脾胃功能；天柱为足太阳经经穴，可舒筋活络；肾俞、肝俞滋补肝肾；通里安神志，通经络，利舌窍；膈俞活血益气；廉泉利喉舌开音窍，养血舒筋；金津、玉液，清泻热邪，生津止渴，通络开窍；加配合其他疗法，调和脏腑阴阳，疏通经络气血。以上诸法结合治疗，本病可望更好地康复。

## 七、典型病案

**胡某，女，2岁。**

**代诉：**坐立不能，发育迟缓。

**病史：**患儿早产，出生后易感冒，多伴有高热、抽搐，至今只能发单音字，不能行、站，颈软，腰软，手软，脚下软，二便失禁。活泼，苔白，脉细。

辅助检查：头颅CT检查无异常。

查体：四肢肌张力低，肌力0~1级，四肢腱反射减弱，双侧巴宾斯基征（+）。

诊断：中医诊断——五软（脾肾亏虚证）；西医诊断——小儿脑瘫。

治则：补脾肾，益心脑，强筋髓。

主穴：百会、四神聪、夹脊、悬钟、足三里、合谷。

配穴：肝俞、肾俞、通里、廉泉、金津、玉液。

第1疗程：按处方取穴，用平补法进行点刺治疗，隔日治疗1次，根据病情加膈俞、阳陵泉、大杼、脑户、环跳、委中，配合头皮针运动区和语言区，4个月为1个疗程。

第1疗程结束时患儿语言较前清晰，可学习说简单句子，智能达一岁左右水平，可在床上爬行，五软减轻，仍二便失禁，四肢肌力达3~4级。上方去大杼、合谷，加神门、内关。

第2疗程：患儿语言较前清晰，可说简单句子，智能有所提高，可练习站立、行走，可学习控制大小便。上方去膈俞、阳陵泉，加三阴交、大肠俞。

第3疗程：患儿言语较前为多，可说简单句子，智能有进一步提高，达两岁幼儿水平，主动学习能力增强，可单独站立，学习行走能力较前提高，可学习控制大小便。上方去肝俞、脑户、环跳、委中，加按揉四神聪、通里。

第4疗程：患儿言语、智能水平接近三岁儿童，单独行走，肌力、肌张力接近正常，大小便基本可自行控制，停止治疗观察，嘱多运动、学习。一年后随访，已上幼儿园小班，基本可正常学习、生活。

【按语】本病由先天禀赋不足、后天调养失宜而致，属虚证，以肾、心、脾亏虚为主，因精血不足，脾气虚弱，气虚则血瘀阻滞脑络而神明失聪。针灸治疗不仅能增强运动功能，更是一种整体康复的医疗手段。取百会、脑户、四神聪、头皮针运动区和语言区明智调神开窍，健脑益智；夹脊穴通阳活络，强脊；取悬钟益髓补脑，强壮筋骨；足三里、三阴交益气养阴，健脾补虚；神门、合谷调理气血，化瘀通络。随症配以肾俞、肝俞、膈俞、脾俞以调补肝肾，健脾胃，活血益气；骨会大杼，筋会阳陵泉，取此二穴强筋健骨；通里安神志，通经络，利舌窍；廉泉利喉舌，开音窍，养血舒筋；金津、玉液，清泻热邪，生津止渴，通络开窍；大肠俞理气止痛，通降肠腑；配环跳、委中通经活络，增肌舒筋。通过以上穴位调心、脾、肾，醒脑益髓，脏腑气血得调，心脑得通，加配合肢节及功能锻炼，故肢痿、神明得复，病可渐愈。

## 八、注意事项

（1）本病因患儿出生时脑组织缺血、缺氧，导致脑组织变性坏死所致。因此，疗效及预后与脑组织受损程度相关，特别与能否接受合理治疗有密切关系。一般单侧瘫痪比双侧瘫痪易于治疗，产伤所致者比先天发育不良、胆红素脑病后遗症者易于治疗。

（2）脑瘫患儿早期治疗甚为重要，应在2岁以前治疗。由于本病康复缓慢，故对本病的治疗应有耐心。宜采取综合治疗，加强护理，适当增加营养及康复功能训练，包括智能、肢体、语言训练等，对促进智能发展，预防肌肉萎缩，改善体质有益。

（3）在针刺治疗同时，宜配合各种功能锻炼。如肢体关节、颈胸腰椎按摩及语言训练等。

（4）推拿治疗时需要注意的是，徐动型患儿一般不做腰背部的刺激，以免增加患儿徐动症状。

## 九、生活调护

（1）患儿由于腰肢痿软，平衡功能障碍，故独自坐立、学步时，往往表现出恐惧，故宜鼓励与训练其克服"惊恐"心理，这对加速功能康复有益。

（2）加强营养，平时可食用芡实、山药，补脾充肌。

（3）应调整脑瘫患儿食物内容，助其早期脱离奶瓶，促使牙齿周围净化。每天帮患儿刷牙1～2次，以防止龋齿和牙周炎。

（4）患儿穿衣时，尽量选择对称的方法，使患儿的姿势保持左右对称。

（5）抱患儿时要注意用正确的抱姿。

# 第二节　小儿消化不良

## 一、概念和病因病机

本病是婴幼儿的常见病。由于小儿的消化系统发育未完善，胃酸和部分的消化酶活力低，如喂养或饮食失节，食物变质、污染，腹部受寒则可发病。临床上常见为腹泻，呕吐，脱水。

小儿消化不良中医学称为"食积"或"积滞"，合并营养障碍的称为"疳积"，多因小儿脾胃虚弱，饮食不洁或感受外邪，损伤脾胃致运化失常而成病。

## 二、诊断依据

（1）有伤乳、伤食史。

（2）以不思乳食，食而不化，脘腹胀满，大便酸臭为特征。

（3）可伴有烦躁不安，夜间哭闹或呕吐等症。

（4）粪便检验可见不消化食物残渣、脂肪滴。

（5）排除消化性溃疡、慢性（糜烂性或萎缩性）胃炎、胃肿瘤和肝胆胰病变及可解释上述症状的器质性疾病者。

（6）排除以腹痛、大便次数和性状异常为主症的肠易激综合征者。

## 三、辨证论治

**1.乳食内积证**　面黄少华，烦躁多啼，夜卧不安，食欲不振，腹部胀满，大便溏泻酸臭或便秘，小便短黄或如米泔，舌红，苔腻，脉滑数，指纹紫滞。

治则：消乳化食，和中导滞。

主穴：中脘、天枢、足三里、上巨虚。

配穴：梁门、建里。

安全操作：小儿针刺均禁提插，宜用点刺捻转不留针手法，并应密切注意针下气至反应。中脘、梁门、建里，直刺0.3~0.5寸，轻补轻泻手法；天枢、上巨虚，直刺0.3～0.5寸，轻泻手法；足三里，针尖向上45°斜刺进针0.3～0.5寸，轻泻手法。以上穴位轻度捻针，以无明显不适为宜。

**2.脾虚夹积证**　面色萎黄，形体较瘦，困倦无力，夜寐不安，不思乳食，腹满喜伏卧，大便稀糊。舌淡红，苔白腻，脉细而滑，指纹淡滞。

治则：健脾助运，消食化滞。

主穴：中脘、天枢、足三里、上巨虚。

配穴：脾俞、胃俞。

安全操作：小儿针刺均禁提插，宜用点刺捻转不留针手法，并应密切注意针下气至反应。中脘，直刺0.3～0.5寸，平补平泻手法；天枢、上巨虚，直刺0.5～0.8寸，平补平泻手法；足三里，针尖向上45°斜刺进针0.5～0.8寸，轻补手法；脾俞、胃俞，针尖均向下45°斜刺0.3～0.5寸，轻补手法。以上穴位轻度捻针，以无明显不适为宜。

### 四、岭南陈氏针法流派经验

辨症配穴：食欲不振，刺四缝穴；精神不振，神烦躁动，配三阴交、脾俞、阴陵泉；面黄肌瘦，腹胀泄泻，灸气海、天枢、大肠俞、足三里；呕吐，配内关；发热，刺曲池。如合并肠寄生虫或其他传染病，应结合原发病进行治疗。

### 五、其他疗法

**1.推拿疗法**

（1）清胃经，揉板门，运内八卦，推四横纹，揉按中脘、足三里，推下七节骨，分腹阴阳用于乳食内积证。食积化热加清解胃热，清天河水，清大肠；烦躁不安加清心平肝，揉曲池。

（2）补脾经，运内八卦，摩中脘，清补大肠，揉按足三里。用于脾虚夹积证。

（3）捏脊疗法：适用于乳食内积证和脾虚夹积证。沿患儿背部用双手沿着脊柱（督脉），由下向上或由上向下，行边捏边推进手法3～5次，每天捏1～2次，6天为1个疗程。休息3～5天，再捏第2疗程。

**2.刺血疗法**　四缝点刺出血或挤出少许黄色透明黏液即可。取穴：患儿第2、3、4、5指掌面第1、2节横纹中央处，先用碘伏消毒，然后用三棱针或5、

6号注射器针头点取即可。

**3.耳穴贴压** 取胃、大肠、神门、交感、脾。每次选3~4穴，用王不留行籽贴压，左右交替，每日按压3~4次，4~5日一换。

## 六、评述

本病一年四季均可发，夏秋季节暑湿当令之时发病率较高。各种年龄均可发病，尤以婴幼儿最为多见。禀赋不足，脾胃素虚，人工喂养及病后失调者更易罹患。本病一般预后良好，少数患儿可因迁延失治进一步损伤脾胃，致气血生化乏源，生长发育障碍，而转为疳证，正如古人云："积为疳之母，有积不治，乃成疳证"。本病针刺治疗时，取胃之募穴中脘、大肠之募穴天枢，以疏通脘腹部气机，为局部选穴；足阳明经合穴、胃之下合穴足三里与大肠之下合穴上巨虚相配，属于远端选穴，可调理胃肠；三阴交能健脾消滞，调理胃肠气机；曲池能清热；内关能降逆止呕；温灸气海、脾俞、胃俞，能调和气机，健脾运化；阴陵泉有清热、行气、止泻之功。再配合其他疗法如刺四缝、推拿疗法、耳穴贴压等效果更佳。

## 七、典型病案

**钟某，女，8岁。**

主诉：食欲不振、消瘦两个多月。

病史：代诉现症见食欲不振，胃纳差，腹胀，大便2日一解，注意力不集中，脾气急躁，健忘，梦多，眠欠，面色萎黄，小便调，少气懒言，舌尖红，苔薄白，脉沉细。

既往史：非青春期发育2年，双侧乳房发育，肿胀疼痛，曾接受激素治疗，停用激素两个多月。

诊断：中医诊断——疳积（脾虚夹积证）；西医诊断——消化不良。

治则：健脾助运，消食化滞。

主穴：中脘、天枢、足三里、上巨虚。

配穴：脾俞、胃俞。

按安全操作进行治疗，按上处方取穴，用点刺捻转不留针，平补平泻手法，以患儿无明显不适为宜。随症加点刺四逢，挤出少量瘀血。

2诊：刺血当晚和第二天食欲和胃纳好转，腹胀减轻，大便通畅，其他症状也有明显改善，除四缝穴外，继续原方案治疗。

3诊：随机回访胃纳转佳，症愈。

【按语】本例患者由于先天禀赋不足，脾胃素虚，病后失调进一步损伤脾胃，脾气无法运化水谷，积滞于胃内，且气血生化乏源进一步加重脾虚。本病针刺治疗时，取胃之募穴中脘、大肠之募穴天枢，以疏通脘腹部气机，为局部选穴；足阳明经合穴、胃之下合穴足三里与大肠之下合穴上巨虚相配，属于远端选穴，可调理胃肠；取脾俞、胃俞，能调和气机，健脾运化；配合点刺四缝健脾消积。以上诸穴配合运用，补脾胃，助运化，脾气得升，胃气得降，诸症渐平。

## 八、注意事项

（1）轻症患儿原则上不需禁食，但应停食不易消化的食物和脂肪类食物。重症患儿应暂禁食，一般6小时左右，适当补充糖、盐水，吐泻好转时，可逐渐恢复正常饮食。

（2）如腹泻频频，眼窝凹陷，呼吸深快，脉微细，神志烦躁或极度萎靡，甚至惊厥，则为脱水或酸中毒重症，宜及时采用中西医结合疗法治疗。

## 九、生活调护

（1）控制饮食，减少蛋白质和脂肪的摄入量，给予清淡易消化食物。

（2）注意病情变化，疳积消除后，逐渐恢复正常饮食。

（3）呕吐者，可揉摩腹部；便秘者，可予蜂蜜10～20ml冲服，严重者可予开塞露外导；脾胃虚弱者，常灸足三里穴。

# 第三节　小儿多动综合征

## 一、概念和病因病机

小儿多动综合征是儿童时期常见的一种行为障碍性疾病，小儿智商正常或接近正常，有不同程度的学习困难、自我控制能力弱、活动过多、注意力不集中、情绪不稳定和行为异常等症状，又称注意力缺陷多动障碍，与多种生物因素、心理因素及社会因素等有关。近半数患者在4岁以前起病，男孩多于女孩。

本病属中医学脏躁、躁动等范畴，多由阴阳动静变化失调而致。《素问·阴阳应象大论》中言"阴静阳躁"，即阴主柔静，阳主刚躁，两者充盛和谐则无病。儿童的生理特征为"纯阳之体"及"稚阴稚阳"，表现特点为阳常有余，阴常不足，本性好动。若先天禀赋不足，或后天护养不当、外伤、情志失调等，可致心、肾、肝、脾功能失调，阴阳失衡，形成多动之症。

## 二、诊断依据

（1）注意力涣散，上课时思想不集中，坐立不安，喜做小动作，活动过度。

（2）情绪不稳，冲动任性，动作笨拙，学习成绩一般低于同龄同学，但智力一般正常。

（3）多见于学龄儿童，男孩多于女孩。

## 三、辨证论治

**1.肾虚肝亢证**　智力落后于同年龄儿童，动作笨拙，性格暴躁，幼稚任性，不听管教，难以静坐。舌红而干，脉细数。

治则：滋肾平肝，宁神益智。

主穴：百会、印堂、风池、太冲、神门、内关。

配穴：太溪、三阴交。

安全操作：小儿针刺均禁提插，宜用点刺捻转手法，不留针，并应密切注意针下气至反应。百会，沿督脉向后平刺0.2~0.3寸，平补平泻法；印堂，向鼻根方向平刺0.2~0.3寸，平补平泻法；风池，针尖朝鼻尖方向刺入0.2~0.3寸，轻泻法，有酸胀感即可，不可深刺；太冲，向下45°斜刺0.2~0.3寸，轻泻法；神门，直刺0.2~0.3寸，平补平泻法；内关，直刺0.2~0.3寸，平补平泻手法；太溪，直刺0.2~0.3寸，平补平泻法；三阴交，直刺0.2~0.3寸，轻补法。

**2.脾虚肝旺证**　心神不宁，多动不安，思想不集中，意志不坚，语言冒失，兴趣多变，做事有头无尾，形体消瘦，纳食呆顿，面色淡黄无华。舌苔薄白，舌淡红，脉弱或细弦。

治则：补脾平肝，养心安神。

主穴：百会、印堂、风池、太冲、神门、内关。

配穴：心俞、脾俞、照海、神庭。

安全操作：小儿针刺均禁提插，宜用点刺捻转手法，不留针，并应密切注意针下气至反应。百会，沿督脉向后平刺0.2~0.3寸，平补平泻法；印堂，向鼻根方向平刺0.2~0.3寸，平补平泻法；风池，针尖朝鼻尖方向刺入0.2~0.3寸，轻泻法，有酸胀感即可，不可深刺；太冲，向下45°斜刺0.2~0.3寸，轻泻法；神门，直刺0.2~0.3寸，平补平泻法；内关，直刺0.2~0.3寸，平补平泻手法；心俞、脾俞，针尖向下45°斜刺0.2~0.3寸，轻补法；照海，直刺0.2~0.3寸，轻补法；神庭，向上平刺0.2~0.3寸，平补平泻法。

### 四、岭南陈氏针法流派经验

辨症配穴：神疲健忘配四神聪、百会、上星；消瘦偏食、自汗配脾俞、足三里、肾俞；心悸多动配内关、心俞；躁动易怒，情绪不稳配四神聪、印堂、风池；小动作多、五心潮热配肝俞、太溪；夜寐不安配安眠；眩目加攒竹。

### 五、其他疗法

**1.耳穴贴压**　选心、神门、交感、脑干、肝、肾、脾等，每次3~4穴，用王不留行籽贴压，左右交替，每日按压3~4次，4~5日一换。

**2.头针疗法**　选顶颞前斜线、额中线、顶中线、顶旁1线、顶旁2线、颞前线，头针常规针刺。

### 六、评述

小儿多动症多源于先天禀赋不足、后天护养不当，与外伤或情志失调等因素有关。本病位在心、脑与肝、脾、肾。基本病机是先天肾阴不足，水不涵木，肝肾阴虚，阴不涵阳，以致肝阳升动太过；后天因他病或情志失调致肝气郁结，木郁不达，土虚木乘，横逆犯脾，使脾失健运，气机升降失常。故治疗以滋肾平肝，宁神益智和补脾平肝，养心安神为主。取四神聪、印堂、上星安神定志，醒脑益智；取百会、风池、太冲可平肝潜阳，息风以制动；取肝俞、肾俞、太溪益补肾肝，益肾精而生髓充脑；取神门、内关、心俞补益气血，宁心安神；取脾俞、足三里健脾益气；取太溪、照海、三阴交滋肾阴，抑肝阳；取安眠镇惊安神，并辅以耳穴压贴于心、肝、脑、肾等处，增强补脑益髓之功。以上诸穴配合，滋肾阴以潜肝阳，补先天以充脑髓，五脏阴阳平和则诸症渐平。肝肾之治非一朝一夕可愈，故此病需较长期调治。

### 七、典型病案

**余某，男，10岁。**

主诉：心烦多动、注意力不集中2年余。

病史：2年前出现小动作增多，爱挑逗别人，难以自控，当时家长未予重视，未行系统诊治。1年多来，上课不专心，多动多语，睡眠不安，记忆力下降，作业常不能按时完成，学习成绩不断下降。遂来门诊就诊。现症见多动多语，急躁易怒，五心烦热，形体消瘦，面颊发红，指甲毛发欠光泽，唇舌干红，苔少，脉弦细数。

查体：心肺及腹部查体未见异常。

诊断：中医诊断——脏躁（肾虚肝亢证）；西医诊断——小儿多动症。

治则：滋补肝肾，平肝潜阳，醒脑益智。

主穴：百会、印堂、风池、太冲、神门、内关。

配穴：太溪、三阴交。

按安全操作进行治疗，百会、太冲、内关用轻泻法，神门、太溪、三阴交用轻补法。用点刺捻转手法，不留针。

2诊：家长诉患儿烦躁易怒、夜寐不安之症较前减轻，但仍有注意力难以集中，多动多语，五心烦热等症，纳可，小便调，大便硬。舌红少苔，脉细数。印堂有醒脑、安神镇静之功，风池有平肝潜阳，息风以制动之功。故患儿情绪较前稍稳定；取安眠（左）加强助眠之功。患儿烦热易怒，有水不涵木，肝阳上扰之象，取肝俞（右）、肾俞（左）以滋肾阴平肝阳，用平补平泻之法。

3～6诊：家长述患儿经治后，手足心烦热、多语多动之症较前改善，注意力较集中，夜安睡，情绪稳定，在家长的督促下可完成作业。患儿肝肾得补，脑髓得充，疗效渐显，论治得当，按前旨辨证选穴，加用耳穴贴压以巩固疗效。耳穴取心、肝、神门，每日自行按压3～5次，3天更换1次，刺激强度以有胀痛感为宜。

7～10诊：患儿精神状况良好，注意力较集中，可按时完成作业，且正确率亦有所提高，五心烦热，小动作多，面颊发红，唇舌干红之症渐消。诸症改善明显，继续按前法辨证针治，并继续配合耳穴贴压，交替取脑、肾、脾、心、神门、肝点。

11～15诊：经治一疗程（15次）后，患儿情绪平和，但活动过度兴奋后尚微现神烦躁动，学习成绩稍有提高。针刺之后，肝肾之虚得补益，脑髓之亏得充养，故情绪较稳而智力增，交替辨证选取内关、心俞、肝俞、太冲，以宁心疏肝理气。

按前治则辨证选穴，隔日治疗一次，嘱其家属注意调理患儿情智，合理生活作息及避免过度嬉闹。经第2疗程后，患儿各项情况基本正常。情绪平和，注意力可集中，可自行完成作业，学习成绩有所提高，面色红润，毛发有光泽，舌淡红，苔薄白，脉缓。病已基本痊愈，终止针刺，每周贴耳穴一次，连续一个月以巩固疗效。

【按语】肝肾之治非一朝一夕可愈，故此病需较长期调治。本例患儿因先天禀赋不足、肾虚肝亢所致，其病机是由于先天肾阴不足，水不涵木，肝肾阴虚，阴不涵阳，以致肝阳升动太过所致，其治疗以滋肾平肝，宁神益智为法。针取百会、印堂醒脑益智，安神镇静；取风池、太冲以息风止痉，宁心疏肝理气；取神门、内关、心俞以补益气血，宁心安神；取安眠镇惊安神；配太溪、三阴交滋肾阴，抑肝阳；配肝俞、肾俞以滋水涵木，平肝潜阳；并加耳穴贴于心、肝、脑、肾等处增强补脑益髓之功。滋肾阴以潜肝阳，补先天以充脑髓，五脏阴阳平和则诸症渐平。

## 八、注意事项

（1）本病是由多种原因引起的脑功能轻微失调的一种综合征。其病位在脑，故选穴多以头部穴为主，以刺激中枢神经，调整大脑皮质抑制和兴奋功能的平衡，从而达到改善皮质活动的目的。

（2）早期诊断、早期治疗是治疗本病的关键。治疗过程中，症状时轻时重，或新的症状代替旧的症状等情况出现时，治疗一定要持之以恒。

（3）除针灸治疗外，应积极配合心理治疗，并取得家长及老师的理解和支持，嘱咐家长对患儿施以良好的教育和正确的心理指导，合理安排患儿的饮食起居。这对防止本病的加重和复发大有裨益。

## 九、生活调护

（1）病已基本痊愈，终止针刺，每周贴耳穴一次，连续一个月以巩固疗效。

（2）合理生活作息及避免过度嬉闹。

（3）关心体谅患儿，对其行为及学习进行耐心帮助与训练，要循序渐进。

（4）加强教育，配合心理疏导，进行感觉训练，培养生活的规律。

（5）注意管理，防止患儿攻击性、破坏性及危险性行为发生。

（6）保证患儿合理营养，避免使用有兴奋性和刺激性的饮料和食物。

# 第四节 小儿遗尿

## 一、概念和病因病机

西医学认为遗尿多见于神经发育尚未成熟，大脑皮质或皮质下中枢功能失调者，也可见于泌尿系统异常、感染等疾病。偶因疲劳或睡前多饮而遗尿者，不作病态。

本病中医学称为"遗溺""夜尿"等，是指5周岁以上儿童在睡中小便自遗，醒后方觉的一种病证。其发生常与禀赋不足、久病体虚、习惯不良等因素有关。本病病位在膀胱，与任脉及肾、肺、脾、肝关系密切。基本病机是膀胱和肾的气化功能失调，膀胱约束无权。另外，肝经热郁化火也可迫注膀胱而致遗尿。

## 二、诊断依据

（1）睡眠较深，不易唤醒，每夜或隔几天发生尿床，甚则一夜尿床数次。

（2）发病年龄在 5 周岁以上。

（3）小便常规及尿培养多无异常发现。

（4）X 线检查，部分患儿可发现有隐性脊柱裂，泌尿系 X 线检查可见其结构异常。

## 三、辨证论治

**1.肾气不足证** 睡中遗尿，尿量多，尿色清，熟睡，不易叫醒，面色淡白，精神不振，形寒肢冷。舌质淡，苔白，脉沉迟无力。

治则：培补肾气，固摄下元。

主穴：关元、中极、膀胱俞、三阴交。

配穴：命门、太溪、肾俞。

安全操作：小儿针刺均禁提插，宜用点刺捻转手法，不留针，并应密切注意针下气至反应。关元，针尖向下 45° 斜刺 0.3 ~ 0.5 寸，轻补法，使针感下达前阴部为佳；中极，直刺 0.3 ~ 0.5 寸，轻补法，使针感下达前阴部为佳；膀胱俞，直刺 0.3 ~ 0.5 寸，轻补法，不宜深刺，以免伤及内部重要脏器；三阴交，直刺 0.3 ~ 0.5 寸，轻补法；命门，直刺 0.3 ~ 0.5 寸，轻补法，其针感向小腹传导；太溪，直刺 0.3 ~ 0.5 寸，轻补法；肾俞，直刺 0.3 ~ 0.5 寸，轻补法。上述穴位均以中等程度捻针，以无明显不适为宜。

**2.脾肺气虚证** 睡中遗尿，尿频而量多，面色无华，神疲乏力，食欲不振，大便溏薄。舌偏淡，脉缓细。

治则：补肺健脾，固摄小便。

主穴：关元、中极、膀胱俞、三阴交。

配穴：肺俞、气海、足三里。

安全操作：小儿针刺均禁提插，宜用点刺捻转手法，不留针，并应密切注意针下气至反应。关元，针尖向下 45° 斜刺 0.3 ~ 0.5 寸，轻补法，使针感下达前阴部为佳；中极，直刺 0.3 ~ 0.5 寸，轻补法，使针感下达前阴部为佳；膀胱俞，直刺 0.3 ~ 0.5 寸，轻补法，不宜深刺，以免伤及内部重要脏器；三阴交，直刺0.3～0.5寸，轻补法；肺俞，针尖向下45°角斜刺0.3～0.5寸，轻补法；气海，直刺0.3～0.5寸，轻补法；足三里，针尖向上45°角斜刺0.3～0.5寸，轻补法。上述穴位均以中等程度捻针，以无明显不适为宜。

**3.肝经湿热证** 睡中遗尿，尿频量少，性情急躁，手足心热，唇红而干。舌质红，苔黄，脉弦滑。

治则：泻肝清热利湿。

主穴：关元、中极、膀胱俞、三阴交。

配穴：蠡沟、太冲。

安全操作：小儿针刺均禁提插，宜用点刺捻转手法，不留针，并应密切注意针下气至反应。关元，针尖向下45°斜刺0.3～0.5寸，轻泻法，使针感下达前阴部为佳；中极，直刺0.3～0.5寸，轻泻法，使针感下达前阴部为佳；膀胱俞，直刺0.3～0.5寸，轻泻法，不宜深刺，以免伤及内部重要脏器；三阴交，直刺0.3～0.5寸，轻泻法；蠡沟，向上平刺0.3～0.5寸，轻泻法；太冲，直刺0.3～0.5寸，轻泻法。上述穴位均以中等程度捻针，以无明显不适为宜。

### 四、岭南陈氏针法流派经验

辨症配穴：睡眠不宁配三阴交；食欲不振配足三里、脾俞；腰酸尿频，肢冷畏寒，加命门、气海；眩晕灸百会；耳鸣刺听宫、听会；面色无华配关元、气海。

### 五、其他疗法

**1.耳穴贴压** 取肾、膀胱、皮质下、内分泌、尿道、脑，每次2～4穴，用王不留行籽贴压，左右交替，每日按压3～4次，4～5日一换。

**2.穴位注射** 按上述辨证取穴。用维生素$B_{12}$注射液，每次选取2～4穴，每穴注入0.2～0.3ml，每隔3日注射1次。

**3.艾灸** 取穴关元、中极、三阴交、肾俞、膀胱俞。以艾条雀啄灸，每个穴位灸10分钟，以局部皮肤发红为度。隔日1次，连续3次，休息2日。治疗9次为1个疗程，疗程间隔2日，共艾灸2个疗程。用于各个证型。

## 六、评述

本病病位在膀胱，与任脉及肾、肺、脾、肝关系密切。多由于禀赋不足，病后体弱，导致肾气不足，下元虚冷，膀胱约束无力；或病后脾肺气虚，水道制约无权，因而发生遗尿。另外，肝经热郁化火，也可迫注膀胱而致遗尿。中极、膀胱俞为膀胱之俞募配穴，可振奋膀胱气化功能；关元为任脉与足三阴经交会穴，培补元气，固摄下元；气海、命门有补益肾气，加强膀胱固摄的作用；足三里、脾俞能健脾胃而益气血；蠡沟、太冲疏肝理气，清肝泻火；阴陵泉清热利湿，通利三焦；三阴交为足三阴经交会穴，可通调肝、肾、脾三经经气，健脾益气，益肾固本而止尿。本病除了针刺还应辅其他疗法，如艾灸、穴位注射、耳穴贴压等，针灸并施以达加强疗效目的。

## 七、典型病案

**王某，男，10岁。**

主诉：夜间尿床多年。

病史：母亲代诉患儿自幼遗尿，3周岁前未引起重视，未做治疗。随年龄增长夜间尿床未止，每夜1～3次不等，曾多方求治，效果不显。刻下见患儿精神倦怠，面色淡白，发育正常，营养中等，智力正常，纳一般，眠可，舌质淡，苔薄白，脉沉细。

辅助检查：腰骶部影像学检查及小便常规检查均无异常。

诊断：中医诊断——遗尿（肾气不足证）；西医诊断——原发性遗尿症。

治则：培补肾气，固摄下元。

主穴：关元、中极、膀胱俞、三阴交。

配穴：命门、太溪、肾俞。

按安全操作进行治疗，用点刺捻转手法，轻补法，不留针。

2～3诊：患者针后当夜仍有尿床1次，量不多，精神好转，肢体倦怠感减，舌质淡，苔薄白，脉沉细，疗效初现，仍旨原意辨证，并嘱患者母亲带艾条自行温灸患儿关元、足三里，每日1次，每次20分钟，睡前行之为佳。

4～6诊：患儿家属喜诉近两夜未见遗尿，食欲增加，精神较前集中，观其面色较前红润，舌淡红，苔薄白，脉细。针灸并施，脾肾得温补故效显，前法合度，续按前方辨证施治。

7~10诊：隔日治疗1次。治后患儿精力充沛，面色红润，遗尿近一周未发，食欲可，脉象平和，舌淡红苔薄白。证脉合参，经治肾气得补，固摄功能得复。再行针灸2次以巩固疗效，并嘱坚持艾灸关元、足三里等穴，终止观察。随访2月遗尿未现。

【按语】本病因先天肾气不足，膀胱失约而致。其病机为肾气不足，固藏无力而使下窍不固，其治疗以培补肾气，固摄下元为法。关元是足三阴经与任脉的交会穴，可培补元气，固摄下元；中极、膀胱俞合用为膀胱之俞募配穴，配以肾俞、太溪、命门，以补益肾、膀胱气机，可振奋膀胱气化，加强固摄功能；三阴交为足三阴经交会穴，可调补肝、脾、肾足三阴经经气，健脾益气，益肾固本而止遗尿。本案除了针刺还辅以艾灸关元、足三里等穴，针灸并施以加强疗效。

## 八、注意事项

（1）对于遗尿患儿，应首先确定其为功能性还是器质性。通过询问病史、体格检查、实验室检查和影像学检查等可明确有无器质性病变，如遗尿属器质性病变或其他病继发的，则应结合病因治疗。

（2）在针灸治疗期间，应取得患者或其家属的合作，除坚持每日或隔日针灸外，可嘱患者或家属按上述穴位施灸，早晚各1次，每次20~30分钟。

（3）本病有一定的复发率，特别是阴冷天，或患儿过于疲劳，白天过于兴奋，或感受风寒则易复发。一般复发后再行针灸治疗仍然能够获效。治疗中如已停止遗尿，不宜立即停止治疗，应继续治疗数次，以巩固疗效。

## 九、生活调护

（1）习惯性遗尿者，晚饭后宜少饮水，尽量定时起床排尿，逐渐养成习惯。

（2）应鼓励患儿多进行体育锻炼，以增强体质。

# 第十章 妇产科常见病症

## 第一节 痛 经

### 一、概念和病因病机

痛经是指月经期或经期前后发生在下腹部的一种痉挛性的疼痛，程度较重以致影响工作和生活。本病常发生于年轻女性，其发生率为20%~50%，与年龄有关，青春期为高发期，其中15%痛经严重影响正常活动。痛经分为原发性和继发性两种。原发性痛经指痛经不伴有明显的盆腔疾患，称为功能性痛经；继发性痛经是由盆腔疾病导致的痛经，称为器质性痛经，常见于子宫内膜异位症、子宫腺肌病、生殖道畸形、慢性盆腔炎、宫腔粘连及子宫肌瘤等疾病。

本病属中医痛经、经行腹痛等范畴。中医认为痛经的发病与生活所伤、情志不和或六淫为害等有关，病位在冲任与胞宫，其发生于冲任、胞宫的周期性生理变化密切相关。其发病机制主要是"不通则痛""不荣则痛"。或因气滞血瘀、寒湿凝滞、湿热郁结等因素导致的瘀血阻络，客于胞宫，损伤冲任，气血运行不畅，致"不通则痛"；或因肝肾亏虚，气血虚弱，冲任不足，冲任、胞宫失养，致"不荣则痛"。

### 二、诊断依据

（1）患者在经期或经期前后出现周期性小腹部疼痛、坠胀，腰酸腰骶酸痛，甚至剧痛晕厥。

（2）妇科彩超等相关检查排除了相应器官的器质性病变。

（3）疼痛症状可从经前1~2天开始，以行经第1日小腹部疼痛最为剧烈，疼痛性质常为痉挛性，或呈胀痛或伴下坠感，疼痛常可放射至腰骶部、肛门、阴道及大腿内侧。痛甚者可伴面色苍白，出冷汗，手足发凉，恶心呕吐，甚至昏厥等。

（4）以青春期及未生育的妇女多见，常于月经初潮或1~2年内发病。

## 三、辨证论治

**1.气滞血瘀证** 经前或经期小腹胀痛拒按，经行不畅，色紫暗，有血块，块下痛减，经前乳房胀痛，舌暗红或有瘀点、瘀斑，苔薄白，脉弦。

治则：理气活血，化瘀止痛。

主穴：中极、血海、地机、三阴交。

配穴：太冲、合谷、期门。

安全操作：患者取仰卧位。中极，直刺1.0~1.5寸，排尿后针刺，行平补平泻手法，孕妇禁针；血海、地机、三阴交等穴，直刺1.0~1.5寸，行平补平泻手法；太冲，直刺0.5~0.8寸，行平泻手法；合谷，直刺0.5~1.0寸，行平补平泻手法；期门斜刺0.5~0.8寸，行平泻法。针刺得气后，留针20分钟，隔日治疗1次。

**2.寒凝血瘀证** 经前或经期小腹冷痛，得热痛减，色暗，有血块；平素带下量多，质清稀，畏寒肢冷；舌暗或有瘀点、瘀斑，苔白或腻，脉沉紧。

治则：温经散寒，化瘀止痛。

主穴：中极、血海、地机、三阴交。

配穴：足三里、关元、百会。

安全操作：患者取仰卧位。中极、关元直刺1~1.5寸，排尿后针刺，行平补平泻手法，孕妇禁针；血海、地机、三阴交等穴直刺1~1.5寸，行平补平泻手法；足三里直刺1~1.5寸，行平补平泻手法。针刺得气后，留针20分钟。关元、百会，艾条悬灸15分钟。隔日治疗1次。

**3.湿热瘀阻证** 经前或经期小腹疼痛或胀痛拒按，有灼热感，或痛连腰骶，色暗红，质稠，或夹较多黏液。平素带下量多，色黄，质稠，有异味，或低热起伏，小便黄赤。舌红，苔黄腻，脉弦数或滑数。

治则：清热除湿，化瘀止痛。

主穴：中极、血海、地机、三阴交。

配穴：合谷、曲池、阴陵泉。

安全操作：患者取仰卧位。中极直刺1~1.5寸，排尿后针刺，行平补平泻手法，孕妇禁针；血海、地机、三阴交等穴，直刺1.0~1.5寸，行平补平泻手法；合谷，直刺0.5~1.0寸，行平泻手法；曲池，直刺0.8~1.2寸，行大泻手法；阴陵泉，直刺1.0~1.5寸，行平补平泻手法。针刺得气后，留针20分钟。隔日治疗1次。

**4.气血虚弱证** 经期或经后小腹隐隐坠痛，喜按，或小腹及阴部空坠，月经量少，色淡，质清稀；面色无华，神疲乏力；舌淡，苔薄白，脉细无力。

治则：益气活血，行气止痛。

主穴：中极、血海、地机、三阴交。

配穴：中脘、百会、足三里。

安全操作：患者取仰卧位。中极，直刺1.0~1.5寸，排尿后针刺，行平补平泻手法，孕妇禁针；血海、地机、三阴交等穴，直刺1.0~1.5寸，行平补手法；中脘、足三里，直刺1.0~1.5寸，行平补手法；百会，平刺0.5寸，行平补手法。针刺得气后，留针20分钟。百会，艾条悬灸15分钟。隔日治疗1次。

**5.肝肾亏虚证** 经期或经后小腹绵绵作痛，伴腰骶部酸痛，月经量少，色淡暗，质稀。头晕耳鸣，失眠健忘。舌淡白或淡红，苔薄白，脉细弱。

治则：补养肝肾，调经止痛。

主穴：中极、血海、地机、三阴交。

配穴：肝俞、肾俞、照海。

安全操作：患者取侧卧位。中极，直刺1.0~1.5寸，排尿后针刺，行平补手法；血海、地机、三阴交等穴，直刺1.0~1.5寸，行平补手法；肝俞，向后正中线斜刺0.5~0.8寸，行平补手法；肾俞，直刺0.5~1.0寸，行平补手法；照海，直刺0.3~0.5寸，行平补手法。针刺得气后，留针20分钟。隔日治疗1次。

### 四、岭南陈氏针法流派经验

根据本病病因病机分为虚、实两种证型进行治疗。

辨症配穴：下腹疼痛拒按，配太冲、血海、中极、肝俞、肾俞；腰间重坠酸痛，配三阴交、气海、肾俞、肝俞、膈俞；胁痛，配肝俞、期门；眩晕，配灸百会、足三里、脾俞。

## 五、其他疗法

**1.耳穴贴压**　选子宫、卵巢、交感、皮质下、内分泌、神门、肝、肾等穴位。每次选3~4穴，用王不留行籽贴压，每日按压3~4次，每2~3日更换1次。

**2.皮内针**　选气海、腹部天应穴、地机、三阴交等穴位。取揿钉型或麦粒型皮内针，埋入2日后取出。

**3.穴位注射**　选中极、关元、次髎、三阴交等穴，每次取2穴，用维生素$B_{12}$注射液，每次每穴注射药液0.5ml，隔日1次。

**4.隔物灸**　选气海、关元、肾俞、神阙等穴，用附子饼、生姜、盐等进行隔物灸，每穴每次灸3~5壮，尤适合寒凝气滞的原发性痛经及子宫内膜异位症引发的痛经。

**5.悬灸**　选气海、关元、神阙、三阴交等穴，艾条悬灸，每次15分钟，隔日1次。

## 六、评述

痛经是妇科常见病和多发病，病因多，病机复杂，中医学认为本病多因邪客冲任、肝郁气滞、脾胃素弱、气血亏虚、禀赋素弱等致血滞胞宫或冲任不足而发病。病位在冲任与胞宫。可以分为气滞血瘀、寒凝血瘀、湿热瘀阻、气血虚弱、肝肾亏虚等证。故常以行气活血、散寒止痛、清热利湿、益气活血、调养肝肾等为治则，多选用任脉、肝肾经穴位进行治疗，以中极、血海、地机、三阴交为主穴，进行辨证取穴。中极为任脉穴位，可通调冲任之气，散寒止痛；血海为身体血气汇聚之穴，充盈经血，行经止痛；地机为脾经郄穴，能散寒行气止痛，是止痛要穴；三阴交为肝脾肾三条经脉交会穴，可调三经气血，行经止痛。气滞血瘀配太冲、合谷、期门，寒凝血瘀配足三里、关元、百会，湿热瘀阻配合谷、曲池、阴陵泉，气血虚弱配中脘、百会、足三里，肝肾亏虚配肝俞、肾俞、照海。

针灸对原发性痛经有较好的疗效，多选择在月经前1个星期开始治疗。

## 七、典型病案

**刘某，女，22岁，未婚。**

主诉：月经来潮腹痛1年余，加重2月。

病史：14岁初潮，经期先后不定，经量正常。年前行经期间因精神受刺激后出现神烦、易怒，以后每于月经期间小腹坠痛，经量时多时少，血色红紫夹有瘀块，经行不畅，胁痛乳胀，烦躁胸闷。近2月，月经来潮小腹疼痛难忍，经诊治未效而到诊。患者神情痛楚，呻吟，捧腹转侧，由家属扶入病室。

查体：神清，痛苦面容，小腹拒按，压痛，无反跳痛。舌质暗红，苔黄脉弦数有力。腹部B超示无异常。

四诊合参：患者因情志不舒，肝气郁结，气郁化火，烁液伤血，血凝不行，致经行不畅，腹痛难忍。根据疼痛的性质和部位，应当以任脉和肝经穴位为主，并随症配穴。每日针刺1次。

诊断：中医诊断——痛经（气滞血瘀证）；西医诊断——原发性痛经。

治则：理气活血，化瘀止痛。

主穴：中极、血海、地机、三阴交。

配穴：太冲、合谷、期门。

按安全操作进行治疗，得气后留针20分钟，其间间歇行针1~2次。出针后用王不留行籽贴压耳穴的肾、内分泌、肝、子宫等穴位，嘱患者每日按压3~4次，每次2~3分钟。

翌日2诊：患者述腹痛渐减，二便调，舌红，苔薄白，脉弦。治法合度，按原法选穴针刺，加足三里以加强益气活血之功。

4日后3诊：患者喜述神气清爽，诸症消失，脉舌平。终止治疗，嘱患者注意调情志，下一次月经来潮前一周复诊，巩固疗效。

【按语】该患者月经期间小腹坠痛，经量时多时少，考虑为痛经，根据经血色红紫夹有瘀块，胁痛乳胀，舌质暗红，苔黄脉弦数有力等临床证候，加之有经期精神受刺激，神烦、易怒的病史，辨为气滞血瘀证。以理气活血、化瘀止痛为治则进行选穴治疗。选用中极为任脉穴，可通任脉之气，散寒止痛；地机为脾经郄穴，能舒调脾经而止痛；三阴交为肝脾肾三脉交会穴，能益肾健脾疏肝，以行气止痛；太冲、合谷为全身气血之枢纽，可调节全身气机，行全身气血以止痛；足三里、血海益气活血，能化瘀活血以止痛，几穴相配共达行气活血散瘀止痛之功。取肝经募穴期门，可疏肝理气，调理患者情绪以减轻胁痛乳胀、烦躁胸闷等症状。

### 八、注意事项

（1）痛经实证宜泻刺久留针；虚证可多捻，同时温灸，待疼痛缓解后退针。

（2）习惯性痛经在经前一周针灸，可改善症状。

（3）对兼有月经不调者，在止痛后做有计划的继续治疗，有利于彻底治愈本病或减轻疼痛程度。

### 九、生活调护

（1）注意经期的卫生保健，在经前或经期避免饮冷、游泳、涉水、淋雨，防止寒湿之邪入侵。

（2）保持心情舒畅，防止七情精神因素的刺激。学习生理卫生知识，正确对待月经的来潮，消除对月经的紧张心理。

（3）饮食上要忌辛辣、油腻，避免暴饮暴食，防止对胃肠道的刺激。

（4）注意劳逸结合，避免工作紧张，过度消耗体力与脑力。

# 第二节　子宫脱垂

### 一、概念和病因病机

子宫脱垂是指子宫从正常位置沿阴道下降，子宫颈外口达坐骨棘水平以下，甚至子宫全部脱出于阴道口外。本病常伴有阴道膨出，或膀胱及直肠膨出。本病属中医学阴挺、阴挺下脱、阴脱、阴𧏫、阴菌等范畴。

本病主要因素体虚弱、产后体弱或早婚、多产等原因导致中气不足或肾气不足，无力固摄而致。病机为气虚下陷、肾虚不固致胞络受损，带脉提摄无力，而致子宫脱出。素体虚弱，中气不足；临盆过早、难产、产程过长，或分娩时用力太过，或产后过早操劳持重，或久嗽不愈，或便秘努责，损伤中气；气虚下陷，固摄无权，带脉系胞无力，以致子宫下垂；先天不足，或房劳多产，或年老体弱，肾气亏虚，冲任不固，带脉系胞无力，以致子宫下垂；阴挺于外，摩擦损伤，感受湿热；肝经郁火，脾虚生湿，湿热下注，浸淫阴部，溃烂成疮，皆可导致子宫脱垂。

## 二、诊断依据

**1.病史** 多有分娩损伤史，或产后过早操劳负重，失于调护史；有长时间腹压增加史、盆底组织先天发育不良或退行性变史、卵巢功能减退病史、营养不良史。

**2.症状** 自觉阴道口有物脱出，持重、站立脱出加重，平卧休息缩小或消失，腰骶部有疼痛感或下坠感，或带下淋漓，排尿困难甚至尿潴留，或尿频尿急，或张力性尿失禁。

**3.体征** 妇科检查子宫大小多正常，宫颈外口达坐骨棘水平以下，甚或子宫全部脱出于阴道口外。

**4.子宫脱垂分度**

Ⅰ度轻型：子宫颈距离处女膜缘少于4cm，但未达处女膜缘。

Ⅰ度重型：子宫颈已达到但未超出处女膜缘，于阴道口即可见到。

Ⅱ度轻型：子宫颈已脱出阴道口外，但宫体尚在阴道内。

Ⅱ度重型：子宫颈及部分子宫体已脱出于阴道口外。患者在行走或增加腹压时有肿块自阴道脱出，卧床休息后可自行回缩。

Ⅲ度：子宫颈及子宫体全部脱出于阴道口外。患者即使在休息后块状物也不能自行回缩，需用手推送才能将其还纳至阴道内。

## 三、辨证论治

**1.气虚证** 子宫下移或脱出于阴道口外，劳累或站立过久则加重，少气懒言，小腹下坠，精神疲倦，四肢无力，面色少华，带下量多质清，小便频数，心悸气短。舌淡，苔薄白，脉缓弱。

治则：补中益气，升阳举陷。

主穴：三阴交、关元、百会、列缺。

配穴：维道、脾俞、足三里。

安全操作：患者取侧卧位。三阴交、足三里直刺1.0~1.5寸，行平补手法；关元，针尖向耻骨联合方向斜刺1.0~1.5寸，使针感放射到会阴部，行大补法；列缺，向上沿肺经斜刺0.5~0.8寸，行平补手法；维道，直刺1.0~1.5寸，行平补平泻法；脾俞，向背正中线斜刺0.5~0.8寸，行平补手法。行针得气后留针20分钟。百会用悬灸法，灸10~15分钟。

**2.肾虚证** 子宫下移或脱出于阴道口外，日久不愈，小便频，夜间尤甚，腰膝酸软，头晕耳鸣，小腹下坠，面色晦暗或有暗斑，带下清稀。舌暗淡，苔薄，脉沉弱。

治则：补肾固脱，益气升提。

主穴：三阴交、关元、百会。

配穴：照海、肾俞、气海。

安全操作：患者取侧卧位。三阴交直刺1.0~1.5寸，行大补手法；关元、气海，针尖向耻骨联合方向斜刺1.0~1.5寸，使针感放射到会阴部，行大补手法；照海，直刺0.3~0.5寸，行大补手法；肾俞，向背正中线斜刺0.5~0.8寸，行平补手法。行针得气后留针20分钟。关元、气海、百会、三阴交用悬灸法，灸10~15分钟。

**3.肝经湿热证** 阴中有物脱出，表面红肿溃疡，黄水淋漓，带下量多，色黄如脓，小便短赤，局部灼热疼痛，口苦而干，小腹坠痛，心烦。舌红，苔黄腻，脉弦滑数。

治则：清热利湿，佐以提升。

主穴：百会、三阴交、关元。

配穴：三焦俞、太冲、阴陵泉。

安全操作：患者取侧卧位。百会，平刺0.5寸，平补平泻法；三阴交、阴陵泉，直刺1.0~1.5寸，行平补平泻手法；关元，针尖向耻骨联合方向斜刺1.0~1.5寸，使针感放射到会阴部，行平补平泻手法；三焦俞，直刺0.5~0.8寸，行平补平泻手法；太冲，直刺0.5~0.8寸，行平泻手法。行针得气后留针20分钟。

### 四、岭南陈氏针法流派经验

在取穴上多选下腹部穴位，除常用的百会，还有维道、关元、子宫等穴。

辨症配穴：腰膝酸软配大赫、肾俞、照海、泌尿生殖区（头皮针）；精神疲倦，面色少华配脾俞、足三里；局部灼热疼痛配中极、次髎、曲泉、阴陵泉、大敦；膀胱脱出配曲骨、横骨；直肠脱出配会阴、承山。

## 五、其他疗法

**1.耳穴贴压**　肾、脾、子宫、外生殖器、皮质下、交感等穴，每次选一侧3~4穴，用王不留行籽贴压。每天按压3~4次，2~3天更换一次。

**2.灸法**　百会用艾条温和灸，每次15分钟，隔日1次，10次为1个疗程。

## 六、评述

子宫脱垂主要因素体虚弱、产后体弱、多产等原因导致中气不足或肾气不足，无力固摄而致。病机为气虚下陷、肾虚不固致胞络受损，带脉提摄无力，而致子宫下垂脱出。根据临床证候辨为气虚证、肾虚证、肝经湿热证。治疗遵循"虚者补之，陷者举之，脱者固之"的治疗原则，法以益气升提，补肾固脱为主，兼湿热者，佐以清热利湿。取穴以任督脉、肝肾经穴为主，常取百会、三阴交、关元等为主穴进行辨证取穴治疗。百会为督脉之穴，能升阳益气提脱；三阴交为肝脾肾三经的交会穴，是妇科疾病常用穴位，能调理三经气血，健脾益肾调肝；关元为任脉穴，同时是与冲脉、足三阴经的交会穴，可调冲任，补下焦而化生气血。气虚证配维道、脾俞、足三里，肾虚证配照海、肾俞、气海，肝经湿热证配三焦俞、太冲、阴陵泉。针灸并用治疗效果，特别是近期疗效好，尤其适用于轻、中度。

## 七、典型病案

**陈某，女，62岁。**

主诉：阴道脱出肿物9月余，需手还纳，伴尿频1个月。

病史：患者9个月前无明显诱因感下腹坠胀，伴腰骶部酸胀，后发现阴道有肿物脱出，蹲下时明显，开始时可自行缩回。1个月前脱出物需用手还纳，伴有尿频，夜间尤甚，小腹下坠。时感腰酸腿软，头晕耳鸣。育有4儿2女，绝经8年。

查体：患者子宫颈脱出阴道口，宫体仍在阴道内，不能自行回升，需用手还纳。舌质暗淡，苔薄白，中有裂纹，脉沉细。

四诊合参，患者年老，肾气亏虚，气虚下陷，固摄无权，生育多子损伤脉络，损伤中气，冲任不固，带脉系胞无力，以致子宫下垂，下腹坠胀。肾气虚，四肢失于濡养，清气不能上达头面，故见腰酸腿软，头晕耳鸣。

诊断：中医诊断——阴挺（肾虚证）；西医诊断——子宫脱垂Ⅱ度轻型。

治则：补肾固脱，益气升提。

主穴：三阴交、关元、百会。

配穴：照海、肾俞、气海。

按安全操作进行针灸治疗，并在留针期间每隔10分钟运针催气，以加强经络气血调和。百会用悬灸法，施灸15分钟。

2诊：病者诉经治疗1个疗程后，尿频改善，子宫颈脱出减少，可自行回升，脉、舌同前。前法合度，在原穴基础上，加足三里、维道益气升提，同时配头皮针泌尿生殖区增强生殖系统功能调理。配耳穴肾、脾、子宫、外生殖器，以加强固本扶正。

3诊：2个月后再诊，患者诉尿频、腰骶酸胀明显改善，下腹尚感坠胀。子宫颈外口距处女膜缘2cm，未达处女膜缘，舌淡苔薄白，脉细。

4诊：4个月后再诊，患者经治子宫颈外口已达坐骨棘水平以上，已无下腹坠胀等不适。

5诊：再经1个疗程治疗后，病者觉神清气爽，行走轻松，无下腹及腰骶部酸胀等不适，舌质淡红，苔薄润，脉细滑，症已平。为巩固疗效，嘱病者在家每日自行用艾条温灸气海、关元及足三里，每次20分钟。终止针灸治疗观察。

半年后病者因感冒来看病，问其阴挺疾病，诉病已愈，未再有阴道肿物脱出及下腹坠胀感、腰骶酸胀等不适。

【按语】患者年老，肾气亏虚，气虚下陷，固摄无权，生育多子损伤脉络，损伤中气，冲任不固，带脉系胞无力，以致子宫下垂，下腹坠胀。肾气虚，四肢失于濡养，清气不能上达于头面，故见腰酸腿软，头晕耳鸣。综合患者证候体征辨为肾虚证阴挺。故以补肾固脱，益气提升为基本治则。用补法，针灸并施。取关元、气海、百会升阳益气；维道维持人体脏腑正常体位；肾俞为肾的背俞穴能补益肾气；足三里为足阳明胃经合穴，能益气升阳；三阴交为肝脾肾三经脉的交会穴，能益肾健脾调肝，调节三经气血；照海为肾经穴，也是八脉交会穴，能补益肾气；泌尿生殖区（头针）能调节泌尿生殖功能和脏腑气血。诸穴相配能健脾补虚益气，调理脏腑气机，以达提升内脏的作用。

## 八、注意事项

（1）及时治疗慢性气管炎等增加腹压的疾病。

（2）轻中度子宫脱垂者，坚持卫生保健、中医药针灸治疗，病情可好转或治愈；Ⅲ度脱垂伴有症状者应考虑行手术治疗。

## 九、生活调护

（1）避免负重，下蹲过久，避免长期站立、屏气等增加腹压的动作。

（2）平时注意休息与功能锻炼，避免重体力劳动，坚持做提肛、收缩腹肌锻炼。

（3）饮食上宜多吃种子、谷类、海藻类等有益的食物，以及有补气、补肾作用的食品，如鸡、山药、扁豆、莲子、芡实、泥鳅、淡菜、韭菜、大枣等。

# 第三节　多囊卵巢综合征

## 一、概念和病因病机

多囊卵巢综合征是育龄期妇女最常见的生殖内分泌疾病，主要表现为月经稀少、闭经、不孕、肥胖、痤疮、多毛以及双侧卵巢多囊样增大等。远期可并发子宫内膜癌、心血管疾病以及糖尿病等。是无排卵性不孕、高雄激素血症的最主要因素，它的发病率高，是妇科疾病中的棘手问题。中医属于月经后期、闭经、崩漏、不孕等范畴。

中医认为本病主要以脏腑功能失调为本，痰浊、瘀血阻滞为标，故临床多表现为虚实夹杂、本虚标实之证。其发病多与肝、脾、肾关系密切，肾虚又为主要致病因素。肾虚天癸迟至，脾虚内生痰湿，阻塞冲任，肝失疏泄，气机不畅，血行瘀滞，虚、痰、瘀、热互结，导致"肾-天癸-冲任-胞宫"

生殖轴功能紊乱而致病。

## 二、诊断依据

多囊卵巢综合征的诊断需符合下列中的2条或以上。

（1）稀发排卵或无排卵；月经稀少或闭经或不规则子宫出血或月经频发、淋漓不尽等，渐可转为继发性闭经、不孕、肥胖、多毛等症状。

（2）雄激素临床表现或雄激素血症（血睾酮水平＞2.5mmol/L）。

（3）卵巢多囊性改变，一侧或双侧卵巢直径2～9mm的卵泡≥12个，或伴有卵巢体积≥10ml。

（4）诊断时需排除其他高雄激素病因，如甲状腺功能异常、先天性肾上腺皮质增生、库欣综合征、分泌雄激素的肿瘤等。

## 三、辨证论治

**1.肾阴虚证** 月经初潮迟至、后期、量少、色淡、质稀，渐至停闭，或月经周期紊乱，经量多或淋漓不净；婚后日久不孕，形体瘦小，面额痤疮，唇周细须显现，头晕耳鸣，腰膝酸软，手足心热，便秘溲黄。舌红，少苔或无苔，脉细数。

治则：滋阴补肾。

主穴：关元、列缺、子宫、三阴交。

配穴：肾俞、京门、照海。

安全操作：患者取侧卧位。关元、子宫、三阴交，直刺1.0～1.5寸，行平补手法；列缺，向上沿经斜刺0.5～0.8寸，行平补法；京门，斜刺0.5～0.8寸；照海，直刺0.5～1.0寸，行平补手法；肾俞，直刺0.5～1.0寸，行大补手法。行针得气后，留针20分钟。

**2.肾阳虚证** 月经初潮迟至、后期、量少、色淡、质稀，渐至停闭，或月经周期紊乱，经量多或淋漓不净，婚后日久不孕，形体较胖，腰痛时作，头晕耳鸣，面额痤疮，体毛较浓，小便清长，大便时溏。舌淡，苔薄白，脉沉细。

治则：温肾助阳。

主穴：关元、列缺、子宫、三阴交。

配穴：百会、肾俞、足三里。

安全操作：患者取侧卧位，关元、子宫、三阴交、足三里，直刺1.0~1.5寸，行平补手法；列缺，向上沿经斜刺0.5~0.8寸，行平补法；百会，平刺0.5~0.8寸，行平补手法；肾俞，直刺0.5~1.0寸，行大补手法。行针得气后，留针20分钟。关元、子宫、三阴交、百会、肾俞、足三里悬灸15分钟。

**3.痰湿证** 月经后期、量少，甚则停闭，婚久不孕，形体肥胖，面额痤疮，四肢多毛，头晕，疲乏无力，舌体胖大，色淡，苔腻，脉沉滑。

治则：化痰除湿，通络调经。

主穴：关元、列缺、子宫、三阴交。

配穴：阴陵泉、丰隆。

安全操作：患者取仰卧位。关元、子宫、三阴交、阴陵泉，直刺1.0~1.5寸，行平补手法；丰隆，直刺1.0~1.5寸，行平补平泻手法；列缺，向上沿经斜刺0.5~0.8寸，行平补平泻手法。行针得气后，留针20分钟。

**5.气滞血瘀证** 月经后期、量少，经行有块，甚则经闭不孕，精神抑郁，情志不畅，烦躁易怒，面额痤疮，体毛较浓，甚可见颈背部、腋下、乳房下和腹股沟等皮肤皱褶部位出现灰褐色色素沉着，胁肋胀满，或胸胁满痛，乳房胀痛，乳晕周围毛较长。舌体暗红，有瘀点或瘀斑，脉沉弦涩。

治则：行气活血，祛瘀通经。

主穴：关元、列缺、子宫、三阴交。

配穴：合谷、太冲、血海、膈俞。

安全操作：患者取侧卧位。关元、子宫、三阴交直刺1.0~1.5寸，行平补平泻手法；列缺，沿肺经向上斜刺0.5~0.8寸，行平补平泻法；合谷，直刺0.3~0.5寸，行平补平泻法；太冲，直刺0.5~0.8寸，行平泻法；血海，直刺1.0~1.5寸，行平泻法；膈俞，向后正中线斜刺0.5~0.8寸，行大泻手法。行针得气后，留针20分钟。

**6.肝经湿热证** 月经稀发、量少，甚则经闭不行，或月经紊乱，淋漓不断；带下量多色黄，外阴瘙痒，面部痤疮，毛发浓密，胸胁乳房胀痛，便秘溲黄。舌红，苔黄腻，脉弦或弦数。

治则：清热利湿，疏肝调经。

主穴：关元、列缺、子宫、三阴交。

配穴：太冲、阴陵泉、曲泉。

安全操作：患者取仰卧位，关元、子宫、三阴交，直刺1.0～1.5寸，行平补平泻手法；列缺，沿肺经向上斜刺0.5～0.8寸，行平补平泻手法；太冲，直刺0.5～0.8寸，行平泻法；阴陵泉、曲泉，直刺1.0～1.5寸，行平补平泻手法。行针得气后，留针20分钟。

### 四、岭南陈氏针法流派经验

肾虚为本病的本质，肝郁、脾虚以及气血失调为本病的主要病机，痰瘀是本病标实之所在。以调冲任、补肝肾为基本法则进行辨证治疗。

辨症配穴：不孕配中脘、关元、三阴交，月经稀少配列缺、中极、关元、气海，肥胖配水分、水道、丰隆。

### 五、其他疗法

**1.耳穴贴压**　取肝、脾、肾、内分泌、皮质下、神门、卵巢等穴，左右交替，每次选3～4穴，用王不留行籽贴压，每天按压3～4次，每次2～3分钟，1周辨证更换一次。

**2.埋线**　取中脘、关元、天枢、大横、气海、大赫、水道、足三里、三阴交等穴，用1～2cm蛋白线埋线，14天一次。

### 六、评述

中医认为多囊卵巢综合征主要是以脏腑功能失调为本，痰浊、瘀血阻滞为标，虚、痰、瘀、热互结，导致"肾-天癸-冲任-胞宫"生殖轴功能紊乱而致病。病位在肝、脾、肾，肾虚又为主要致病因素。按临床可分为肾阴虚证、肾阳虚证、痰湿证、气滞血瘀证、肝经湿热证等。以补肾温阳，滋阴益气，行气活血，祛瘀通经，清热利湿，疏肝调经等为治则。常以关元、列缺、子宫、三阴交为主穴进行辨证取穴。关元为任脉与足三阴经的交会穴，可调下焦而化生精血，列缺为肺经穴同时是八脉交会穴，可调节肺经，充盈冲任气血；子宫为妇科病症的重要穴位，三阴交是足三阴经的交会穴，可益脾气，补肾气，疏肝气，使气调血行，冲任调达。肾阴虚配肾俞、京门、照海，以达补肾益气之功；肾阳虚配百会、肾俞、足三里，以温肾助阳；痰湿重者可配列缺、阴陵泉、丰隆，祛湿除痰；气滞血瘀配合谷、太冲、血海、膈俞，以达行气活血化瘀之功；肝经湿热配太冲、阴陵泉、曲泉以达清利湿热之功。

### 七、典型病案

**王某，女，30岁。**

主诉：未避孕不孕2年。

病史：患者结婚2年，未避孕，至今未孕。患者精神抑郁，情怀不畅，烦躁易怒，面额痤疮反复发作，近3年患者月经周期不规律，经期3～7天，月经周期28天至3个月，经量尚可，经色暗红，有血块，行经前乳房、小腹疼痛。刻下症见精神抑郁，纳差，眠可，二便调。舌红，苔薄，舌底瘀络明显，脉沉细。

检查：身体毛孔粗大，四肢多毛。B超提示：左侧卵巢大小约4.7cm×2.0cm，右侧卵巢大小约4.1cm×1.8cm，双侧卵巢卵泡均多于12个，未见优势卵泡。性激素六项：促卵泡生成素9.57mIU/ml，促黄体生成素21.01mIU/ml，雌二醇73pg/ml，雄激素4.00ng/ml，黄体酮1.08ng/ml，泌乳素9.74ng/ml。

诊断：中医诊断——不孕（气滞血瘀证）；西医诊断——原发性不孕、多囊卵巢综合征。

治则：行气活血，祛瘀止痛。

主穴：关元、列缺、子宫、三阴交。

配穴：合谷、太冲、血海、膈俞。

按安全操作进行治疗，得气留针20分钟，其间间歇行针1~2次。

2诊：首诊4周后再诊，患者述精神可，饮食、睡眠有所改善，二便调，畏寒减轻。舌红、苔薄白，舌底瘀络明显，脉沉细。前方得法，继前治法，同时增加中脘、气穴和头针的泌尿生殖区以益气调经，调理生殖功能。

3诊：经2诊治疗4周后，患者述近期月经来潮，本次月经经量可，经色暗红，血块明显减少，行经前小腹疼痛较以前减轻。精神可，饮食、睡眠有所改善，二便调，畏寒减轻。舌红，苔薄白，舌底静脉曲张明显改善，脉沉细。前方治疗有效，继续前方治疗。

此后4个月患者定期复诊，月经规律来潮，同法继续调理，连续治疗5个月，月经正常。

【按语】患者结婚多年未避孕而未孕，辨为不孕。结合患者精神抑郁，情志不畅，面额反复痤疮，烦躁易怒，经量尚可，经色暗红，有血块，行经前乳房、小腹疼痛，舌脉等症，辨为气滞血瘀证，治疗以行气活血，祛瘀止痛为法。用平补平泻法，针灸并施。取中脘、关元、子宫、三阴交、生殖区（头针）、合谷、太冲、血海等穴进行治疗。以中脘、三阴交健脾和胃，补肝肾；关元、中极、气穴补肾活血；列缺、子宫、生殖区（头针）补益下焦，调理冲任，增强胞宫生殖功能；合谷、太冲、血海、膈俞达行气活血止痛的功效。

## 八、注意事项

（1）针灸治疗可有效提高多囊卵巢综合征患者活卵率，治疗前须明确诊断，做针对性治疗，必要时可针药合用。

（2）治疗时应抓排卵期治疗，即月经周期第12天开始治疗，连续治疗3~5天，以促进排卵。

## 九、生活调护

（1）患者饮食宜清淡，忌食肥甘厚味，避免辛辣、甜腻之品。

（2）注意做适当运动，保持心情愉悦。

# 第四节 胎位不正

## 一、概念和病因病机

胎位不正是指妇女妊娠28周以后，胎儿在母体子宫内的位置不是正常的枕前位，而出现臀位、横位等异常位置，常见于腹壁松弛的初产妇和经产妇，是导致难产的重要因素之一。中医文献中无胎位异常的病名，但可见于难产或产难。

中医学认为胎位不正的发生常与先天禀赋不足、情志失调、形体肥胖、负重劳作等因素有关。本病病位在胞宫，与冲、任二脉及肾、肝、脾关系密切。基本病机是气血亏虚，转胎无力；或气机不畅，胎位难转。

## 二、诊断依据

（1）腹部检查为臀位或横位。

（2）肛门检查及阴道检查为臀位或横位。

（3）B超检查确诊为臀位或横位。

## 三、辨证论治

**1.气血虚弱证**　妊娠30周后，发现胎位不正，兼见神疲乏力，少气懒言，心悸气短，食少便溏，舌淡苔薄白，脉滑无力。

治则：益气养血，调整胎位。

主穴：至阴。

配穴：足三里、三阴交、肾俞。

安全操作：患者取侧卧位。至阴，艾条温和灸，操作时嘱孕妇解松腰带，每次灸双侧15分钟，每日1~2次。肾俞，直刺0.5~1.0寸，行轻补法；足三里、三阴交，直刺1.0~1.5寸，行平补法。行针得气后留针20分钟。

**2.肝气郁滞证**　妊娠30周后，发现胎位不正，兼见情志抑郁，烦躁易怒，胸胁胀满，嗳气，舌暗苔薄白，脉弦滑。

治则：疏肝理气，调整胎位。

主穴：至阴。

配穴：肝俞、行间。

安全操作：患者取侧卧位。至阴艾条温和灸，操作时嘱孕妇解松腰带，每次灸双侧15分钟，每日1~2次。肝俞，向后正中线斜刺0.5~0.8寸，行轻泻法；行间，直刺0.3~0.5寸，行轻泻法。行针得气后留针20分钟。

## 四、岭南陈氏针法流派经验

辨症配穴：食少、便溏配水分、天枢，焦虑配神门、安眠，少气懒言配内关、照海，腰酸配涌泉。

### 五、其他疗法

**1.耳穴贴压** 交替选子宫、交感、皮质下、肝、脾、肾点，以王不留行籽压贴，每次取3~4个穴位，每2~3天依据辨证更换穴位1次。

**2.艾灸** 至阴、涌泉，温和灸，早晚各1次。施灸前应排空小便，患者取靠背坐位或仰卧位，松开腰带，双侧至阴穴可同时温灸。

### 六、评述

胎位不正的发生常与先天禀赋不足、情志失调、形体肥胖、负重劳作等因素有关。基本病机是气血亏虚，转胎无力；或气机不畅，胎位难转。本病病位在胞宫，与冲、任二脉及肾、肝关系密切。妇女以血为本，孕妇气血充沛，气机通畅则胎位正常。肾藏精，主生殖，肾阴、肾阳调和，则气顺血和，胎正产顺。根据临床证候辨为气血虚弱证和肝气郁滞证，治疗以益气养阴、疏肝理气为治则。以至阴为主穴。至阴是足太阳经井穴，与足少阴经相联，灸之可调理足少阴经经气，调和冲任，调整阴阳，至阴穴也是治疗胎位不正的经验穴。气血虚弱者配三阴交、足三里、肾俞，以滋阴养肾，益气转胎；肝气郁滞者配肝俞、行间，以疏肝理气，调和气血。针灸治疗胎位不正，对孕妇和胎儿均无不良影响。

### 七、典型病案

**黄某，女，37岁。**

主诉：产检发现胎位不正1周。

现病史：患者孕31周，定期产检，超声提示脐带扭转，胎盘低置，因前期妊娠恶阻治疗取得很好效果，故来进行转胎治疗。刻下症见时感焦虑，烦躁，嗳气叹气，腰酸，偶有心悸，食少，睡眠差，多梦，二便调。

查体：患者神清，精神稍倦，形体消瘦，腹部隆起，下肢无水肿，舌尖红，苔白，脉弦滑有力。腹诊胎儿头朝左，脚向右。

四诊合参，结合患者已孕31周，时感焦虑，烦躁，叹气，多梦，产检时B超示宫内妊娠，单活胎、臀位，舌尖红，苔白，脉弦滑有力等情况，诊断为胎位不正。

诊断：胎位不正（肝气郁滞证）。

治则：疏肝理气，调整胎位。

主穴：至阴。

配穴：肝俞、行间。

按安全操作进行治疗，得气后留针20分钟，其间间歇行针1~2次。

2诊：1周后再诊，患者妊娠32周，述腰酸感减轻，焦虑、烦躁感改善不很明显，饮食有所改善，舌尖红，苔白，脉弦滑有力。继续前治法，加百会、中脘、神门，以益气养心安神。

3诊：经2诊治疗1周后，患者述腰酸感明显减轻，焦虑、烦躁感改善明显，饮食可，舌尖微红，苔白，脉弦滑。前方治疗有效，继原方穴治疗，每周治疗1次，连续治疗5次。

妊娠38周产前检查，B超检查示胎位头位。

【按语】根据患者产检所见胎位不正和神疲乏力，时感焦虑、烦躁，常叹气，腰酸，舌尖红，苔白，脉弦滑有力等兼症，本病患者为肝气郁滞，转胎受阻致胎位不正。故以益疏肝理气，调整胎位为治则，选用至阴、肝俞、行间等穴。至阴为膀胱经井穴，五行属金，能助肾水，调肾气，为矫正胎位的经验效穴；肝俞疏肝理气，行气解郁；行间为肝经荥穴，能疏肝理气，宽胸解郁以增强转胎作用，从而治疗胎位不正。由于患者焦虑、烦躁感明显，故加百会、中脘、神门以增强益气解郁安神的作用，全面治疗患者的兼症。

## 八、注意事项

（1）做好产前检查，预先诊断出胎位不正，及时治疗。

（2）针灸对纠正胎位不正疗效较好，妊娠28~32周时成功率较高。

（3）若针灸治疗无效应查明原因。如因子宫畸形或盆腔肿物引起的，则应根据不同的病因，作相应的治疗。

## 九、生活调护

（1）注意生活规律，饮食规律，保持心情舒畅。

（2）适当保持活动量。

（3）多采用膝胸卧位。

# 第五节　妊娠呕吐

## 一、概念和病因病机

妊娠呕吐是最常见的早孕征象之一，表现为反复出现的以恶心、呕吐、厌食或食入即吐为主要症状的孕期病症，一般至妊娠12周后可缓解。本病中医学称"妊娠恶阻""妊娠呕吐""子病""病儿""阻病"等。

中医认为本病的主要病机为胃失和降、中气上逆。胃气素虚，胃失和降，冲气挟胃气上逆；或脾虚不运，痰浊内生，冲气挟湿上逆；或孕后冲脉气盛，肝血不足，肝气偏旺，冲气、肝火上逆犯胃，胃失和降，遂致恶心呕吐。

## 二、诊断依据

（1）根据病史、症状及相关检查确诊为妊娠。

（2）轻者晨起恶心、呕吐，或1日内恶心呕吐数次，尚能进食；重者反复恶心，剧烈呕吐，吐黄色苦水或咖啡样血，不能进食，可引起脱水、酸中毒、电解质紊乱，甚至可出现黄疸和神经系统症状。

## 三、辨证论治

**1.脾胃虚弱证**　妊娠期间，恶心呕吐清水、清涎或饮食物，甚或食入即吐，脘腹坠胀，神疲思睡，纳差便溏。舌质淡，苔白润，脉缓滑无力。

治则：健脾和胃，降逆止呕。

主穴：中脘、内关、公孙、足三里。

配穴：脾俞、胃俞。

安全操作：患者取侧卧位。中脘，直刺0.5寸，手法轻，平补平泻手法，慎行提插补泻；内关、公孙，直刺0.5～1.0寸，行平补平泻手法；足三里，直刺1.0～1.5寸，平补平泻手法；脾俞、胃俞，向内斜刺0.5～0.8寸，平补平泻手法。行针得气后留针20分钟。

**2.肝胃不和证**　妊娠期间，呕吐酸水或苦水，胸胁胀满，嗳气叹息，精神紧张或抑郁不舒，心烦口苦。舌红，苔黄，脉弦滑。

治则：清肝和胃，降逆止呕。

主穴：中脘、内关、公孙。

配穴：期门、太冲。

安全操作：患者取仰卧位。中脘，直刺1.0～1.5寸，手法轻，平补平泻手法，慎行提插补泻；内关、公孙，直刺0.5～1.0寸，行平补平泻手法；期门，斜刺0.5～0.8寸，行平补平泻法；太冲，直刺0.5～0.8寸，行平补平泻法。行针得气后留针20分钟。

**3.痰湿阻滞证** 妊娠期间，呕吐痰涎或黏液，胸脘满闷，口中淡腻，不思饮食，体盛身倦。舌胖大而淡，舌苔白腻，脉滑。

治则：化痰除湿，降逆止呕。

主穴：中脘、内关、公孙。

配穴：丰隆、阴陵泉。

安全操作：患者取仰卧位。中脘直刺1.0寸，手法轻，平补平泻手法，慎行提插补泻；足三里，直刺1.0～1.5寸，行平补平泻法；内关、公孙，直刺0.5～1.0寸，行平补平泻手法；丰隆、阴陵泉，直刺1.0～1.5寸，行平补平泻法。行针得气后留针20分钟。

**4.气阴两亏证** 妊娠期间，呕吐剧烈，甚至呕吐咖啡色或血性分泌物，精神萎靡，身体消瘦，目眶下陷，发热口渴，唇舌干燥，尿少便秘。舌红无津，苔薄黄而干或花剥，脉细滑数无力。

治则：益气养阴，和胃止呕。

主穴：中脘、内关、公孙。

配穴：照海、气海。

安全操作：患者取仰卧位。中脘、气海，直刺0.5寸，手法轻，平补平泻手法，慎行提插补泻；内关、公孙，直刺0.5～1.0寸，行平补平泻手法；照海，直刺0.3～0.5寸，行平补平泻法。行针得气后留针20分钟。

## 四、陈氏岭南针法流派经验

辨症配穴：呕吐清水、食欲不振，配脾俞、胃俞、阴陵泉；胸胁胀满，嗳气叹息，配太冲、阳陵泉；体胖身倦，配丰隆、阴陵泉。

### 五、其他疗法

**1.耳穴贴压**　取胃、神门、肝、脾、内分泌、皮质下等穴，每次选一侧3~4穴，用王不留行籽贴压。1周辨证更换一次。

**2.穴位注射**　取足三里、内关、中脘、膈俞、肝俞、脾俞、胃俞等，每次选2~3穴，用维生素$B_{12}$注射液，每穴注入0.5ml，每日1次。

**3.穴位贴敷**　取胃俞、中脘、内关、足三里。用生姜片先涂擦腧穴至局部皮肤潮红，再将生姜片用医用胶带固定于皮肤上。

**4.艾灸**　选中脘、足三里、脾俞、胃俞等穴，艾条温灸，每次灸15分钟，每日1次，一周后隔日治疗1次。

### 六、评述

妊娠恶阻，中医认为多与脾胃虚弱、脾失运化、肝胃不和、痰湿瘀滞、冲任失调等因素致胎气上逆，胃失和降有关，病位主要在胞宫、胃。根据临床表现辨为脾胃虚弱证、肝胃不和证、痰湿阻滞证、气阴两亏证。治疗当健脾和胃，祛湿化痰，疏肝和胃，益气养阴，以平冲任之脉，降逆气而止呕。常以中脘、内关、公孙为主穴，同时加以辨证取穴进行治疗。内关、中脘能宽胸理气和胃；公孙乃脾经络穴，亦是脾经与冲脉的交汇穴，能健脾和胃，调理冲脉而降逆止呕。同时加以辨证取穴进行治疗，脾胃虚弱配脾俞、胃俞，健脾和胃；肝胃不和者配期门、太冲，疏肝和胃；痰湿瘀滞者配丰隆、阴陵泉，化痰利湿；气阴两亏者配照海、气海，以补肾益气。针灸治疗该病有很好的临床疗效，有研究表明其主要是通过穴位的刺激作用，激发经络，增强对气血的调理作用，从而达到临床治疗目的。

### 七、典型病案

**陈某，女，27岁。**

主诉：停经3月，伴恶心呕吐10天。

病史：患者停经3月，10天前开始出现食欲下降，恶心呕吐清水，后出现频繁呕吐，食入即吐，甚则闻味即呕，完全不能进食。现口干，盗汗，伴有失眠、多梦，夜尿2~3次，大便溏。既往3年前因室性早搏行射频消融术，术后复查未见异常。

查体：患者查妊娠试验阳性，B超提示胎儿发育正常。心电图示窦性心动过速，P波高尖，电轴左偏。舌暗苔白，边有齿印，脉细滑无力。

四诊合参，患者妊娠3月，以食欲下降，呕吐清水为主症，伴盗汗、多梦、夜尿频多，大便溏，并有心脏手术史。为妊娠恶阻，证属脾胃虚弱。

诊断：中医诊断——妊娠恶阻（脾胃虚弱证）；西医诊断——妊娠呕吐。

治则：健脾和胃，降逆止呕。

主穴：中脘、内关、公孙、足三里。

配穴：脾俞、胃俞、安眠。

按操作规范进行针刺治疗后，进行耳穴贴压。选肝、脾、肾、神门，左右交替，每次选3～4穴用王不留行籽贴压。每日自行按压3～4次，每次2分钟，1周后更换。

2诊：2周后患者精神好转，诉呕吐减少，仍有干呕。但可少量进食，睡眠改善，梦较前减少，舌脉同前。按原法治疗，加温灸脾俞、胃俞，加强健脾和胃功效。

3诊：经2诊治疗2周后，患者自觉精神舒爽，已无明显呕吐，只晨起时有少许干呕，可正常进食，可安睡，无梦，舌红苔薄白，脉滑，症渐平。停止针刺治疗，继续用耳穴贴压胃、肝、脾、交感，以维持疗效。并嘱咐患者注意调节心情，适量运动，注意饮食。3天后复诊，诸症悉平，终止治疗。

【按语】本病患者素体体虚，怀孕后出现食欲下降，恶心呕吐，后出现频繁呕吐，食入即吐等症状，为妊娠恶阻。根据其呕吐清水，舌暗苔白，边有齿印，脉细滑无力等症候辨为脾胃虚弱证。故以健脾和胃、降逆止呕为治则，施以补法。取中脘、内关、公孙、足三里、脾俞、胃俞、安眠等穴进行治疗。中脘、内关、公孙能益气宽胸，理气和胃，调理冲任；足三里、脾俞、胃俞能健脾和胃，调理气机而降逆止呕；安眠能帮助患者改善睡眠，减轻兼症。

## 八、注意事项

（1）针灸治疗妊娠恶阻疗效明显，但针灸治疗时应注意取穴不宜多，进针不宜深，手法不宜重。用穴要慎重，宜少而精，以免损及胎气。

（2）若在妊娠早期，仅有择食（喜食酸辣），伴轻度恶心、呕吐、食欲不佳、体倦等，则为早孕反应，不属于病态。

3.孕妇如有习惯性流产史，或为精神紧张、体质虚弱者，慎用针刺，可用艾条温灸。

## 九、生活调护

（1）注意调节情志，保持轻松愉快的心情，适当参加一些轻缓的活动，如室外散步、孕妇保健操等。可改善心情，强健身体。

（2）饮食不宜过饱，可少食多餐，平时多喝水，多吃些富含纤维素和维生素类的食物以防便秘加重早孕反应。

# 第十一章　急症常见病症

## 第一节　晕　厥

### 一、概念和病因病机

晕厥又称昏厥或虚脱，表现为突发、短暂而完全性意识丧失，历时数秒至数分钟。是由多种原因引起的一过性大脑供血或供氧不足所致，属于中医学厥证范畴。

中医学认为，引起厥证的病因较多，常在素体亏虚或素体气盛有余的基础上，因外邪侵袭，七情内伤，饮食劳倦，亡血伤津，剧烈疼痛，痰饮内伏，瘀血阻滞等，导致气机突然逆乱，升降乖戾，气血运行失常而发本病。因体质和病机转化不同，则有虚实之分。大凡气盛有余，气逆上冲，血随气逆，或兼痰浊、瘀血壅滞于上，以致清窍闭塞，不知人事，为厥之实证；气虚不足，清阳不升，气陷于下，或大量出血，气随血脱，血不上达，气血一时不相顺接，致精明失养，不知人事，为厥之虚证。病变所属脏腑主要在心、肝，涉及脾、肾。

### 二、诊断依据

（1）突然面色苍白，出冷汗，恶心，上腹不适，瞳孔扩大，疲乏，头晕，意识丧失及全身肌张力消失。恢复期患者逐渐清醒，仍面色苍白，出汗，全身痿软。醒后无后遗症。

（2）脉搏微弱，呼吸微弱，瞳孔散大。血压下降。脏器无器质性病变。

### 三、辨证论治

1.**虚证**　素体虚弱，疲劳惊恐而致昏仆，面色苍白，四肢厥冷，气短眼花，汗出，舌淡，苔薄白，脉细缓无力。

治则：开窍醒神，益元固脱。

主穴：水沟、百会、中冲、内关。

配穴：气海、关元。

安全操作：患者取仰卧位，头低位，解开衣扣，注意保暖。水沟，朝上斜刺0.3～0.5寸，平补平泻法；百会，平刺0.5～0.8寸，行平补法；中冲，点刺放血2～3ml；内关，直刺0.3～0.5寸，行平补平泻法；气海、关元，直刺0.5～1.0寸，行平补法。留针20分钟，留针期间，可反复持续运针，至患者神志恢复为宜。百会、气海、关元、大柱艾灸。

**2.实证**　素体健壮，偶因外伤、恼怒等致突然昏仆，不省人事，呼吸急促，牙关紧闭，舌淡，苔薄白，脉沉弦。

治则：苏厥醒神。

主穴：水沟、百会、中冲、内关。

配穴：合谷、太冲。

安全操作：患者取仰卧位，头低位，解开衣扣，注意保暖。水沟，朝上斜刺0.3～0.5寸，捻转泻法；百会，平刺0.5～0.8寸，行平补平泻法；中冲，点刺放血，2～3ml；内关，直刺0.3～0.5寸，行平泻法；合谷、太冲，直刺0.5～0.8寸，行平泻法。留针20分钟，留针期间，可反复持续运针，至患者神志恢复为宜。

### 四、岭南陈氏针法流派经验

辨症取穴：热盛配曲池、大椎，抽搐配合谷、太冲，痰多配丰隆，牙关紧闭取颊车，血压明显下降配涌泉。

### 五、其他疗法

**1.耳穴贴压**　选神门、肾上腺、心、脑，一次选一侧3～4穴，王不留行籽贴压，每天按压3～4次，每次2～3分钟，1周更换1次。

**2.刺络**　选十二井、大椎。毫针刺后，大幅度捻转数次，不留针，实证出针后可使其出血数滴。或十宣点刺放血1～2ml。

**3.艾灸**　选百会、气海、神阙、足三里、涌泉，艾条悬灸，施灸不拘壮数，以肢暖而汗止、脉现、神志清醒为度。

## 六、评述

厥证通常是在素体亏虚或气盛有余的基础上，因外邪侵袭、七情内伤、饮食劳倦等因素引起气机突然逆乱，升降乖戾，气血运行失常所致。其特征为突感眩晕，行动无力，迅速失去知觉，数秒至数分钟后恢复清醒。根据临床症状辨为虚证和实证两个证型，以苏厥醒神、开窍醒神为主要治则，辨证配穴进行治疗。常以水沟、百会、中冲、内关为主穴。水沟、百会属于督脉，督脉入脑上巅，取之可续接阴阳经气，开窍醒神，且水沟为开窍醒神的经验要穴；中冲为手厥阴心包经井穴，为治疗晕厥的要穴；内关清心宁神，气海、关元温阳补气，几穴相配以达开窍醒神之功。虚证配气海、关元以益气醒神；实证则配合谷、太冲以开四关，行气活血以醒神。同时可艾灸百会以温经通络，增强开窍醒神作用。

## 七、典型病案

**王某，女，51岁。**

**主诉**：代诉头痛头晕2天，突发晕厥、意识障碍约半小时。

**病史**：两日前因外感风寒后出现头痛头晕，食欲不佳，今晨食一碗稀粥后觉头痛头晕加重，遂搭车前来医院就诊。在搭车的途中，约半小时前，无任何诱因头晕目眩，随即恶心欲吐，继则昏倒，神志不清。既往无心脑血管病史。

**查体**：神志模糊，对答不能，面色苍白，汗出肢厥，双目紧闭，瞳孔等大，对光反射存在，颈强直试验阴性，心肺听诊未见异常，生理反射存在，病理反射未引出，血压90/56mmHg，心率86次/分，心律齐，双肺呼吸音稍粗，腹软，肝脾未扪及，四肢柔软无力、舌淡苔白，脉弱。

四诊合参，患者突发以晕厥、神志模糊为主的临床表现，无心脑器质性病变，诊断为厥证，结合面色苍白，汗出肢厥，舌淡苔白，脉弱等证候辨为虚证。

**诊断**：中医诊断——厥证（虚证）；西医诊断——晕厥。

**治则**：开窍醒神。

**主穴**：水沟、百会、中冲、内关。

配穴：气海、关元。

按照安全操作进行针刺治疗，得气后留针20分钟，其间间歇行针1~2次。同时用大艾炷灸百会、气海、关元等穴。经反复捻针及直接灸5壮后，患者神志渐复苏，低声呻吟，继而睁开眼睛，诉灸处热痛，经再连续捻针及灸至10壮后，神志基本清醒，能正常对答，给予糖盐水热饮，待神清，冷汗止，四肢复暖，脉起，测血压100/65mmHg，退针停灸。经观察2小时病情稳定，查脑部CT无异常，而送其回家休息。

2诊：翌日患者自行到诊，述昨日治疗后尚感微头晕，现神清，语言流畅，除仍感微疲乏外，余无明显不适。继续前方穴行针刺并悬灸治疗百会、气海、关元后，患者神志清爽，面色红润，查心肺及血压均正常，舌淡红，苔薄润，脉缓。病已愈。

【按语】患者久病体虚，气虚不足，清阳不升，气陷于下，气血不上达，致清窍失养，不知人事，发为厥证。气虚，气血不能外达，气虚固摄无力故出现面色苍白，双目紧闭，汗出肢厥等虚证表现，故辨为虚证，治以开窍醒神，行以补法。取水沟、百会、中冲、内关、气海、关元等穴位。水沟、百会属于督脉，督脉入脑上颠，取之可续接阴阳经气，开窍醒神；中冲为手厥阴心经井穴，为治疗晕厥的要穴；内关清心宁神，气海、关元温阳补气。同时艾灸百会、气海、关元等穴位以增强益气温经通络、开窍醒神作用。

## 八、注意事项

（1）对晕厥需详细检查，明确病因，对症处理。

（2）患者不要长时间站立。

（3）针灸对情绪激动、外伤疼痛引起的晕厥效果好，其他原因者可作为辅助治疗。治疗时患者平卧，解开衣扣，并注意保暖。

## 九、生活调护

（1）注意饮食，补充好营养。

（2）注意劳逸结合，不要太劳累，也不要长时间单独出行。

# 第二节 中 暑

## 一、概念和病因病机

中暑是在暑热季节、高温、高湿环境下，由于体温调节中枢功能障碍、汗腺功能衰竭和水电解质丢失过多而引起的以中枢神经或心血管功能障碍为主要表现的急性疾病。根据临床表现，中暑可分为先兆中暑、轻症中暑、重症中暑。本病与中医的伤暑、中暑相类似，可归属于中热、中暍、冒暑等范畴。

中医认为中暑是由暑热外袭，正气不足引起。盛夏酷暑之际，感受暑热或暑湿秽浊之气，邪热内郁，蒙蔽清窍，致升降失司，气化失常，阴阳气血失衡，成为中暑，这是本病的外因。暑之伤人为病，多因人体正气不足，"邪之所凑，其气必虚"，这是本病失于固摄而出现暑脱证的内因。所以年老体衰、产后气血不足、小儿形体未充及形体肥胖、多痰多湿者，最易中暑。饥饿疲倦、睡眠不足、正气内虚者也容易感受暑热时邪，罹患中暑。

## 二、诊断依据

（1）在高温环境下出现全身乏力，头昏肢倦，胸闷恶心，口渴多汗等症。如离开高温环境，休息后可恢复正常，为先兆中暑。

（2）面色潮红，胸闷烦躁，皮肤干燥，呼吸急促，大量汗出，恶心呕吐，面色苍白，血压下降，为轻度中暑。

（3）上述症状持续不解，继现汗闭高热，头痛呕吐，神昏肢厥，或肢体痉挛抽搐等症，为重症中暑。

（4）上述症状进一步加重，伴有昏厥、昏迷、痉挛或高热，包括热射病、热痉挛和热衰竭三型。

（5）多有夏季暴晒或高温环境下体力劳动、长途行走、田间作业史。年老、产妇、慢性体弱病员可在通风不良及过度疲劳、过量饮酒等情况下发病。

（6）须与暑温、中风、食物中毒等鉴别。

### 三、辨证论治

**1.阳暑证**　头昏头痛，心烦胸闷，口渴多饮，全身疲软，汗多，发热，面红。舌红，苔黄，脉浮数。

治则：清暑解热。

主穴：风池、人中、合谷。

配穴：曲池、足三里。

安全操作：患者取侧卧位。去枕头，风池，针尖微向下，向鼻尖方向斜刺0.5寸，不能直刺，以免损伤神经，行平泻法；人中，向上斜刺0.3～0.5寸，行大泻法；合谷，直刺0.3～0.5寸，行平泻法；曲池、足三里，直刺1.0～1.5寸，行平补平泻法。行针得气后，留针20分钟。

**2.阴暑证**　精神衰惫，肢体困倦，头昏嗜睡，胸闷不畅，多汗肢冷，微有畏寒，恶心欲吐，渴不欲饮。舌淡，苔薄腻，脉濡细。

治则：开窍醒神。

主穴：人中、风池、合谷。

配穴：阴陵泉、内关。

安全操作：患者取仰卧位。去枕头，风池，针尖微向下，向鼻尖方向斜刺0.5寸，不能直刺，以免损伤神经，行平泻法；人中，向上斜刺0.3～0.5寸，行泻法；合谷，直刺0.3～0.5寸，行平泻法；阴陵泉，直刺1.0～1.5寸，行平补平泻法；内关，直刺0.5～1.0寸，行平补平泻法。

**3.暑厥证**　昏倒不省人事，手足痉挛，高热无汗，体若燔炭，烦躁不安，胸闷气促，或小便失禁。舌红，苔燥无津，脉细促。

治则：回阳救逆。

主穴：人中、风池、合谷。

配穴：百会、太冲。

安全操作：患者取侧卧位，去枕头。风池，针尖微向下，向鼻尖方向斜刺0.5寸，不能直刺，以免损伤神经，行平泻法；人中，向上斜刺0.3～0.5寸，行泻法；合谷，直刺0.3～0.5寸，行平泻法；百会，平刺0.5寸，行平补法；太冲，直刺0.5～1.0寸，行平泻法。

**4.暑风证**　高热神昏，手足抽搐，角弓反张，牙关紧闭，皮肤干燥，唇甲青紫。舌红绛，脉细弦紧或脉伏欲绝。

治则：泄热祛风。

主穴：人中、风池、合谷。

配穴：涌泉、素髎、太冲。

安全操作：患者取仰卧位，去枕头。风池针尖微向下，向鼻尖方向斜刺0.5寸，不能直刺，以免损伤神经，行平泻法；人中，向上斜刺0.3～0.5寸，行泻法；合谷，直刺0.3～0.5寸，行平泻法；涌泉，直刺0.5～0.8寸，注意防止刺伤足底动脉，行泻法；素髎，向上斜刺0.3～0.5寸，行平泻法；太冲，直刺0.5～1.0寸，行平泻法。

### 四、岭南陈氏针法流派经验

根据临床证候辨为伤暑、暑闭、暑厥进行治疗。

辨症配穴：头晕，头痛，出汗，体倦，配足三里、风池；烦躁不安，面红，配曲池、十宣（刺血）、委中（刺血）；意识模糊或昏睡，配人中、十宣（刺血）；面色苍白，血压下降，配神阙（隔盐灸）、气海、足三里、百会。

### 五、其他疗法

1.**刮痧**　眉心、太阳穴、颈部喉头两侧、颈侧面、颈后两侧，背部脊柱两旁，四肢肘窝、腘窝等部位，选择3～4个进行刮痧。

2.**刺络**　委中、十宣点刺放血。

3.**艾灸**　百会悬灸，神阙隔盐灸。

### 六、评述

中暑多因盛夏酷暑之际正气虚亏，感受暑热或暑湿秽浊之气，邪热内郁，蒙蔽清窍而致病。根据临床证候辨为阳暑证、阴暑证、暑厥证和暑风证，以清暑解热、开窍、醒神、回阳、救逆、祛风、止痉为治则。取人中、风池、合谷为主穴进行治疗。人中为督脉穴位，有清脑醒神、清心的作用，是开窍醒神的重要穴位；风池为足少阳经与阳维脉的交会穴，有疏通气血、疏风散邪的作用；合谷为手阳明经穴，是镇痉四关穴之一，可疏调气机，清泄邪热，解郁利窍。三穴合用可达清热开窍醒神之功。阳暑证配曲池、足三里，以清热解暑；阴暑证配阴陵泉、内关，以开窍醒神；暑厥证配百会、太冲，以行气回阳；暑风证配涌泉、素髎、太冲，以回阳救逆、祛风止痉。血压明显下降，加刺内关、涌泉；抽搐配曲泽、承山；呕吐加内关；头痛配合谷、太阳。

## 七、典型病案

**黄某，男，25岁。**

主诉：突感头昏头痛，心烦胸闷1小时。

现病史：患者正在行走，突感头昏头痛，心烦胸闷，全身疲软，汗多，面红等不适。诉最近天热，但因赶工，连续在室外劳动，没有得到很好的休息，近几天口渴多饮，未重视。

查体：身热，汗多黏腻，舌红，苔黄，脉浮数。体温正常，心电图正常，脑部 CT 未见异常。

四诊合参，患者连续在高温环境下工作，没有休息好，突感头昏头痛，心烦胸闷，无其他器质性病变，考虑为中暑。

诊断：中医诊断——伤暑（阳暑证）；西医诊断——中暑。

治则：清暑解热。

主穴：风池、人中、合谷。

配穴：曲池、足三里。

按操作规范进行治疗，得气后留针20分钟，其间间歇行针1~2次。予以服温糖盐水300ml，患者头昏、头疼明显缓解，心烦胸闷症状消失，嘱其回家休息。

**【按语】**暑湿天气，患者突感头昏头痛，心烦胸闷，汗多，面红等症状，排除心脑疾病，考虑为中暑。根据身热，汗多黏腻，舌红，苔黄，脉浮数等证候辨为阳暑。治疗以清暑解热为治则，取风池、人中、合谷为主穴进行辨证配穴治疗。风池、人中祛风清热，清脑醒神；合谷为四关穴之一，是全身气血调节的枢纽，能调理全身气机，调和脏腑气血；配曲池、足三里，清利湿热，行气血以散风热。几穴相配共达清热利湿，醒脑开窍之功。

## 八、注意事项

（1）中暑病人应立刻离开高温环境，转移到阴凉通风处休息，并解开衣服，呈平卧姿势，同时多喝含盐饮料。

（2）脱证在针刺同时，可配灸法以助回阳救脱，施灸不拘壮数，以肢暖而汗止、脉复、血压回升和神志清醒为度。

（3）对中暑患者，在针刺治疗的同时要采取常规的急救方法。

（4）对病情危重者，应采用中西医结合方法施治。

### 九、生活调护

（1）在高温或烈日下工作时，一旦出现头晕、恶心、乏力等中暑先兆症状，应即刻移到阴凉处休息，并服用防暑药品和清凉饮料。

（2）在高温或烈日下工作时，要提前做好防暑降温工作，注意个人防护及个人卫生。

# 第三节　心绞痛

### 一、概念和病因病机

心绞痛是冠状动脉供血不足，心肌急剧的、暂时的缺血与缺氧所致的临床综合征。其特点为阵发性的前胸压榨性疼痛，主要位于胸骨后，可放射至心前区和左上肢内侧，常发生于劳力负荷增加时，持续数分钟，休息或服用硝酸酯制剂后消失。包括稳定型心绞痛和不稳定型心绞痛。本病与中医学胸痹、心痛相类似，可归属于卒心痛、厥心痛等范畴。

中医认为本病与寒、热、湿邪气侵袭，饮食不节，情绪失调，老年体虚等因素有关，多种因素交互为患，引起邪痹心络，气血不畅而发为本病。《景岳全书》："痛证……因寒者常居八九。"《古今医鉴》："凡痛在心……匙骨下而痛者，实热也。"《症因脉治·胸痛论》："过饮辛热……血积于内，而闷闭胸痛矣。"《圣济总录·卒心痛》："心痛者，本于脏腑虚弱。"

### 二、诊断依据

（1）膻中或心前区憋闷疼痛，甚则痛彻左肩背、咽喉、左上臂内侧等部位。呈发作性或持续不懈。常伴有心悸气短，自汗，甚则喘息不得卧。

（2）胸闷胸痛一般几秒到几十分钟缓解。严重者疼痛剧烈，持续不解，汗出肢冷，面色苍白，唇甲青紫，心跳加快，或出现心律失常等危象，甚至猝死。

（3）多见于中年以上，常因操劳过度，抑郁恼怒或多饮暴食，感受寒冷而诱发。

（4）查心电图、动态心电图、运动试验等以明确诊断。必要时做心肌酶谱测定、心电图动态观察。

## 三、辨证论治

**1.心血瘀阻证** 心胸阵痛，如刺如绞，固定不移，入夜为甚，伴有胸闷心悸，面色晦暗。舌质紫暗，或有瘀斑，舌下络脉青紫，脉沉涩或结代。

治则：活血化瘀，通络止痛。

主穴：内关、阴郄、膻中。

配穴：心俞、膈俞、血海。

安全操作：患者取侧卧位。内关，直刺0.5~1.0寸，行平补平泻法；阴郄，直刺0.3~0.5寸，不宜深刺以免损伤血管和神经，行平补平泻法；膻中，平刺0.3~0.5寸，行平补平泻法；心俞、膈俞，30°斜刺0.5~0.8寸，行平泻法；血海，直刺1.0~1.5寸，行平补平泻法。行针得气后，留针20分钟。

**2.寒凝心脉证** 心胸痛如缩窄，遇寒而作，形寒肢冷，胸闷心悸，甚则喘息不得卧。舌质淡，苔白滑，脉沉细或弦紧。

治则：温阳活血，散寒止痛。

主穴：内关、阴郄、膻中。

配穴：关元、膈俞、血海。

安全操作：患者取侧卧位。内关，直刺0.5~1.0寸，行平补平泻法；阴郄，直刺0.3~0.5寸，不宜深刺以免损伤血管和神经，行平补平泻法；膻中，平刺0.3~0.5寸，行平补平泻法；膈俞，斜刺0.5~0.8寸，行平泻法；关元、血海，直刺1.0~1.5寸，行平补平泻法。行针得气后，留针20分钟。膻中、关元、膈俞，艾条悬灸15分钟，1日1次。

**3.痰浊内阻证** 心胸窒闷或如物压，气短喘促，多形体肥胖，肢体沉重，脘痞，痰多口黏，舌苔浊腻，脉滑。痰浊化热则心痛如灼，心烦口干，痰多黄稠，大便秘结，舌红，苔黄腻，脉滑数。

治则：宽胸化痰，通阳止痛。

主穴：内关、阴郄、膻中。

配穴：丰隆、厥阴俞、足三里。

安全操作：患者取侧卧位。内关，直刺0.5～1.0寸，行平补平泻法；阴郄，直刺0.3～0.5寸，不宜深刺以免损伤血管和神经，行平补平泻法；膻中，平刺0.3～0.5寸，行平补平泻法；厥阴俞，30°斜刺0.5～0.8寸，行平泻法；丰隆、足三里，直刺1.0～1.5寸，行平补平泻法。行针得气后，留针20分钟。足三里、厥阴俞，艾条悬灸15分钟，1日1次。

**4.心气虚弱证** 心胸隐痛，反复发作，胸闷气短，动则喘息，心悸易汗，倦怠懒言，面色㿠白。舌淡暗或有齿痕，苔薄白，脉弱或结代。

治则：益气养心，温阳止痛。

主穴：内关、阴郄、膻中。

配穴：心俞、气海、足三里。

安全操作：患者取侧卧位。内关，直刺0.5～1.0寸，行平补平泻法；阴郄，直刺0.3～0.5寸，不宜深刺以免损伤血管和神经，行平补法；膻中，平刺0.3～0.5寸，行平补法；心俞，斜刺0.5～0.8寸，行大补法；气海、足三里，直刺1.0～1.5寸，行平补法。行针得气后，留针20分钟。气海、足三里、心俞，艾条悬灸15分钟，1日1次。

**5.心肾阴虚证** 心胸隐痛，久发不愈，心悸盗汗，心烦少寐，腰酸膝软，耳鸣头晕，气短乏力。舌红，苔少，脉细数。

治则：滋阴益肾，养心安神。

主穴：内关、阴郄、膻中。

配穴：心俞、肾俞、照海。

安全操作：患者取侧卧位。内关，直刺0.5～1.0寸，行平补平泻法；阴郄，直刺0.3～0.5寸，不宜深刺，以免损伤血管和神经，行平补法；膻中，平刺0.3～0.5寸，行平补法；心俞，斜刺0.5～0.8寸，行大补法；肾俞，直刺0.5～1.0寸，行平补法；照海，直刺0.3～0.5寸，行平补法。行针得气后，留针20分钟。心俞、肾俞、照海，艾条悬灸15分钟，1日1次。

**6.心肾阳虚证**　胸闷气短，遇寒则痛，心痛彻背，形寒肢冷，动则气喘，心悸汗出，不能平卧，腰酸乏力，面浮足肿。舌淡胖，苔白，脉沉细或脉微欲绝。

治则：益气壮阳，温络止痛。

主穴：内关、阴郄、膻中。

配穴：心俞、关元、气海。

安全操作：患者取侧卧位。内关，直刺0.5～1.0寸，行平补平泻法；阴郄，直刺0.3～0.5寸，不宜深刺，以免损伤血管和神经，行平补法；膻中，针尖向下平刺0.3～0.5寸，行平补法；心俞，斜刺0.5～0.8寸，行大补法；关元、气海，直刺1.0～1.5寸，行平补法。行针得气后，留针20分钟。心俞、关元、气海，艾条悬灸15分钟，1日1次。

### 四、岭南陈氏针法流派经验

临床上根据证候辨证分虚证和实证进行辨症治疗。

辨症配穴：唇微绀，神烦躁动，心胸阵发性绞痛明显，痛引背肩，配郄门、太冲、膻中、膈俞；神疲气短，心胸阵痛隐隐，配内关、心俞、膻中、足三里；情绪烦躁，配神门、太冲；眩晕，配印堂、肾俞；食欲不振，配三阴交、足三里、脾俞、胃俞。

### 五、其他疗法

**1.耳穴贴压**　选心、皮质下、神门、交感。左右交替，选3～4个穴位，用王不留行籽贴压。发作时按压刺激，可达到缓解疼痛的效果。

**2.推拿**　以拇指或手掌按揉心俞、膈俞、厥阴俞、内关、间使、三阴交、心前区阿是穴。

**3.穴位注射**　取穴内关、膻中、心俞、厥阴俞，用丹参注射液，每次选取1～2穴，每穴注入注射液0.5ml，隔日1次，10次为一疗程。

### 六、评述

中医认为胸痹为正气虚亏，七情过度，过食肥甘，劳逸失调，导致心阳不振，脾阳不运，寒凝血瘀或痰浊内生，闭阻心脉，而出现猝然心痛。根据临床表现可辨为心血瘀阻证、寒凝心脉证、痰浊内阻证、心气虚弱证、心肾阴虚证、心肾阳虚证。治疗上根据"痛则不通，通则不痛"的理论，遵循活血化瘀、散寒止痛、温阳活血、宽胸化痰、滋阴益肾、养心安神、益气壮阳、温络止痛的原则。常取内关、阴郄、膻中为主穴进行辨证取穴治疗。内关为手厥阴心包经及八脉交会穴之一，可调理气机，活血通络，是治疗心绞痛的特效穴；阴郄为手少阴心经的郄穴，可缓急止痛；膻中为心包经的募穴，为气之会穴，可调畅气机，治疗心胸疾病，三穴相配缓急行气治心痛。心血瘀阻证配心俞、足三里、厥阴俞；寒凝心脉证配关元、膈俞、血海；痰浊内阻证配丰隆、厥阴俞、足三里；心气虚弱证配心俞、气海、足三里；心肾阴虚证配心俞、肾俞、照海；心肾阳虚证配肾俞、关元、气海等进行治疗，能取得很好的疗效。

## 七、典型病案

**李某，女，45岁。**

主诉：间断性胸部闷痛1年余，再发3天。

病史：患者平素体健，1年前无明显原因出现胸骨后憋闷、疼痛等不适，劳累时发作，动则喘息，每次持续3～5分钟，伴乏力、倦怠、纳差、懒言、眠差，无反酸、胃灼热、恶心呕吐，休息或舌下含服硝酸甘油后可缓解。3天前因劳累后再次出现左侧胸骨后憋闷、疼痛不适，伴有胸胁胀满疼痛，口干不欲饮，倦怠，小便多，大便正常。

查体：患者痛苦面容，面色㿠白，胸部无异常。舌黯淡，苔薄白，脉弦涩。心电图示窦性心律，ST段下移，T波低平。

四诊合参，根据患者间断性胸部闷痛，劳累时发作，动则喘息，休息或舌下含服硝酸甘油后可缓解的诱发等症状表现，结合当下心电图，考虑是冠心病引起的心绞痛。患者劳累时发作，动则喘息，伴乏力、倦怠、纳差、倦怠，表现为心气虚弱证。

诊断：中医诊断——胸痹（心气虚弱证）；西医诊断——冠心病、稳定型心绞痛。

治则：益气养心、温阳止痛。

主穴：内关、阴郄、膻中。

配穴：心俞、足三里、气海。

按安全操作进行治疗，得气后留针20分钟，其间间歇行针1~2次。1日1次，连续7天。

2诊：患者诉疼痛、憋闷次数及每次发作时间均较前明显改善，仍感乏力、胸闷、睡眠差，舌黯淡，苔薄白，脉弦涩。遂守上治法，在原方加脾俞健脾益气，膈俞宽胸散结，安眠改善睡眠。1日1次，连续7天。

3诊：患者诉胸闷、胸痛症状基本缓解，纳可，但仍有乏力。遂维持上方治疗，1个月后复诊时诉症状完全改善。

【按语】患者间断性胸痛骨后出现憋闷、疼痛等不适，劳累时发作，动则喘息，每次持续3~5分钟，按照临床症状和心电图等检查诊断为胸痹。按其乏力，倦怠，纳差，懒言，眠差，舌黯淡，苔薄白，脉弦涩等证候可辨为心气虚弱证。气血虚弱，脾失所养，故同时可见纳差、懒言，气虚心脉失养，气血不足以养神，故倦怠、眠差。治以益气养心，温阳止痛。取治疗胸痛之主穴内关、阴郄、膻中行气宽胸，散结止痛；足三里、气海、脾俞温阳健脾，益气和胃；配以心俞、膈俞、神门以活血养心安神。同时气海、足三里、心俞加灸以增强益气养心，温阳止痛之功，从而全面治疗患者的主症和兼症。

## 八、注意事项

（1）针灸疗法能在短时间内缓解心绞痛，使患者胸闷、心悸、气短等症状迅速改善，且对降低血脂、降压、改善心脏功能均有明显的效果。

（2）症状消失后仍须坚持一段时间治疗以巩固疗效。

（3）对于病情较重及心肌梗死的危重患者，应及时采用中西医综合抢救措施，待病情稳定后再行针灸治疗。

## 九、生活调护

（1）避免过度的情绪激动、焦虑、发怒、精神紧张，减轻不必要的心理负担。注意天气变化，突然受到寒冷刺激或饱餐也可诱发心绞痛。

（2）注意饮食调护，限制脂肪摄入，控制肥胖，戒烟，避免酗酒和暴饮暴食，减少餐后因心血管活动不稳定引起的心绞痛发作，积极防治高血压和高脂血症，限制钠盐的摄入，减少冠心病的危险。

（3）坚持规律运动，减轻压力，控制体重，降低血压，以及控制体内胆固醇量，从而预防心绞痛。

# 第四节　肾绞痛

## 一、概念和病因病机

肾绞痛多由结石、血块等对肾盂、输尿管造成机械性刺激，尿路梗阻痉挛或感染引起，是泌尿外科常见急症。其发作急骤，病势凶猛，患者往往难以忍受。

中医学无肾绞痛病名，根据临床症状，肾绞痛属中医腰痛、淋证、血淋、石淋等范畴。中医认为本病基本病机是本虚标实，本虚责之于脏腑虚损而以肾阳虚弱为主，标实责之于湿热、寒凝、气滞、血瘀。其病因多种多样，但主要有寒邪内侵、湿热内蕴、饮食不当、情志失调、年迈体弱等。

## 二、诊断依据

（1）发作时腰腹绞痛，痛及前阴，面色苍白，冷汗，恶心呕吐，可伴有发热。

（2）恶寒，小便涩痛频急，或有排尿中断。

（3）肉眼可见血尿，或小便有砂石排出。

（4）尿常规检查尿中有红细胞。

（5）行肾脏B超检查或腹部平片、肾盂造影等可明确结石部位。必要时可做膀胱镜逆行造影。

## 三、辨证论治

1.**下焦湿热证**　腰腹绞痛，小便涩痛，尿中带血，或排尿中断，解小便时刺痛难忍，大便干结。舌苔黄腻，脉弦或数。

治则：清热利湿，通淋排石。

主穴：肾俞、膀胱俞、中极、三阴交。

配穴：阴陵泉、大肠俞、水道。

安全操作：患者取侧卧位。肾俞、膀胱俞、大肠俞、中极，直刺1.0～1.5寸，行平补平泻法；三阴交、阴陵泉，直刺1.0～1.5寸，行平补平泻法；水道，直刺0.5～1.0寸，行平泻法。行针得气后，留针20分钟。

**2.下焦瘀滞证** 腰痛发胀，少腹刺痛，尿中夹血块或尿色暗红，解时不畅。舌质紫暗或有瘀斑，脉细涩。

治则：活血化瘀，通淋排石。

主穴：肾俞、膀胱俞、中极、三阴交。

配穴：阴陵泉、膈俞、血海。

安全操作：患者取侧卧位。肾俞、膀胱俞、中极，直刺1.0～1.5寸，行平补平泻法；膈俞，斜刺0.5～1.0寸，行平泻法；三阴交、阴陵泉、血海，直刺1.0～1.5寸，行平补平泻法。

**3.肾气亏虚证** 腰腹隐痛，排尿无力，少腹坠胀，神倦乏力，甚则颜面虚浮，畏寒肢冷。舌体淡胖，脉沉细弱。

治则：健脾益肾，行气止痛。

主穴：肾俞、膀胱俞、中极、三阴交。

配穴：足三里、京门、百会。

安全操作：患者取侧卧位。肾俞、膀胱俞、中极，直刺1.0～1.5寸，行平补法；三阴交、足三里，直刺1.0～1.5寸，行平补法；京门，斜刺0.5～0.8寸，行平补法；百会，平刺0.5寸，行平补法。行针得气后留针20分钟。

**4.肾阴亏虚证** 腰腹隐痛，排尿无力，头晕目眩，耳鸣，心烦咽燥，腰酸膝软，舌红苔少，脉细数。

治则：益肾养阴，行气止痛。

主穴：肾俞、膀胱俞、中极、三阴交。

配穴：京门、照海、列缺。

安全操作：患者取侧卧位。肾俞、膀胱俞、中极，直刺1.0～1.5寸，行平补法；三阴交、阴陵泉，直刺1.0～1.5寸，行平补法；京门，斜刺0.5～0.8寸，行平补法；照海，直刺0.3～0.5寸，行平补法；列缺，沿肺经向上斜刺0.3～0.5寸，行平补法。行针得气后，留针20分钟。

### 四、岭南陈氏针法流派经验

辨症配穴：排尿不畅，配水分、水道；肾结石，配肾俞、太溪；输尿管、膀胱结石，配膀胱俞、次髎。

### 五、其他疗法

1.**耳穴贴压**　取肾、输尿管、膀胱、尿道、三焦、神门、交感、腰椎敏感点，选一侧3~4个穴位，用王不留行籽贴压，每天按压3~4次，每次按压2~3分钟，1周更换1次。

2.**拔罐**　肾绞痛发作时，在背部腰部相应肾区找到最痛点，用两个火罐一上一下（一个放于痛点，一个放于痛点之下方，二罐紧接）沿输尿管的方向同时拔罐。

### 六、评述

中医认为本病基本病机以脏腑虚损致肾阳虚弱为主，加之湿热、寒凝、气滞、血瘀等多种病因作用，病位在肾和膀胱。根据临床证候可辨为下焦湿热证、下焦瘀滞证、肾气亏虚证、肾阴亏虚证等，故以清热利湿，活血化瘀，通淋排石，健脾益肾，益肾养阴，行气止痛为主要治则。常以肾俞、膀胱俞、中极、三阴交为主穴，进行辨证配穴治疗。肾俞、膀胱俞为肾和膀胱的背俞穴，中极为膀胱的募穴，俞募相配可助膀胱气化，清利湿热；三阴交为肝肾脾三经的交会穴，是鼓舞肾气，利尿通淋的要穴，四穴相配共达到调气止痛的功效。下焦湿热证配阴陵泉、大肠俞、水道；下焦瘀滞配阴陵泉、膈俞、血海；肾气亏虚配阴陵泉、膈俞、血海；肾阴亏虚配肾俞、膀胱俞、中极、三阴交。

### 七、典型案例

**刘某，男，30岁。**

主诉：左腹部绞痛1天。

现病史：患者1天前无明显诱因出现左腹部绞痛，阵发性发作，并向左下腹放射，既往无结石病史。

查体：患者表情痛苦，面色苍白，大汗淋漓，坐卧不安，脉弦数，苔厚腻，左侧腹直肌外缘上输尿管压痛点有明显压痛，无反跳痛。

尿检，肉眼血尿，B超显示左侧输尿管第一狭窄处有一约1cm×2cm结石影，伴左侧肾盂积水。

四诊合参，综合患者左腹部绞痛，疼痛剧烈，左上输尿管压痛点有明显压痛，B超示左侧输尿管结石，明确是结石引起的肾绞痛，中医辨为石淋。腹部绞痛，大汗淋漓，血尿，脉弦数，苔厚腻等证候辨为下焦湿热证。

诊断：中医诊断——腰痛（下焦湿热证）；西医诊断——左侧输尿管结石、肾绞痛。

治则：清热利湿，通络止痛。

主穴：肾俞、膀胱俞、中极、三阴交。

配穴：阴陵泉、大肠俞、水道。

按安全操作进行治疗，得气后留针20分钟，其间间歇行针1~2次。取交感、内分泌、皮质下、肾、输尿管、膀胱等耳穴，每次选一侧3~4个穴位，用王不留行籽贴压，每日按压3~4次，每次2~3分钟。

2诊：1周后复诊，患者诉腹部绞痛症状减轻，精神饮食可，二便调，脉弦，苔白。查脐左侧上输尿管压痛点压痛明显减轻，无反跳痛。继续前治法方穴进行治疗，并增加次髎穴以增强利尿排石之功。

3诊：经2诊治疗1周后，患者诉疼痛完全消失，精神饮食可，二便调，脉弦，苔薄白。尿检正常，B超显示肾盂积水已消失，膀胱区下底部见多个细小砂粒。

【按语】患者左腹部绞痛，阵发性发作，脐左侧腹直肌外缘上输尿管压痛点有明显压痛，B超显示左侧输尿管结石影，可诊断为腰痛，综合尿中带血、脉弦数，苔厚腻等证候，辨为下焦湿热证。故以清热利湿、通淋排石为治则进行辨证治疗。取肾俞、膀胱俞、中极温肾助阳，调理膀胱气血，清利下焦湿热以止痛；三阴交为肝脾肾交会穴，疏肝益脾鼓舞肾气；阴陵泉、大肠俞、水道通利下焦水湿，能增强止痛之功。

## 八、注意事项

（1）在针灸止痛的基础上，要进一步明确病因，治疗原发病。

（2）如果结石过大，要及时进行手术治疗。

（3）针灸治疗肾绞痛镇痛起效快，持续时间长，无副作用，操作简便，对复发病例可重复应用。

### 九、生活调护

（1）大量饮水，日常的饮食中应忌辛辣、寒凉的刺激性食物。

（2）不喝浓茶，少吃番茄、菠菜、芦笋和坚果类容易生成草酸钙的食物。

# 第五节　急性阑尾炎

### 一、概念和病因病机

急性阑尾炎是一种常见的急腹症，发病率居各种急腹症的首位。起病多因细菌感染或阑尾腔为虫卵、粪石梗阻，或神经反射导致阑尾血运受阻而引起。其临床表现为持续伴阵发性加剧的右下腹痛，恶心呕吐，多数患者白细胞和中性粒细胞计数增高。右下腹阑尾区（麦氏点）压痛、反跳痛，是该病的一个重要体征。

急性阑尾炎，中医学称为"肠痈"，中医认为喜怒不调，饮食不节，寒温不适，肠虫积聚，暴急奔走，饥饿劳伤，负重等因素均可导致肠道痞塞，传化不利，运化失职，糟粕积滞，生湿化热，气血不和，以致气滞血瘀，邪气郁热，壅遏肠道而发为本病。

### 二、诊断依据

（1）转移性右下腹痛，持续性胀痛，阵发性加剧。

（2）可伴发热，恶心呕吐，便秘或腹泻。

（3）右下腹固定压痛。重者可有反跳痛，腹肌紧张。腰大肌试验阳性，结肠充气试验阳性，肛门指检直肠前壁有上方有触痛。

（4）血白细胞总数及中性粒细胞增高。

### 三、辨证论治

**1.气滞血瘀证（初期）**　不发热或发热，腹胀，恶心呕吐。苔白腻，脉弦紧。气滞为主者，腹痛绕脐，尚未固定，腹壁柔软；血瘀为主者，痛点固定在右下腹，拒按，有轻度反跳痛。

治则：活血化瘀，通腑调气。

主穴：天枢、上巨虚、阑尾、阿是穴。

配穴：支沟、腹结。

安全操作：患者仰卧位或侧卧位。天枢，直刺1.0~1.5寸，平补平泻法；上巨虚，直刺1.0~2.0寸，平补平泻法；阑尾，直刺1.5~2.0寸，平补平泻法；支沟，直刺0.5~1.0寸，平泻法；腹结，直刺1.0~2.0寸，大泻法。得气后留针。每日可针刺2次，宜多捻，留针20分钟，至疼痛缓解为度。

**2.瘀滞化热证（酝酿期）**　右下腹痛加剧，有明显跳痛及肌紧张，发热口干，便秘溲赤。舌质红，苔黄或黄腻，脉弦滑数。

治则：通腑泄热，活血化瘀。

主穴：天枢、上巨虚、阑尾、阿是穴。

配穴：支沟、曲池。

安全操作：患者仰卧位或侧卧位。天枢，直刺1.0~1.5寸，平补平泻法；上巨虚，直刺1.0~2.0寸，平补平泻法；阑尾，直刺1.5~2.0寸，平补平泻法；支沟，直刺0.5~1.0寸，平泻法；曲池，直刺1.0~1.5寸，大泻法。得气后留针。每日可针2次，宜多捻，留针20分钟，至疼痛缓解为度。

**3.热毒炽盛证（溃脓期）**　腹痛剧烈，可遍及全腹，有弥漫性压痛、反跳痛及肌肉紧张，或有界限不清之包块，高热，舌质红绛而干，苔黄厚干燥或黄厚腻，脉弦滑数，或洪大而数。

治则：通腑排毒，养阴清热。

主穴：天枢、上巨虚、阑尾、阿是穴。

配穴：曲池、大椎。

安全操作：患者仰卧位或侧卧位。天枢，直刺1.0～1.5寸，大泻法；上巨虚，直刺1.0～2.0寸，大泻法；阑尾，直刺1.5～2.0寸，大泻法；曲池，直刺1.0～1.5寸，大泻法；大椎，向上斜刺0.5～1.0寸，平泻法。得气后留针。每日可针刺2次，宜多捻，留针20分钟，至疼痛缓解为度。

## 四、岭南陈氏针法流派经验

循经配穴：以通络活血，清肠热毒为治则。用泻法。主穴用上巨虚、足三里（或足阑尾穴）、天枢（或腹阑尾穴）。上巨虚为大肠的下合穴；足三里是胃的下合穴，也是足阳明胃经的合穴（五行属土）；天枢为大肠经的募穴，三穴合用可疏通阳明腑气。取血海、膈俞，有通络活血、散瘀解毒之功。刺合谷、内庭能疏导手足阳明经气而止痛。足、腹阑尾穴属"以痛为输"取穴，能直接调和胃肠功能，使气血通畅而恢复正常。

辩症配穴：发热配曲池，呕吐加刺内关，腹痛剧烈配合谷、内庭，阑尾脓肿加血海、膈俞。曲池为手阳明大肠经的合穴（五行属土），刺曲池能泄热。内关为手少阴心包经的络穴，又是八脉交会穴（交阴维脉），取内关能宽中理气而止呕。合谷为手阳明的原穴，内庭为足阳明的荥穴（五行属水），刺合谷、内庭能疏导手足阳明经气而止痛。血海为脾经腧穴，膈俞为血之会穴，二穴合用有通络活血、散瘀解毒之功。

## 五、其他疗法

1.梅花针　取局部阿是穴、夹脊穴及足太阳经背部第1侧线，轻叩，以皮肤红晕为度。

2.耳穴贴压　选神门、交感、大肠或大肠对应点附近阿是穴。每次2~3穴，用王不留行籽贴压，每3~4天辨证更换穴位1次。

3.火针　取局部阿是穴，选用细火针局部点刺。

4.穴位贴敷　芒硝30g，生大黄10g，冰片5g，独头大蒜1枚。捣烂成膏，贴敷于阿是穴，每日数次。

5.穴位注射　选取阑尾穴、腹部压痛点。10%葡萄糖注射液，每穴注射2~5ml，深度0.5~0.8寸。

## 六、评述

肠痈常与饮食不节、寒温不适、暴食后剧烈运动、忧思郁怒等因素有关。具体病因病机为饮食不节，暴饮暴食，嗜食膏粱厚味致食滞中阻，损伤肠胃，加之湿滞郁积，传化不行，致气血凝滞，湿滞能郁而化热，腐蒸气血，则成痈肿；或因劳伤过度、跌仆损伤等导致肠络受伤，瘀血凝阻于肠中，而成肠痈；或因外邪侵袭寒温不调，外邪乘虚侵袭，损伤肠胃，气机失调，经络受阻，气滞血瘀而成肠痈；或因郁怒伤肝，忧思伤脾，肝脾不和，气机不畅，以致肠胃窑塞，食积痰凝，瘀结化热而成肠痈。本病病位在大肠。根据不同时期可分为气滞血瘀证、瘀滞化热证、热毒炽盛证3个证型。

治疗以清热导滞，通腑调气为主。主穴取天枢、上巨虚、阑尾穴。本病为大肠腑病，故取大肠募穴天枢、下合穴上巨虚以通调肠腑，清泄肠腑积热；阑尾穴是治疗肠痈的经验效穴，三穴共奏清热导滞散结之效。阿是穴即在疼痛部位附近选穴，针刺阿是穴可直达病所，畅通患部气血，消痈止痛。根据具体证型进行配穴，气滞血瘀配支沟、腹结，支沟为手少阳三焦经之经穴（五行属火），腹结为足太阴脾经的腧穴，两穴合用有活血化瘀，通腑调气的作用；瘀滞化热配支沟、曲池，支沟为手少阳三焦经之经穴（五行属火），曲池为足阳明大肠经的合穴（五行属土），两穴合用有清热导滞，通腑调气的作用；热毒炽盛配曲池、大椎，曲池为足阳明大肠经的合穴（五行属土），大椎为手足三阳经和督脉的交会穴，两穴合用有清热解毒，通腑调气的作用。

## 七、典型病案

**林某，男，10岁。**

主诉：突发剧烈腹痛半天。

病史：当天上午上课时突感腹部脐周剧烈疼痛，初时可忍，随后疼痛不断加剧，身体转动时疼痛加剧，由家人背回家休息，一小时后腹痛部位转至右下腹并持续，伴恶心，无呕吐，家属用毛巾热敷疼痛处，未见明显改善。下午来院看诊。

查体：体温38℃，心率90次/分，发育正常，颈项软，腹软平坦，右下腹阑尾区（麦氏点）压痛、反跳痛，腹壁肌紧张。做血常规检查，白细胞总数$9.4 \times 10^9$/L，中性粒细胞数量升高。舌淡白，脉弦紧。

四诊合参，综合患者腹痛出现时间非饱餐或进食油腻后不久，疼痛首先出现在脐周，1小时后转于右下腹，右下腹阑尾点有局限性压痛、反跳痛，舌淡白，脉弦紧，排除胰腺炎和胆囊炎，确诊为急性阑尾炎。

诊断：中医诊断——肠痈（气滞血瘀证）；西医诊断——急性阑尾炎。

治则：活血化瘀，通腑调气。

主穴：天枢、上巨虚、阑尾穴、阿是穴。

配穴：支沟、腹结、曲池、合谷。

按安全操作进行治疗，得气后留针20分钟，其间间歇行针1~2次。

首诊：未出针患者已觉疼痛有所减轻，恶心感已消。

2诊：次日上午就诊，患者已退热，疼痛明显减轻，可自行走动，按压右下阑尾区略有疼痛，舌淡白，脉缓。天枢、上巨虚、阑尾、腹结改为平泻法，交替选穴。

3诊：腹痛已消，病情稳定，未见复发，依前法巩固治疗一次。继续居家调养。

【按语】该患者右下腹阑尾区（麦氏点）压痛、反跳痛，腹壁肌紧张。考虑为急性阑尾炎，根据患者舌淡白，脉弦紧，腹痛急性发作，痛感由肚脐周围转移到右下腹，且腹痛出现时间非饱餐或进食油腻后不久，辨为气滞血瘀证（阑尾炎初期）。以活血化瘀，通腑调气为治则。本病为大肠腑病，故取大肠募穴天枢、下合穴上巨虚以通调肠腑，清泄肠腑积热，阑尾穴是治疗肠痈的经验效穴，三穴共奏清热导滞散结之效；阿是穴即在疼痛部位附近选穴，针刺阿是穴可直达病所，畅通患部气血，消痈止痛；支沟为手少阳三焦经之经穴（五行属火），腹结为足太阴脾经的腧穴，两穴合用有活血化瘀、通腑调气的作用。由于患者有发热症状，加手阳明大肠经合穴（五行属土）曲池、手阳明经原穴合谷，泻刺两穴可清泻阳明胃火。辨证准确，故能治愈。

## 八、注意事项

（1）针灸对单纯性阑尾炎和轻型化脓性阑尾炎有较好的疗效，化脓有穿孔或坏死倾向者，应及时转外科处理。

（2）阑尾穴对急、慢性阑尾炎均有诊断和治疗作用，尤其是对急性阑尾炎的诊断意义重大。

## 九、生活调护

**1.情绪调护** 畅达情志，避免精神紧张，防止过度疲劳。

2.**饮食调护** 饮食可根据食欲及病情清淡饮食，一般宜从禁食或流质到半流质，再恢复至普食。

3.**起居调护** 避免饮食不节和食后剧烈运动，养成良好的排便习惯。

# 第六节 胆道感染

## 一、概念和病因病机

胆道感染是指胆道系统内发生的细菌性炎症，包括胆囊炎和胆管炎。胆囊炎主要由胆囊管梗阻和细菌感染引起。引起胆管炎的最常见原因是胆管结石，其次为胆道蛔虫和胆道狭窄。胆囊炎大多预后良好，高龄患者或伴有其他严重并发症者预后欠佳；急性胆管炎起病急，病情重，变化快，是胆道良性疾病的首要致死原因，预后欠佳。

本病属于中医学的胆胀、黄疸、结胸、胁痛、厥逆等范畴。胆为中清之腑，附于肝，与肝脏相表里，有"亦藏亦泻"的特点，胆的功能以通降下行为顺。由于饮食不节、情志失调、外邪入侵、虫积以及瘀血阻滞等因素致疏泄通降失常，胆液凝结，久经蒸熬，可成结石。胆石、虫积等致胆道淤塞不通，不通则痛，胆汁外溢，可致黄疸。肝胆之热郁久化火，酿成热毒炽盛，致热深厥深，甚则危及生命。

## 二、诊断依据

（1）胆囊炎症见右上腹持续性疼痛伴阵发性加剧，并可向右肩背部放射，常有恶心、呕吐、发热。右上腹压痛、肌紧张，墨菲征阳性，部分病例伴有黄疸和反跳痛。血中白细胞及中性粒细胞增高。B型超声波等影像学检查示胆囊肥大、壁增厚，伴结石者可见结石影等。

（2）胆管炎有查科三联征（腹痛、恶寒发热、黄疸），可伴恶心呕吐、血压下降、昏迷等。右上腹压痛，肝区叩击痛。血白细胞、胆红素升高，肝功能损害，尿胆红素阳性。B超等影像学检查示有胆管扩张。

### 三、辨证论治

**1.肝胆湿热证** 突发性右上腹剧痛，呈持续性绞痛，阵发性加剧，疼痛部位拒按，可向右肩背部放射。兼见寒战高热，恶心呕吐，口苦咽干，黄疸，便干溲黄，舌红，苔黄腻，脉滑数。

治则：清利湿热，疏肝止痛。

主穴：胆囊、阳陵泉、胆俞、日月。

配穴：行间、阴陵泉。

安全操作：患者取侧卧位。胆囊、阳陵泉，直刺1.0~1.5寸，采用大泻手法，大幅度提插捻转3~5分钟，患者有明显酸麻胀痛感后留针。胆俞向脊柱方向斜刺0.5~1.0寸，避免直刺导致气胸，行平补平泻法；日月，斜刺0.5~0.8寸，行平泻法；行间，直刺0.5~1.0寸，行平泻手法；阴陵泉，直刺1.0~1.5寸，行平补平泻法。得气后留针20分钟，其间行补泻手法2~3次，至疼痛缓解为度。

**2.肝胆气滞证** 突发性右上腹剧痛，呈持续性绞痛，阵发性加剧，疼痛部位拒按，可向右肩背部放射。常因情志变动而诱发，胁肋胀痛，走窜不定，兼见性情急躁，胸闷不舒，舌淡红，苔薄白，脉弦。

治则：疏肝利胆，行气止痛。

主穴：胆囊、阳陵泉、胆俞、日月。

配穴：太冲、丘墟。

安全操作：患者取侧卧位。胆囊，直刺1.0~2.0寸，大泻法；阳陵泉，直刺1.0~1.5寸，大泻法；胆俞，向脊柱方向斜刺0.5~0.8寸，避免直刺导致气胸，平补平泻法；日月，斜刺或平刺0.5~0.8寸，不可深刺，以免伤及脏器，平泻法；太冲，直刺0.5~1.0寸，平泻法；丘墟，直刺0.5~0.8寸，平泻法。得气后留针20分钟，其间行补泻手法2~3次，至疼痛缓解为度。

**3.蛔虫妄动证** 突发性右上腹剧痛，呈持续性绞痛，阵发性加剧，疼痛部位拒按，可向右肩背部放射。右上腹及剑突下阵发性钻顶样剧痛，拒按，恶心呕吐或吐蛔，舌淡，苔白，脉弦紧。

治则：宽中解郁，理气驱虫。

主穴：胆囊、阳陵泉、胆俞、日月。

配穴：迎香、四白。

安全操作：患者取侧卧位。胆囊，直刺1.0~2.0寸，大泻法；阳陵泉，直刺1.0~1.5寸，大泻法；胆俞，向脊柱方向斜刺0.5~0.8寸，避免直刺导致气胸，平补平泻法；日月，斜刺或平刺0.5~0.8寸，不可深刺，以免伤及脏器，平泻法；迎香透四白，迎香快速旋转进针，针尖向四白透刺0.3~0.5寸，平泻法。得气后留针20分钟，其间行补泻手法2~3次，至疼痛缓解为度。

## 四、岭南陈氏针法流派经验

循经配穴：对于蛔虫妄动证，以宽中解郁，理气驱蛔为治则，主穴选用阳陵泉、日月，配穴选用四白透迎香、内关。阳陵泉为胆之下合穴，也是足少阳胆经合穴（五行属土），日月为胆经募穴，也是足少阳经与足太阴经交会穴，针刺二穴可增强胆囊收缩，增加胆汁分泌及缓解胆道括约肌痉挛；四白为足阳明胃经的第二个穴位，迎香为手阳明大肠经最终的穴位，也是手足阳明的交会穴，四白透迎香，即泄阳明之热邪，有行气止痛之效，亦可服食酸性乌梅，能有效地把进入胆道的蛔虫排出而获效。

## 五、其他疗法

**1.耳穴贴压** 选肝、胆、神门或胸胁部相应痛点，每次选2~3穴用王不留行籽贴压。

**2.梅花针** 取阿是穴、相应节段夹脊穴。叩刺至局部潮红或微出血，并加拔火罐。适用于瘀血阻络型胁痛。

**3.穴位注射** 取相应节段夹脊穴。选用维生素$B_{12}$注射液等，常规穴位注射。

## 六、评述

胆绞痛与饮食不节，情志不畅，饱食饱饮，肥甘厚味有关。聚湿生热，湿热蕴蒸，肝胆气机失调，气滞胆郁，气滞血瘀，湿热久蕴胆腑，胆汁煎熬，则成为结石。或因蛔虫上窜，阻塞胆道，胆气不通，而为胆囊绞痛，胆囊炎等疾病。胆囊炎属于胆热的范畴，其病机主要为湿热壅盛，肝失疏泄，胆腑通降功能失调。多为实证，病位在胆，与肝关系密切。

基本治则为疏肝利胆，行气止痛。主穴选取胆囊、阳陵泉、胆俞、日月四穴。阳陵泉为胆之下合穴，也是足少阳胆经的合穴（五行属土），泻刺阳陵泉可调理胆腑气机，疏肝利胆；胆俞为胆之背俞穴，日月为肝经的募穴，二穴同用，俞募相配，利胆止痛。经外奇穴胆囊为治疗胆腑疾病的经验效穴。针对不同证型，选取配穴。肝胆湿热配行间、阴陵泉，行间为足厥阴肝经的荥穴（五行属火），阳陵泉为胆之下合穴，也是足少阳胆经合穴（五行属土），泻刺行间和阳陵泉，能起到疏肝健脾，通经止痛的作用；肝胆气滞配太冲、丘墟，太冲为足厥阴肝经的输穴（五行属土），也是原穴，丘墟是足少阳胆经的原穴，二穴合用有疏肝利胆，行气止痛的效果；蛔虫妄动配迎香透四白，迎香为手阳明大肠经最终的穴位，也是手足阳明的交会穴，四白为足阳明胃经的第二个穴位，四白透迎香，即泄阳明之热邪，有宽中解郁，理气驱虫之效。

## 七、典型病案

**张某，男，38岁。**

主诉：突发胃脘部及右胁胁疼痛2天。

病史：两天前因工作原因，思虑过度，夜寐不安，晚饭多油腻，致胃脘及右胁部阵发性疼痛，伴恶心、呕吐，呕吐物均为食物及水。劳累、遇寒、情绪波动时症状加重，痛时喜热喜按，饮食减少，大便成形。

查体：精神萎靡，少言寡语，腹软，上腹剑突下及右胁下有轻度压痛，胆囊区压痛明显，未触及肿物，肝、脾未触及，肠鸣音正常，生理反射存在，病理反射未引出。B超检查提示胆囊增大，壁增厚。舌淡红，苔薄白，脉弦。

四诊合参，患者腹痛出现在进食油腻后不久，开始疼痛主要位于上腹部及右胁肋，且胆囊区压痛明显，属于急性胆囊炎。B超检查结果进一步证实。

诊断：中医诊断——胁肋痛（肝胆气滞证）；西医诊断——急性胆囊炎。

治则：疏肝利胆，行气止痛。

主穴：胆囊、阳陵泉、胆俞、日月。

配穴：太冲、丘墟。

按安全操作进行治疗，得气后留针20分钟，其间间歇行针1~2次。首次治疗后患处疼痛已缓解。

2～3诊：继续原方治疗。

2～3诊：经一周3次治疗后患者诉疼痛、呕吐次数及每次发作时间均较前明显改善，仍有眠差。遂守上方加安眠、翳风治疗。

4诊：患者诉腹痛、呕吐基本缓解，纳可。病情稳定，未见复发，继续居家调养。

【按语】该患者上腹剑突下及右胁下有轻度压痛，胆囊区压痛明显，且B超检查提示胆囊增大，壁增厚，考虑为急性胆囊炎。根据患者舌淡红，苔薄白，脉弦，且有情志变动诱因，以及胁肋胀痛，走窜不定，辨为肝胆气滞证。以疏肝利胆、行气止痛为治则。本病病位在胆，与肝关系密切。阳陵泉为胆之下合穴，也是足少阳胆经的合穴（五行属土），泻刺阳陵泉可调理胆腑气机，疏肝利胆；胆俞为胆之背俞穴、日月为肝经的募穴，二穴同用，俞募相配，利胆止痛；经外奇穴胆囊为治疗胆腑疾病的经验效穴；太冲为足厥阴肝经的输穴（五行属土）、原穴，丘墟是足少阳胆经的原穴，二穴合同有疏肝利胆，行气止痛的效果。由于患者眠差，增加安眠与翳风，安眠为经外奇穴之一，位于手少阳三焦经与足少阳胆经之间，能清降少阳火热，保护心神不受扰，使得神藏而安眠。辨证准确，故病愈。

## 八、注意事项

（1）多数急性胆囊炎可治愈。出现疼痛不减、高热、黄疸加深、肝胆肿大、白细胞升高、腹肌强直等危急症候时考虑手术治疗。

（2）针刺治疗效果与发病时间长短成正比，即发病时间越短，针刺后腹痛缓解时间越快；反之，腹痛缓解时间越慢。

## 九、生活调护

**1.情绪调护**　保持心情舒畅，避免精神紧张，忌恼怒急躁。

**2.饮食调护**　饮食宜清淡，少食高脂肪类食物，忌食辛辣、酒等刺激性食物，以减少对胆囊的刺激。

**3.起居调护**　既不要劳累过度，又要进行适当的体力劳动和锻炼，以减少胆汁郁滞。

# 第十二章　五官科及皮肤科常见病症

## 第一节　近　视

### 一、概念和病因病机

本病属中医学所说的"能近怯远症""视蒙"。中医学认为本病多因肝血虚引起。肝开窍于目，肝血虚则眼失所养，故远视不清，视力易疲。但应与其他导致视力减退的眼病，如视野缩小的视神经萎缩以及有眼痛、头痛、虹视和瞳孔扩大的青光眼相区别。

近视是一种以视近物清楚，视远物模糊为主要表现的眼疾，多因长时间在光线不足、距离不适当处看书或工作，使眼睛过度疲劳、屈光功能失常而致。大部分近视发生于青少年。一般认为，过度阅读及其他近距离视物活动给眼球屈光系统带来过度的调节负担，是近视形成的主要原因。

### 二、诊断依据

（1）近视力正常，远视力低于1.0，但能用凹球透镜矫正。小于-3D为轻度近视，-3D~-6D为中度近视，-6D以上为高度近视。

（2）青少年远视力在短期内下降，休息后视力又有提高，使用阿托品麻痹睫状肌后，检影近视度数消失或小于0.5D，为假性近视。

（3）眼底检查，中度以上轴性近视视乳头颞侧出现弧形斑，高度近视眼底易产生退行性变性、黄斑出血、萎缩斑等。

### 三、辨证论治

1. 心阳不足证　视近清晰，视远模糊，或伴心烦失眠健忘，神倦乏力。舌淡，苔白，脉弱。

治则：温中扶阳，养肝明目。

主穴：风池、承泣、睛明、太阳、光明、养老。

配穴：心俞、脾俞。

安全操作：患者取正坐位或侧卧位。风池，朝向鼻尖方向刺0.3~1.0寸，行平补平泻法；承泣，紧靠眶下缘缓慢直刺0.5~1.5寸，不宜提插捻转，以防刺破血管引起血肿；睛明，直刺0.5~1.0寸，进针前用手指向外侧轻压眼球，以加大进针间隙，使眼球固定，针尖应接近眶内侧壁，但勿紧贴，不宜提插或大幅度捻转，出针时用棉签按压针孔片刻，防止出血；太阳，向眼球方向斜刺0.3~0.5寸，施捻转之平补平泻；光明，直刺1.0~1.5寸，平补法；养老，掌心向胸，针向肘方向斜刺0.5~0.8寸，平补法；心俞、脾俞，针尖宜斜向椎体30°斜刺0.5~0.8寸，小幅度捻转，平补法。得气后留针20分钟。

**2.脾虚气弱证**　视近清晰，视远模糊，视疲劳，喜垂闭。或病后体虚，食欲不振，四肢乏力。舌淡红，苔薄白，脉弱。

治则：健脾祛湿，养肝明目。

主穴：风池、承泣、睛明、太阳、光明、养老。

配穴：阴陵泉、足三里。

安全操作：患者取坐位或侧卧位。风池，朝向鼻尖方向刺0.3~1.0寸，行平补平泻法；承泣，紧靠眶下缘缓慢直刺0.5~1.5寸，不宜提插捻转，以防刺破血管引起血肿；睛明，直刺0.5~1.0寸进针，进针前用手指向外侧轻压眼球，以加大进针间隙，使眼球固定，针尖应接近眶内侧壁，但勿紧贴，不宜提插或大幅度捻转，出针时用棉签按压针孔片刻，防止出血；太阳，向眼球方向斜刺0.3~0.5寸，施捻转之平补平泻；光明，直刺1.0~1.5寸，平补法；养老，掌心向胸时，针向肘方向斜刺0.5~0.8寸，平补法；阴陵泉，直1.0~1.5寸，行平补法；足三里，直刺1.0~2.0寸，平补法。得气后留针20分钟。

**3.肝肾亏虚证**　远视力下降，眼前黑花飞舞，头昏耳鸣，腰膝酸软。舌淡红，无苔，脉细。

治则：补肾益阴，养肝明目。

主穴：风池、承泣、睛明、太阳、光明、养老。

配穴：太溪、照海。

安全操作：患者取坐位或侧卧位。风池，朝鼻尖方向刺0.3~1.0寸，行平补平泻法；承泣，紧靠眶下缘缓慢直刺0.5～1.5寸，不宜提插捻转，以防刺破血管引起血肿；睛明，直刺0.5～1.0寸，进针前用手指向外侧轻压眼球，以加大进针间隙，使眼球固定，针尖应接近眶内侧壁，但勿紧贴，不宜提插或大幅度捻转，出针时用棉签按压针孔片刻，防止出血；太阳，向眼球方向斜刺0.3～0.5寸，施捻转之平补平泻；光明，直刺1.0～1.5寸，平补法；养老，掌心向胸，向肘方向斜刺0.5～0.8寸，平补法；太溪，直刺0.5～1.0寸，小幅度捻转，行平补手法；照海，直刺0.5～0.8寸，小幅度捻转，行平补手法。得气后留针20分钟。

4.肝血不足证　远视力下降，视疲劳，视物变形，眼底检查可见黄斑部萎缩斑或出血，面色不华。舌淡，苔薄白，脉弱。

治则：通络活血，养肝明目。

主穴：风池、承泣、睛明、太阳、光明、养老。

配穴：肝俞、肾俞。

安全操作：患者取坐位或侧卧位。风池，朝鼻尖方向刺0.3~1.0寸，行平补平泻法；承泣，紧靠眶下缘缓慢直刺0.5～1.5寸，不宜提插捻转，以防刺破血管引起血肿；睛明，直刺0.5～1.0寸，进针前用手指向外侧轻压眼球，以加大进针间隙，使眼球固定，针尖应接近眶内侧壁，但勿紧贴，不宜提插或大幅度捻转，出针时用棉签按压针孔片刻，防止出血；太阳，向眼球方向斜刺0.3～0.5寸，施捻转之平补平泻；光明，直刺1.0～1.5寸，平补法；养老，掌心向胸时，向肘方向斜刺0.5～0.8寸，平补法；肝俞，针尖宜斜向椎体30°斜刺0.5～0.8寸，小幅度捻转，行平补法；肾俞，针尖宜斜向椎体30°斜刺0.5～0.8寸，小幅度捻转，行平补法。得气后留针20分钟。

## 四、岭南陈氏针法流派经验

循经配穴：光明别走厥阴，刺之有明目之功。肝俞为肝之背俞穴；膈俞为血之会，脾统血，脾俞为脾之背俞穴，三阴交为足三阴经的交会穴，肝脾之穴能益肝旺血。曲池为手阳明大肠经之合穴，足三里为足阳明胃经之合穴，也是胃之下合穴，脾胃相表里，可补中益气。

局部配穴：选取鱼腰、丝竹空、承泣等眼周穴位，能调和眼周气血，达到明目养血功效。

具体操作：承泣应直刺0.3～0.5寸，进针前用手指向上轻压眼球，以加大进针间隙，使眼球固定。针尖应接近眶内下壁，但勿紧贴。不宜提插或大幅度捻转，出针时用棉签按压针孔片刻，防止出血。

## 五、其他疗法

**1.耳穴贴压**　取肝、脾、肾、目，每次选一侧3～4穴，用王不留行籽贴压。2～3天更换一次。嘱患者每日自行按压4～5次，每次5～10分钟。

**2.梅花针**　取眼周穴位及风池，轻度或中度叩刺。

**3.头皮针**　选枕上旁线、枕上正中线，按头皮针常规操作，每日1次。

**4.艾条温灸**　交替选印堂、攒竹、鱼腰、肝俞、膈俞、脾俞、三阴交、足三里，每次选3～4穴共灸约20分钟，以局部皮肤微发热潮红为度。

## 六、评述

近视发生常与禀赋不足、劳心伤神和不良用眼习惯有关。本病病位在眼，肝经、心经系目系，肾为先天之本，脾为气血生化之源，故本病与心、肝、脾、肾关系密切。基本病机是目络瘀阻，目失所养。《诸病源候论·目病诸候》谓："劳伤腑脏，肝气不足，兼受风邪，使精华之气衰弱，故不能远视。"《审视瑶函·内障》认为"肝经不足肾经病，光华咫尺视模糊""阳不足，病于少火者也"。禀赋不足，肝肾两虚；或心阳不足，阳虚阴盛；或过用目力，耗气伤血，均可致目中神光不能发越于远处，故见近视。具体分为心阳不足、脾虚气弱、肝肾亏虚、肝血不足4个证型。

本病以通络活血，养肝明目为总治则，以局部穴及手足太阳经、足少阳经腧穴为主。主穴风池、承泣、睛明、太阳、光明、养老。风池疏导头面气血，加强眼区穴位的疏通经络作用；承泣、睛明、太阳为局部选穴，可疏通眼部经络；光明为足少阳经之络穴，可养肝明目；养老为手太阳经穴，有养血明目作用。治疗中根据不同的证型进行随症配穴。心阳不足配心俞、脾俞，心俞、脾俞为心脾之背俞穴，二穴合用可温中扶阳而养肝明目；脾虚气弱配神门、足三里，神门为心经的输穴，足三里是胃经的合穴，二穴五行都属土，二穴相配有补土之意，可健脾祛湿而养肝明目；肝肾亏虚配太溪、照海，太溪为肾经原穴，照海为肾经上的八脉交会穴，二穴相配可补肾益阴而养肝明目；肝血不足配肝俞、肾俞，肝俞、肾俞为肝、肾之背俞穴，二穴合用可通络活血，养肝明目。

## 七、典型病案

**李某，男，12岁。**

主诉：4年前开始视力下降，逐渐加重。

现病史：家长代诉8岁时每日长时间玩游戏机后视力开始下降，并逐渐加重，10岁时验光250度，戴眼镜，近2月视力又开始下降，戴眼镜也自觉模糊不清。

查体：见患儿神疲，体瘦，面色㿠白，舌质淡而苔薄白，脉沉细。

四诊合参，病因肝血亏虚，复加过度视疲，致目失所养，故视不清，易疲。脉沉细，舌质淡而苔薄白，诊为视蒙（近视）。

诊断：中医诊断——能近怯远症（肝血不足证）；西医诊断——近视，屈光不正。

治则：通络活血，养肝明目。

主穴：风池、承泣、睛明、太阳、光明、养老。

配穴：肝俞、肾俞。

按安全操作施治，得气后留针20分钟，其间间歇行针1~2次。温灸肝俞、膈俞、脾俞、足三里20分钟。

针灸后患儿自诉视力好转，眼睛疲乏感减轻。嘱家属禁止患儿玩游戏机。

2诊：翌日患儿证脉基本同前，仍按原旨平补刺，温灸肝俞、百劳。

3~5诊：患者精神较前好转，面色稍转红润，视蒙稍减轻，眼睛疲乏感明显改善，仍按原法辨证交替选鱼腰、丝竹空、太阳、肝俞、脾俞、外关、足三里等穴，艾条温灸百会、肝俞、三阴交。

6~10诊：患儿视蒙明显改善，为巩固疗效，按原治则辨证选穴，每周针刺2次。

经连续针灸20次，治疗两个疗程后，视力明显改善。

【按语】患者因长时游戏，过用目力，耗气伤血，致目中神光不能发越于远处，复加过度视疲，致目失所养，故视不清，易疲。治应通络活血，养肝明目。选用风池疏导头面气血，加强眼区穴位的疏通经络作用；承泣、睛明、太阳为局部选穴，可疏通眼部经络；光明为足少阳经之络穴，可养肝明目；养老为手太阳经穴，有养血明目作用。配合肝俞、肾俞以养血调肝，通络活血。由于患者经常熬夜，加鱼腰、丝竹空，以加强眼区穴位的疏通经络作用；脾胃乃气血生化之源，增加脾俞、外关、足三里以加强气血生化之力。生血、活血，全面治疗患者病症。

### 八、注意事项

（1）针灸治疗轻、中度近视疗效较好，假性近视疗效显著，且年龄越小治愈率越高。如因先天异常所致则非针刺所宜。

（2）病程短者疗效高，显效快；病程长者，疗效差，显效迟缓。发病在半年以内者，治疗效果均佳。针刺疗效与基础视力也有关，基础视力越低，疗效越差。

（3）治疗期间，过度疲劳会影响视力恢复。患者应尽量早睡早起，劳逸结合，注意用眼卫生，同时配合眼保健操，增强体质，以利视力提高。

### 九、生活调护

**1.饮食调护** 注意饮食习惯及营养搭配，合理补充铬、钙等微量元素。平时注意多吃一些含铬、钙和维生素含量高的食物，这些营养物质对于眼睛的功能恢复有益。

**2.起居调护** 早睡早起，劳逸结合，注意用眼卫生，加强体质，定期进行视力与眼部检查，坚持做眼睛保健操。

# 第二节 耳 鸣

### 一、概念和病因病机

耳鸣是一种常见的临床症状。耳鸣通常指主观性耳鸣，即在无任何外界相应的声源或电刺激时，耳内或头部出现声音。

《外科证治全书》说："耳鸣者，耳中有声，或若蝉鸣，或若钟鸣，或若火熵熵然，或若流水声，或若簸米声；或睡着如打战鼓，如风入耳；或睡外止于窍中，有声。"耳鸣表现多种多样，有的为一侧或双侧耳鸣；有的间歇出现，或持续不停。轻者安静时方觉耳鸣，重者虽身处闹市仍感吵闹不安。主要表现为耳内鸣响，声调多种，或如蝉鸣，如风声，如雷鸣，如潮声，如汽笛声，如哨音等。病位在耳，与肝胆肾心脾相关。

耳鸣病因病机归纳起来可分为虚实两类。实证常因外感风热或内伤情志、饮食，致痰湿内生，气郁化火循经上扰，蒙蔽清窍所致；虚证多由久病体虚，气血不足，劳倦纵欲，肾精亏损，精血不能上承，耳窍失养所致。

证见肝肾亏损者为虚证，证见肝胆火旺者则为实证。针灸治疗神经性耳鸣疗效较好。而对于其他疾病引起者，应结合不同病因，随症取穴治疗。

## 二、诊断依据

（1）耳鸣表现为经常或间歇性自觉耳内鸣响，声调多样。

（2）病出于耳道者可出现耳道阻塞或耳道疼痛、发痒、流脓，由全身性疾病或内耳疾病引起者有原发病症状。

## 三、辨证论治

**1.外感风邪证（实证）** 继发于感冒，卒发耳鸣、耳聋、耳闷胀，伴头痛恶风，发热口干。舌质红，苔薄白或薄黄，脉浮数。

治则：疏风清热，散邪宣窍。

主穴：听会、翳风、中渚、侠溪。

配穴：风池、外关。

安全操作：患者取坐位。听会，微张口，直刺0.5～0.8寸，平补平泻法；翳风，直刺0.5～1.0寸，平补平泻法；中渚，直刺0.3～0.5寸，进针后针尖向上，平补平泻法，以针感向头部传导为宜；侠溪，直刺0.3～0.5寸，进针后针尖向上，行平泻法，以针感向头部传导为宜；风池，针尖微向下，向鼻尖方向斜刺0.5～0.8寸，不能直刺，以免损伤神经，平泻法；外关，直刺0.5～1.0寸，平泻法。进针得气后留针20分钟。

**2.肝胆火旺证（实证）** 耳鸣、耳聋每于郁怒之后突发或加重，兼有耳胀、耳痛，伴头痛面赤，口苦咽干，心烦易怒，大便秘结，舌红，苔黄，脉弦数。

治则：清肝泄热，解郁通窍。

主穴：听会、翳风、中渚、侠溪。

配穴：行间、丘墟。

安全操作：患者取正坐位。听会，微张口，直刺0.5～0.8寸，平补平泻法；翳风，直刺0.5～1.0寸，平补平泻法；中渚，直刺0.3～0.5寸，进针后针尖向上，平补平泻法，以针感向头部传导为宜；侠溪，直刺0.3～0.5寸，进针后针尖向上，平补平泻法，以针感向头部传导为宜；行间，直刺0.5～0.8寸，大泻法；丘墟，直刺0.5～0.8寸，大泻法。进针得气后留针20分钟。

**3.肾精亏虚证（虚证）**　久病耳聋或耳鸣，时作时止，声细调低，按之鸣声减弱，劳累后加剧，伴头晕、腰酸、遗精，舌红，苔少，脉细。

治则：补肾益精，滋养清窍。

主穴：听宫、翳风、太溪、肾俞。

配穴：命门、关元。

安全操作：患者取正坐位。听宫，张口直刺1.0～1.5寸，平补平泻法；翳风，直刺0.5～1.0寸，平补平泻法；太溪，直刺0.5～1.0寸，平补平泻法；肾俞，针尖宜斜向椎体斜刺0.5～0.8寸，小幅度捻转，平补法；命门，向上45°斜刺0.5～1.0寸，行平补法；关元直刺1.0～1.5寸，行平补法，孕妇禁用。进针得气后，留针20分钟。

## 四、岭南陈氏针法流派经验

循经配穴：耳为手足少阳所辖，取手足少阳中渚、侠溪，中渚为手少阳经输穴（五行属木）、侠溪为足少阳经荥穴（五行属水），远端取穴，疏导少阳经气，宣通耳窍；听宫为手太阳小肠经穴、听会为足少阳胆经穴、翳风为手少阳三焦经穴，属于近端经络取穴，可疏通局部经络气血。

辨症配穴：外感风热者加风池、外关，或合谷，以疏风清热；肝胆火盛者交替选太冲、肝俞、胆俞、足临泣，以泻肝胆之火；痰火郁结者加丰隆、内庭，以豁痰泻火；肾精亏损者加命门、关元，以补肾填精；心脾两虚者加足三里、脾俞，以补益脾胃，生发气血。

### 五、其他疗法

**1.耳穴贴压** 选心、肝、肾、内耳、皮质下，每次选 2~3 穴，用王不留行籽贴压。2~3 天更换 1 次。嘱患者每日自行按压 4~5 次，每次 5~10 分钟。

**2.穴位注射** 交替选听宫、翳风、肾俞、足三里等穴。用维生素 $B_{12}$ 或丹参注射液，每穴 0.2~0.5ml，隔日 1 次。

**3.头皮针** 头皮针法取两侧颞后线。毫针刺，间歇运针，留针 20 分钟，每日或隔日 1 次。

**4.埋线** 取中脘、关元、天枢、大横、气海、大赫、水道、足三里、三阴交等穴，用 1~2cm 蛋白线埋线，14 天 1 次。

### 六、评述

本病病位在耳，与肝、胆、肾关系密切。耳鸣病因病机归纳起来可分为虚实两类。实证常由外感风热或内伤情志、饮食不节，痰湿内生，气郁化火，循经上扰，蒙蔽清窍所致；虚证多由久病体虚，气血不足，劳倦纵欲，肾精亏损，精血不能上承，耳窍失养所致。基本病机是邪扰耳窍或耳窍失养。实证分为外感风邪和肝胆火旺两种，虚证以肾精亏虚为主。

实证治则：疏风泻火，通络开窍。以局部穴及手足少阳经穴为主。手足少阳经脉均绕行于耳之前后，并入耳中。听会属足少阳经，翳风属手少阳经，两穴均居耳周，可疏导少阳经气，主治耳疾；循经远取侠溪、中渚，可通上达下，疏导少阳经气，宣通耳窍。根据证型来辨症配穴，外感风邪配风池、外关，风池为足少阳胆经与阳维脉交会穴，外关为手少阳三焦经络穴，又与冲脉相交，两穴合用有疏风清热，散邪宣窍的作用；肝胆火旺配行间、丘墟，行间为足厥阴肝经荥穴（五行属火），丘墟为足少阳胆经原穴，刺泻两穴有清肝泄热，解郁通窍之效。

虚证治则：补肾养窍。以局部选穴及足少阴经穴为主。听宫为手太阳经与手、足少阳经之交会穴，气通耳内，具有聪耳启闭之功，为治耳疾要穴，配手少阳经局部的翳风穴，可疏导少阳经气，宣通耳窍；太溪、肾俞能补肾填精，上荣耳窍。诸穴合用，可治肾精亏虚之耳鸣、耳聋。肾精亏虚配命门、关元，命门为督脉要穴，穴在第 2 腰椎棘突下，两侧肾俞之间，当肾间动气处，为元气之根本，生命之门户；关元为任脉要穴、足三阴与任脉的交会穴、手太阳小肠经募穴，二穴合用任督互调，共奏补肾益精，滋养清窍之效。

## 七、典型医案

**李某，男，39岁。**

主诉：突发左侧耳鸣1周。

病史：患者诉一周前因与人争吵后左耳突现鸣响。来诊时病人神情焦躁，诉左耳内鸣响如雷，稍有不快则鸣响加重，伴耳内胀闷，头晕，目红面赤，口苦咽干。患者平素性情急躁易怒，夜梦多，大便尚可，小便黄，舌红苔黄，脉弦数。

诊断：中医诊断——耳鸣（肝胆火旺证）；西医诊断——神经性耳鸣。

治则：清肝泄热，解郁通窍。

主穴：听会（左）、翳风（左）、中渚（左）、侠溪。

配穴：行间、丘墟。

按安全操作进行治疗，进针得气后留针20分钟。每隔10分钟行针1次。

耳穴王不留行籽贴压肝、胆、肾、神门。嘱患者每日按压5~6次，3天后更换。

2诊：患者喜诉经针刺后夜间自觉耳内响声明显减轻，夜能入睡，仍口干口苦，便干尿黄，舌红苔黄，脉弦。

施治得当，仍旨原意，针用平泻法。

3诊：患者诉耳内鸣响已不明显，仅在急躁时可有鸣响，眠可，头晕已消失，口干，小便稍黄，大便调，舌淡苔薄黄，脉弦。

病势渐去，仍有余热，按首诊处方增加太冲泻刺施治。

4诊：患者神情宁静，诉耳鸣基本消失，舌淡苔薄黄，脉弦缓。

证脉合参，肝胆火得平，耳窍经络气血得通，鸣则止。为巩固疗效，按原旨选穴，隔日1次，续治3次。王不留行籽贴压心、肝、肾、神门耳穴3天。

两周后复诊，患者神清气爽，喜诉耳鸣未现，病愈矣，终止治疗。嘱患者注意调神志，以防病再现。

【**按语**】此例患者平素肝火亢盛，肝为将军之官，性刚劲，主升发疏泄，患者因情志失调，肝火过亢，上逆滋扰清窍，而发为耳鸣。治宜清泻肝胆火热，疏通耳窍为法。此证型为实证，属于肝胆火旺证，听会属足少阳经，翳风属手少阳经，两穴均居耳周，可疏导少阳经气，主治耳疾；循经远取侠溪、中渚，可通上达下，疏导少阳经气，宣通耳窍。配穴肝经原穴太冲、荥穴行间与胆经原穴丘墟，用泻法可清肝泄热，解郁通窍。辨治得当，故病可平。

## 八、注意事项

（1）针刺治疗操作前，针刺部位必须严格消毒，以防感染。需在患者平静时针刺。

（2）在治疗期间，应根据不同的证型嘱患者注意调理生活作息及情志，如外感风热者应避寒热，肝胆火盛者忌发怒，心脾两虚者忌劳累等。

## 九、生活调护

**1.情绪调护**　要学会自我调节情绪，避免情绪过激过怒导致病情加重。

**2.饮食调护**　进食高热量、高维生素、高蛋白及矿物质丰富的食物，主食应足量，减少食物中粗纤维的摄入，避免进食含碘丰富的食物。

**3.起居调护**　生活作息要规律，应保持足够的休息和睡眠，活动时以不感到疲劳为度。

# 第三节　过敏性鼻炎

## 一、概念和病因病机

过敏性鼻炎即变应性鼻炎，是指特应性个体接触过敏原后，主要由IgE介导的介质（主要是组胺）释放，并有多种免疫活性细胞和细胞因子等参与的鼻黏膜非感染性炎性疾病。其典型症状主要是阵发性喷嚏、清水样鼻涕、鼻塞和鼻痒。部分伴有嗅觉减退。

本病属中医学鼽嚏、鼻鼽范畴，"鼽者，鼻出清涕也……嚏者，鼻中因痒而气喷作于声也"。中医认为本病与肺、脾、肾、督脉虚损有关。由于正气虚损，故感受风寒之邪即可诱发。喷嚏、流涕亦可见于上呼吸道感染或多种鼻疾，如慢性鼻炎。前者兼有风寒表证；后者则鼻塞时轻时甚，鼻涕黏稠。

## 二、诊断依据

（1）以阵发性鼻痒，连续喷嚏，鼻塞，鼻涕清稀量多为主要症状。伴有失嗅、眼痒、咽喉痒等症。

（2）起病迅速。症状一般持续数分钟至数十分钟。间歇期无喷嚏及鼻塞。可并发荨麻疹、哮喘等病。

（3）常因接触花粉、烟尘、化学气体等致敏物质而发病，有时环境温度变化亦可诱发。

（4）鼻腔检查黏膜多苍白，少数充血，鼻甲肿胀。发作时有较多清稀分泌物。

（5）有条件时可做鼻分泌物涂片检查、过敏原皮试、血清或鼻分泌物IgE检查等，有助明确诊断。

（6）应与伤风鼻塞、鼻窒、血管运动性鼻炎等鉴别。

## 三、辨证论治

**1.肺虚感寒证**　常因感受风冷异气发病，流清涕，恶风寒，面白，气短，咳嗽，咯痰色白。舌淡红，苔薄白，脉浮。

治则：固肺益气，固表止鼽。

主穴：迎香、印堂。

配穴：肺俞、太渊。

安全操作：患者取侧卧位。迎香直刺0.3～0.5寸，进针得气后针尖斜向鼻根部导气，得气后行平补平泻法，使鼻部有酸胀感；印堂进针得气后，针尖斜向下向鼻根部平刺1.0～1.5寸，得气后行平补平泻法，使针感扩散至鼻尖部；肺俞，针尖宜斜向椎体斜刺0.5～1.0寸，用平补手法小幅度捻转，得气后留针；太渊，用提捏进针法，快速向上刺入0.5～0.8寸，行平补法。以上穴位施手法1分钟后，再留针20分钟。

**2.脾气虚弱证**　鼻痒而喷嚏连作，清涕量多，四肢乏力，大便溏薄。鼻黏膜色淡红。舌淡，苔白，脉细弱。

治则：健脾利湿，宣通鼻窍。

主穴：迎香、印堂。

配穴：脾俞、太白、气海。

安全操作：患者取侧卧位。迎香，直刺0.3~0.5寸，进针得气后，针尖斜向鼻根部导气，得气后行平补平泻法，使鼻部有酸胀感；印堂，进针得气后，针尖斜向下，向鼻根部平刺1.0~1.5寸，得气后行平补平泻法，使针感扩散至鼻尖部；脾俞，针尖宜斜向椎体斜刺0.5~1.0寸，平补手法，小幅度捻转；太白，直刺0.5~0.8寸，平补法；气海，直刺1.0~1.5寸，平补平泻法。以上穴位施手法1分钟后再留针20分钟。

**3.肾阳亏虚证**  鼻痒，鼻塞，喷嚏较多，遇风冷则易发作。畏寒肢冷，小便清长，大便溏薄。鼻黏膜淡白，鼻甲水肿。舌淡，苔白，脉沉细。

治则：通络调气，益督养元。

主穴：迎香、印堂。

配穴：肾俞、关元、复溜。

安全操作：患者取侧卧位。迎香，直刺0.3~0.5寸，进针得气后，针尖斜向鼻根部导气，得气后行平补平泻法，使鼻部有酸胀感；印堂，进针得气后，针尖斜向下，向鼻根部平刺1.0~1.5寸，平补平泻法，使针感扩散至鼻尖部；肾俞，针尖宜斜向椎体斜刺0.5~1.0寸，平补手法，小幅度捻转；关元，直刺1.0~1.5寸，平补平泻法；复溜，直刺0.5~0.8寸，平补法。以上穴位施手法1分钟后再留针20分钟。

## 四、岭南陈氏针法流派经验

循经配穴：刺手阳明原穴合谷，能通阳明而调气；取手阳明迎香、督脉印堂，能清鼻窍；取督脉大椎、肾俞与百会，能益督养肾元，兼扶正气；配任脉关元、督脉命门，能振奋肾阳；取肺之背俞穴肺俞以补益肺气；取脾之背俞穴脾俞、胃之下合穴足三里，能旺盛脾胃而固本。

辨症配穴：神疲头晕灸百会、大椎，腰酸尿频灸命门、关元，体质虚弱配脾俞、足三里。

## 五、其他疗法

**1.艾条温灸**  取风门、肺俞、肾俞，每次共灸约20分钟，以皮肤微微发热为度。

**2.穴位贴敷法**　包括全年贴敷与三伏天贴敷，现常用三伏天贴敷。三伏天时人体腠理疏松，经络开放，血流畅通，此时予辛温、走窜、通经、透窍、温阳药物进行穴位贴敷，使肺气得以宣畅，脾肾得以温补，发挥了腧穴、药物的协同治疗作用。贴敷穴位以大椎、风门、肺俞、定喘、脾俞、肾俞、膻中居多。

**3.耳穴贴压**　取肺、脾、肾、内鼻、外鼻、内分泌、肾上腺等，每次选一侧3～4穴，用王不留行籽贴压。2～3天辨证更换1次。

**4.穴位注射**　足三里、三阴交、气海穴。每次选1～2穴，用维生素$B_{12}$注射液每穴注入0.5ml，隔日1次，10次一疗程。

**5.自血疗法**　可选用5ml注射器，抽取自身静脉血4ml，注射至双侧胃俞、双侧足三里，每穴位注射1ml，1周1次。

**6.蜂针**　选取足三里用记号笔"十字"定位，消毒碘伏进行消毒，右手持镊子夹取医用蜜蜂，将蜜蜂尾巴对准定位皮肤处，蜜蜂会本能地将蜂针刺入皮肤。轻提蜜蜂身体，使蜜蜂身体与蜂针分离，3～5秒后取出蜂针，即完成蜂疗。嘱患者静坐15分钟，观察无过敏等异常反应即可做第2个穴位蜂疗。两穴均完成并观察15分钟，无异常反应即可离去。

**7.埋线**　取中脘、关元、天枢、大横、气海、足三里、尺泽、三阴交等穴，每次选12～14穴用1～2cm蛋白线埋线，14天1次。

## 六、评述

鼻鼽，又称鼽嚏，《素问玄机原病式·六气为病》曰："鼽者，鼻出清涕也……嚏，鼻中因痒而气喷作于声也。"本病的发生，乃在肺、脾、肾三脏虚损基础之上感受风寒异气，鼻窍受邪所致。肺主气，开窍于鼻，外合皮毛，司腠理开阖。肺气充足，则卫外坚固。禀赋异常而致素体肺气虚弱，则卫表不固，腠理疏松，风寒邪气易乘虚而入，致宣降失调，津液停聚，鼻窍不利而为病。故《诸病源候论》卷二十九曰："肺气通于鼻，其脏有冷，冷随气入乘于鼻，故使津液涕不能自收。"脾土为肺金之母，鼽嚏久不愈，肺气日虚，子盗母气，脾气亦因而虚弱，进一步加剧肺气不足，卫表不固，更易感风寒异气之邪，故而鼻鼽反复发作不愈，黏膜病变趋于严重。正如李东垣《脾胃论·脾胃胜衰论》曰:"肺金受邪,由脾胃虚弱,不能生肺,乃所生受病也。"肾为先天之本,诸阳之根,主纳气,同时,命门之火温煦脾土。本病患者多为禀赋异常,肾阳不足。在肺脾之气均现虚弱之际,经诸脏的生、克、乘、侮可进而波及命门之火,出现三脏气阳亏虚,寒水上泛而不能制,尤易受风寒异气之刺激而发病,以致鼽嚏频作不止。所以,《素问·宣明五气》曰:"五气所病……肾为欠,为嚏。"

针灸治疗过敏性鼻炎的总原则为急则治标,缓则治本,扶正祛邪,宣肺通窍。手阳明大肠经迎香、督脉印堂,能清鼻窍,通督脉,是治疗过敏性鼻炎的基本穴位。辨证配穴是在主穴的基础上根据患者疾病的临床表现运用脏腑辨证、经络辨证或针对病因病机选取相应的配穴。如肺虚者配肺俞、太渊,肺俞为肺之背俞穴,太渊为手太阴肺经输穴(五行属土)、原穴,二穴共用可固肺益气,固表止鼽;脾虚者配脾俞、太白、气海,脾俞为脾之背俞穴,太白为脾之输穴(五行属土)、原穴,气海为元气之海,是为人体补充元气的要穴,三穴合用共奏健脾利湿,宣通鼻窍之功;肾虚者配肾俞、关元、复溜,肾俞为肾之背俞穴,关元为足三阴、任脉之会及小肠募穴,复溜为肾经经穴(五行属金),补刺有补其母之意,三穴合用有通络调气,益督养元之效。

## 七、典型病案

**甄某,39岁,女。**

主诉:流清涕2周。

病史:诉近月患感冒,治后热退,咳嗽、鼻通气不畅未愈。2周前外出旅游受冷雨淋袭后,鼻通气不畅,流涕加剧,每于外出吸入冷空气则清涕不断流出,故在服药同时需戴空气过滤面罩减轻症状,近期间歇出现头昏耳鸣、腰酸肢怠、食欲不振等症。

查体:患者神疲焦虑,面色㿠白,语带鼻调,虽在室内仍间断喷嚏,鼻流清涕。右脉寸细而尺沉,舌质淡而苔白腻。

四诊合参,卫阳不固,寒邪袭肺,致气机失调;肾虚不纳气,致气壅成液,故现此症。治应固本,调肺肾气机。

诊断:中医诊断——鼻鼽(肺虚感寒证、肾阳亏虚证);西医诊断——过敏性鼻炎、急性上呼吸道感染。

治则：通络调气，益督养元。

主穴：迎香、印堂。

配穴：肾俞、关元、复溜。

按安全操作进行治疗，得气后留针20分钟，间歇行针1~2次。

2诊：翌日神疲、喷嚏、流涕明显改善。仍按原旨选穴。

3诊：温灸肺俞、肾俞、大椎、脾俞、关元、命门30分钟，清涕止。出针后用王不留行籽贴压耳穴神门、肺、肾点。

4诊：患者已不戴面罩到治疗室，并兴奋而抱歉地诉昨晚外出参加聚会，以"检验针灸效果"，幸而一切平安。当时神态与初诊时判若两人。视之，神清气爽，面色红润，语音清而鼻部症状消失，六脉缓，舌淡红苔薄。治后脏腑经络气血得调和，病邪得祛，病将愈已。外邪已消，可以补中益气，继续依照原法增加合谷、足三里治疗，巩固一周。

随访2个月，鼻疾已愈，工作劳倦亦无所苦。

【按语】本病因卫阳不固，寒邪袭肺致气机失调；肾虚不纳气，致气壅成液。治应固本调肺肾气机。取手阳明大肠经迎香、督脉印堂导气，能清鼻窍；取督脉大椎、肾脾背俞穴悬灸，能益督养肾元兼扶正气；配任脉关元、督脉命门悬灸，能振奋肾阳；取肺之背俞穴肺俞以补益肺气；复溜为肾经经穴（五行属金），补刺复溜有补其母之意；取手阳明大肠经原穴合谷、足阳明胃经合穴（五行属土）足三里，能旺盛脾胃而固本。悬灸百会以升阳举陷，艾箱灸上腹部以补阳温胃散寒，温和灸足三里健脾温阳和胃，消胀除痞。每周3次，每次20分钟。

## 八、注意事项

（1）治疗过敏性鼻炎需要注意规避过敏源。

（2）鼻炎发作可能时间较长，针灸治疗需要有耐心。

（3）治疗过程中饮食清淡，必要时可进行鼻腔冲洗术进一步缓解炎症。

## 九、生活调护

**1.情绪调护** 调畅情志，少思静养，保持心情平静，切勿大喜大怒。

**2.起居调护** 避免接触敏感物质；加强体育锻炼，增强体魄，改善病理性虚寒体质；常行鼻部按摩以健鼻；每天早晨可以用生理盐水清洗鼻腔。

# 第四节　牙　痛

## 一、概念和病因病机

牙痛是口腔科牙齿疾病最常见的症状之一，其表现为牙龈红肿、遇冷热刺激痛、面颊部肿胀等。牙痛大多由牙龈炎、牙周炎、蛀牙或折裂牙而导致牙髓（牙神经）感染所引起。牙痛属于牙齿疾病的外在反应，龋齿、牙髓或犬齿周围的牙龈被感染，前臼齿出现裂痕皆会引起牙痛。另外，牙痛也可能由鼻窦炎引发。

中医学称之为"牙痛""齿痛""牙齿痛"。中医认为凡虚火上炎，或胃火、风火循经上扰阳明，皆可致牙痛。牙痛主因是气血不通畅，其次与手足阳明经和肾经有关。

## 二、诊断依据

（1）牙齿疼痛，遇冷、热、酸、甜等刺激加重，咀嚼更甚。

（2）可伴龋齿、牙龈肿胀出血等症状。

（3）牙髓炎者，牙痛反复发作，疼痛剧烈，病人常以手扶腮部。牙周病者，牙齿松动。牙周有炎症者，压之流脓。

## 三、辨证论治

**1.胃火牙痛证**　牙痛甚烈，兼有口臭、口渴、便秘，脉洪。

治则：清泻胃火，通络止痛。

主穴：颊车、下关、合谷。

配穴：内庭、二间。

安全操作：患者取坐位或仰卧位。颊车，直刺0.3~0.5寸，行平补平泻法；下关，直刺0.5~1.0寸，行平补平泻法；合谷，直刺0.5~0.8寸，平泻法；内庭，直刺0.3~0.5寸，平泻法；二间，直刺0.2~0.3寸，行捻转平泻法。留针20分钟，至疼痛缓解为度。

**2.风火牙痛证** 痛甚而龈肿，兼形寒身热，脉浮数。

治则：祛风泻火，通络止痛。

主穴：颊车、下关、合谷。

配穴：外关、风池。

安全操作：患者取坐位或仰卧位。颊车，直刺0.3~0.5寸，行平补平泻法；下关，直刺0.5~1.0寸，行平补平泻法；合谷直刺0.5~0.8寸，平泻法；外关直刺0.5~1.0寸，平泻法；风池针尖微下，向鼻尖直刺0.8~1.2寸行捻转平补法。留针20分钟，至疼痛缓解为度。

**3.肾虚牙痛证** 隐隐作痛，时作时止，或齿浮动，口不臭，脉细。

治则：滋阴泻火，通络止痛。

主穴：颊车、下关、合谷。

配穴：太溪、行间。

安全操作：患者取坐位或仰卧位。颊车，直刺0.3~0.5寸，行平补平泻法；下关，直刺0.5~1.0寸，行平补平泻；合谷，直刺0.5~0.8寸，行平补平泻；太溪，直刺0.5~1.0寸，捻转平补法；行间，直刺0.5~1.0寸，行平补平泻。留针20分钟，至疼痛缓解为度。

## 四、岭南陈氏针法流派经验

循经配穴：合谷为手阳明经之原穴，足三里为足阳明之合穴（五行属土）、胃之下合穴，刺合谷、足三里，能疏泄阳明经络而清火止痛；太冲为足厥阴经之原穴和输穴（五行属土），刺太冲能泻肝火；太溪为足少阴肾经原穴，也是输穴（五行属土），补太溪可滋肾而降虚火；取足阳明胃经面部穴位下关、颊车，能疏通局部经气而除上、下牙痛；风池为胆经交会穴（与阳维脉相交），外关为手少阳三焦经络穴，也是八脉交会穴（与冲脉相交），配风池、外关能疏风泻火。

随症配穴：上牙痛配下关，下牙痛加颊车。

## 五、其他疗法

**1.耳穴贴压**　上颌、下颌、神门、上屏尖、牙痛点，每次选3~5穴，用王不留行籽贴压，2~3天更换一次。嘱患者每日自行按压4~5次，每次5~10分钟。

**2.穴位注射**　取颊车、下关、合谷、翳风。每次选用1~2穴，用柴胡注射液或鱼腥草注射液，常规穴位注射。

**3.穴位贴敷**　将大蒜捣烂，于睡前贴敷双侧阳溪，至发泡后取下，用于龋齿疼痛。

## 六、评述

牙痛发生常与外感风火邪毒、过食膏粱厚味、体弱过劳等因素有关。有内外因以及虚实之分，其外因为外感风热风寒侵袭牙体、牙龈；其内因如素禀阳性体质，复嗜食辛辣香燥，胃热上蒸牙龈；或肾虚操劳过度，虚火上炎，牙齿浮动而痛。其局部因素乃偏食膏粱厚味或过食含糖之物，而使牙齿污秽，渐成龋齿等。因其有寒热虚实之分，应据不同病因予以治疗。本病病位在齿。肾主骨，齿为骨之余，手、足阳明经分别入下齿、上齿，故本病与胃、大肠、肾关系密切。基本病机是风火、胃火或虚火上炎。

以祛风泻火，通络止痛为基本治疗法则。理法方穴主要以手足阳明腧穴为主。颊车、下关为治疗牙痛基本穴，近部选穴，疏通经气而止痛；合谷为治疗牙痛之要穴，远部取穴，又是手阳明原穴，可疏通阳明经气，并兼有祛风作用，可通络止痛。辨症配穴：胃火牙痛配内庭、二间，两穴分别为手、足阳明之荥穴（五行属水），二穴合用有清泻胃火，通络止痛之效；风火牙痛配外关、风池，外关为手少阳三焦经络穴，也是八脉交会穴（与冲脉相交），风池为胆经交会穴（与阳维脉相交），二穴合用有祛风泻火，通络止痛之效；肾虚牙痛配太溪、行间，太溪为足少阴肾经原穴，也是输穴（五行属土），行间为足厥阴肝经荥穴（五行属火），肝肾同源，二穴相配共奏滋阴泻火，通络止痛之功。

## 七、典型病案

张某，男，28岁。

主诉：左侧上牙齿疼痛2天。

病史：患者昨日进食时突发左上牙齿刺痛，遇温尤甚，自服止痛片、消炎药未见缓解，今日疼痛加剧，不能咀嚼。近日饮食辛辣较多，大便干结，3日未行，口臭，纳差，小便黄。

查体：患者神情痛苦，口气臭秽，上颌左侧第二磨牙牙龈发红肿胀，伴出血。舌质红，苔黄厚腻，脉滑数。

诊断：中医诊断——牙痛（胃火牙痛证）；西医诊断——牙周炎。

治则：清泻胃火，通络止痛。

主穴：颊车、下关、合谷。

配穴：内庭、二间。

按安全操作进行治疗，得气后留针20分钟，间歇行针1~2次。患者未出针已觉疼痛有所减轻。

2诊：次日就诊，患者疼痛明显减轻，可咀嚼，昨日行大便1次，自觉心情舒畅，口气较前改善。查其口腔，牙龈红肿减轻，无出血，舌红，苔薄黄，脉滑。按原法增加足三里泻刺，交替选穴。

5诊后症平。

【按语】此病因过食辛辣，胃火壅盛，循经上扰阳明，郁热化火，经气不利，引发牙痛。治以取阳明经络之穴，手法用泻法。颊车、下关为近部选穴，疏通经气而止痛，为治疗牙痛基本穴；合谷为远部取穴，又是手阳明经原穴，可疏通阳明经气，并兼有祛风作用，可通络止痛，为治疗牙痛之要穴。配合足阳明胃经荥穴内庭、胃之下合穴足三里、手阳明大肠经荥穴二间，以加强清热泻火之力。辨症合理故症平。

## 八、注意事项

（1）针刺治疗牙痛的疗效很好。对蛀齿或化脓性牙髓炎引起的牙痛，虽然可缓解其症状，但易反复，宜结合牙科治疗。

（2）年老体弱或孕妇牙痛，为防止晕针或流产，可用指压穴位止痛。

（3）在止痛的同时，应找出原发病进行治疗，以根治牙痛。

（4）临床应与三叉神经痛相鉴别。

### 九、生活调护

**1.饮食调护** 少吃油炸和含糖量高的食物，少吃质地坚硬的食物。不做损害牙齿的事情，如用牙齿开瓶盖等。

**2.起居调护** 平时注意口腔卫生，勤刷牙。生活作息规律，不熬夜，适当运动。

# 第五节 带状疱疹

## 一、概念和病因病机

带状疱疹是由水痘带状疱疹病毒引起的急性炎症性皮肤病，以沿单侧周围神经分布的簇集性小水疱为特征，常伴有明显的神经痛。本病夏秋季的发病率较高，常伴有神经痛，常见于老年患者。

本病属中医学的蛇丹、蛇串疮、蜘蛛疮、火带疮、缠腰火丹等范畴。中医学认为本病多与人体禀赋不足、感受火热时毒有关，每因情志不畅，肝经郁火；或过食辛辣厚味，脾经湿热内蕴；复感热毒，引动肝火，湿热蕴蒸，浸淫肌肤、经络而发。

## 二、诊断依据

（1）皮损多为绿豆大小的水疱，簇集成群，疱壁较紧张，基底色红，常单侧分布，排列成带状。严重者，皮损可表现为出血性，或可见坏疽性损害。皮损发于头面部者病情往往较重。

（2）皮疹出现前，常先有皮肤刺痛或灼热感，可伴有周身轻度不适、发热。

（3）自觉疼痛明显，可有难以忍受的剧痛或皮疹消退后遗疼痛。

## 三、辨证论治

**1.肝经郁热证** 皮损鲜红，疱壁紧张，灼热刺痛，口苦咽干，烦躁易怒，大便干或小便黄。舌质红，舌苔薄黄或黄厚，脉弦滑数。

治则：疏肝利胆，泻火解毒。

主穴：阿是穴、夹脊。

配穴：行间、大敦。

安全操作：患者取侧卧位。皮损局部围针浅刺，即在疱疹带的头、尾各刺一针，两旁则根据疱疹带的大小选取1~3个点，向疱疹带中央沿皮平刺，也可在阿是穴散刺出血后加拔火罐；夹脊，针尖向脊柱方向斜刺0.5~1.0寸，行捻转平补平泻法，待有麻胀感停止进针，严格控制进针的角度和深度，防止损伤内脏或引起气胸；大敦，浅刺0.1~0.2寸，或浅刺出血；行间，直刺0.5~0.8寸，行平泻法。得气后留针20分钟。

**2.脾虚湿蕴证**　颜色较淡，疱壁松弛，口不渴，食少腹胀，大便时溏，舌质淡，舌苔白或白腻，脉沉缓或滑。

治则：健脾利湿，泻火解毒。

主穴：阿是穴、夹脊。

配穴：隐白、内庭。

安全操作：患者取侧卧位。皮损局部围针浅刺，即在疱疹带的头、尾各刺一针，两旁则根据疱疹带的大小选取1~3个点，向疱疹带中央沿皮平刺，也可在阿是穴散刺出血后加拔火罐；夹脊，针尖向脊柱方向斜刺0.5~1.0寸，行捻转平补平泻法，待有麻胀感停止进针，严格控制进针的角度和深度，防止损伤内脏或引起气胸；隐白，浅刺0.1~0.2寸，或点刺出血；内庭，针尖向上45°刺0.5~1.0寸，行平补平泻法。得气后留针20分钟。

**3.气滞血瘀证**　皮疹消退后局部疼痛不止。舌质暗，苔白，脉弦细。

治则：活血化瘀，泻火解毒。

主穴：阿是穴、夹脊。

配穴：血海、三阴交。

安全操作：患者取侧卧位。皮损局部围针浅刺，即在疱疹带的头、尾各刺一针，两旁则根据疱疹带的大小选取1~3个点，向疱疹带中央沿皮平刺，也可在阿是穴散刺出血后加拔火罐；夹脊，针尖向脊柱方向斜刺0.5~1.0寸，行捻转平补平泻法，待有麻胀感停止进针，严格控制进针的角度和深度，防止损伤内脏或引起气胸；血海，直刺1.0~1.5寸，平补平泻法；三阴交，直刺1.0~1.5寸，平补平泻法。得气后留针20分钟。

### 四、岭南陈氏针法流派经验

治疗以通络活血，化湿清热为主。用泻刺法。

循经配穴：主穴用曲池、足三里、大椎、委中。阳明为多气多血之经脉，泻刺曲池、足三里可疏通经络气血而祛热邪；大椎为手足三阳经之交会穴，泻之可清热毒；刺委中可增强疏泄阳邪而清湿热之毒之功。

辨症配穴：病部在面加太阳或颊车、合谷；在胸肋取内关、阳陵泉；血热盛选配膈俞、肝俞、胆俞；湿盛配脾俞，并可施用梅花针叩刺督脉、背部膀胱经循行处和病区邻近处。病发在面的配太阳、颊车、合谷，可直接疏通患部经气而祛邪；病在胸肋的刺内关、阳陵泉，可清心包、胆经之湿热；膈俞为血之会穴，肝主血，脾统血兼利湿，胆俞可清少阳之火。诸穴泻刺可清内蕴之热毒。

### 五、其他疗法

1.火针　　以碘伏消毒，在疱疹起止的两端及中间选定治疗部位，根据疱疹簇的大小确定所刺针数，以簇中疱疹数量的 1/3～1/2 为宜。进针深度以针尖刺破疱疹，达到其基底部为度。对于较大的脓疱或血疱直径大于 0.5cm 者，用粗火针点刺，刺后加拔火罐。患者就诊前 3 天每日治疗 1 次，之后隔日 1 次。适用于疱疹期。

2.艾灸　　疱疹患处阿是穴，用艾条回旋灸，以热引热，外透毒邪。每个部位施灸 3～5 分钟。或用铺棉灸，将药棉撕成薄薄的一片，面积同疱疹大小，覆盖疱疹，从一边点燃。注意棉花片要足够薄，不要灼伤局部皮肤。

3.灯火灸　　用灯心草蘸麻油，点燃后对准水疱中央点灼，发出清脆"啪"声即可。水疱破处可涂碘伏消毒。

4.耳穴贴压　　选肝、脾、神门、大肠、内分泌、肾上腺及皮疹所在部位相应耳穴，交替使用。每次选一侧 3～4 穴，用王不留行籽贴压，每天按压 3～4 次，每次 2～3 分钟，1 周辨证更换一次。

### 六、评述

带状疱疹多由情志内伤，肝郁化火，或饮食劳倦，脾胃失健，湿热内生，致使经络郁阻，外攻皮肤所致。具体病因为情志内伤，肝气郁结，久而化火，外溢皮肤；或饮食劳倦，脾失健运，湿邪内生，复感毒邪，致湿热火毒蕴积肌肤。年老体弱者常因气血不足，复因湿热火毒所伤，致使气血凝滞，经络瘀阻不通，以致疼痛剧烈，病程迁延。本病病位在皮部，主要与肝、脾相关。基本病机是火毒湿热蕴蒸于肌肤、经络。具体分为肝经郁热证、脾虚湿蕴证、气滞血瘀证3种证型。

以泻火解毒，清热利湿为基本治则。以局部穴位及相应夹脊穴为主。主穴为阿是穴、夹脊。局部阿是穴围刺或点刺拔罐可引火毒外出，以治标。本病是疱疹病毒侵害神经根所致，取相应的夹脊穴，直针毒邪所留之处，可泻火解毒，通络止痛，正符合《内经》所言"凡治病者，必先治其病所从生者也"。泻刺夹脊以治本。肝经郁热配行间、大敦，行间为足厥阴肝经荥穴（五行属火），大敦为足厥阴肝经井穴（五行属木），二穴泻刺或放血，可疏肝利胆，泻火解毒；脾经湿热配隐白、内庭，隐白为足太阴脾经井穴（五行属木），内庭为足阳明胃经荥穴（五行属水），二穴泻刺或放血，可清热利湿，泻火解毒；瘀血阻络配血海、三阴交，血海为足太阴经腧穴，三阴交既是脾经腧穴，又是足三阴（肝、肾、脾）经交会穴，二穴泻刺，可活血化瘀，泻火解毒。

由于该病主要与肝、脾相关，在原有证型中常常出现便秘和心烦症状。在原有分型取穴基础上，便秘配天枢，天枢为大肠的募穴，可通腑调肠，清热去积；心烦配神门，神门为心经之输穴（五行属土），又是心之原穴，可宁心安神，定悸解烦。

## 七、典型病案

**谢某，女，36岁。**

主诉：左侧腰部有簇水疱，伴痒痛3天。

病史：3天前腰部开始出现皮肤潮红，继则出现成簇粟粒大小疱疹，呈带状排列，疱疹色鲜红，泡壁紧张，灼热疼痛，不可触碰，伴有口苦，心烦，易怒，睡不宁。纳可，小便黄，大便溏。平素工作压力大，痛前有外出旅游劳倦及过食肥腻史。

查体：左侧腰部皮肤成簇粟粒大小疱疹，呈带状排列，疱疹色鲜红，泡壁紧张，无渗水糜烂及溃疡。舌质红，苔黄腻，脉弦滑数。

四诊合参，本病以左侧腰部突发成簇水疱，灼热疼痛为主，伴有心烦，口苦，易怒，小便黄，证属肝经郁热。病位在左侧腰部，为肝经循布区。因平素工作劳倦，致肝火郁积，再加湿热蕴蒸，浸淫肌肤经络而发为疱疹。

诊断：中医诊断——蛇串疮（肝经郁热证）；西医诊断——带状疱疹。

治则：疏肝利胆，泻火解毒。

主穴：阿是穴、夹脊。

配穴：行间、大敦。

按安全操作进行治疗，得气后留针20分钟，间歇行针1~2次。

2诊：患者腰部皮肤潮红，疱疹疼痛减轻，舌淡红，苔黄，脉弦数。上法得当，辨证选刺大椎、足三里、阴陵泉、脾俞、太冲、肝俞、膈俞，针用泻法。

3~5诊：患者腰部皮肤疱疹渐消退，周围肤色变浅，尚有轻微疼痛，纳眠可，二便调，舌淡红，苔薄，脉缓。肝火得泻，火毒得清，湿热得利，故腰部疱疹渐退，诸恙渐平，按原治则，辨证交替选穴，隔日治疗10次后，腰部皮肤疼痛消失，患处皮肤尚遗留轻度淡红色素，触之无痛，脉缓。病愈矣。终止治疗观察。

【按语】本例患者因平素工作压力大，情志不畅，致肝气郁积，再加湿热浸淫肌肤而发为疱疹，故治以"疏肝利胆，泻火解毒"为主。通过泻刺局部阿是穴和治本华佗夹脊可标本并治，活血通络。选取肝经的远端穴位大敦、行间，大敦为足厥阴肝经井穴（五行属木），行间为足厥阴肝经荥穴（五行属火），二穴泻刺或放血，可疏肝利胆、泻火解毒。二诊疼痛减轻，但脉依然弦数，舌淡红，苔黄，邪热未出尽，增加督脉大椎，胃经、脾经合穴足三里、阴陵泉，肝经原穴太冲，肝俞、脾俞、膈俞以加强泻热之效。由于发病能及时治疗，故能收立竿见影之效。

## 八、注意事项

（1）本病要注重早期治疗，促进局部组织和神经组织的修复，避免疱疹后遗神经痛的产生。

（2）临床如配合局部用梅花针在患处叩打出血，再用火罐吸拔出血，疗效更好，并可缩短疗程，预后多良好。

（3）与本病相似之单纯性疱疹（多发于口唇周围与外生殖器，不沿神经呈带状分布），则以微灼热与轻痒为主症。治疗可参照带状疱疹，以病部循经取穴为主。

（4）针灸治疗本病有很好的疗效，可止痛，促进疱疹吸收和结痂，缩短病程，减少后遗症发生。

（5）现代研究表明，针灸治疗带状疱疹与抑制炎症反应、促进炎症吸收、调节免疫功能有关。

### 九、生活调护

**1.饮食调护** 加强营养，治疗期间不宜食肥甘辛辣食品，饮食宜清淡，并忌食海鲜等发物。

**2.起居调护** 注意保证充足的休息，避风寒，并注意保持疱疹区的皮肤清洁卫生。

## 第六节 荨麻疹

### 一、概念和病因病机

荨麻疹是一种常见的过敏性疾患，系多种不同原因所致的一种皮肤黏膜血管反应性疾病。多因进食异性蛋白、药物、人体内肠寄生虫毒素刺激，或接触、吸入某种致敏因素（如油漆、化学气体等）而诱发。临床表现为发作性的皮肤黏膜潮红或风团，风团形状不一、大小不等，颜色苍白或鲜红，时起时消，边缘清楚，高出皮肤，单个风团常持续不超过24小时，消退后不留痕迹。自觉瘙痒剧烈，少数伴发热、关节肿痛、头痛、恶心、呕吐、腹痛、腹泻、胸闷、憋气、呼吸困难、心悸等症状。

本病属中医瘾疹、风疹等范畴。中医认为本病由于禀赋不足，人对某些物质过敏所致。急性荨麻疹多由进食动物肉类；或外邪侵入，客于肌肤；或饮食不节，内有湿热食滞，内不得下泄，外不得透达，郁于皮毛肌腠而发。慢性荨麻疹多因情志不遂，郁而化火，耗伤阴血；或冲任失调，久病耗伤气血，营血不足，化燥生风，肌肤失养而成。

## 二、诊断要点

（1）突然发作，皮损为大小不等、形状不一的水肿性斑块，边界清楚。

（2）皮疹时起时落，剧烈瘙痒，发无定处，退后不留痕迹。

（3）部分病例可有腹痛腹泻，或有发热、关节痛等症。严重者可有呼吸困难，甚至窒息。

（4）皮肤划痕试验阳性。

（5）皮疹经过3个月以上不愈或反复间断发作者为慢性瘾疹。

## 三、辨证论治

**1.风热犯表证**　风团鲜红，灼热剧痒。伴有发热、恶寒、咽喉肿痛，遇热则皮疹加重。舌苔薄白或薄黄，脉浮数。

治则：疏泄郁热，调和营卫。

主穴：曲池、合谷、血海、委中、膈俞。

配穴：大椎、风池。

安全操作：患者取侧卧位。曲池，直刺1.0～1.5寸，平泻法；合谷，直刺0.5～1.0寸，平泻法；血海，直刺1.0～1.5寸，平补平泻法；委中，直刺0.5～1.0寸，平补平泻法；膈俞，向脊柱方向斜刺0.5～1.0寸，平补平泻法，避免直刺导致气胸；大椎，向外斜刺0.5～1.0寸，平泻法；风池，向鼻尖方向刺0.5～1.0寸，施捻转平泻法。得气后留针，每次留针20分钟。

**2.风寒束表证**　皮疹色白，遇风寒加重，得暖则减，口不渴。舌质淡，舌苔白，脉浮紧。

治则：散寒解表，理血和营。

主穴：曲池、合谷、血海、委中、膈俞。

配穴：风门、肺俞。

安全操作：患者取侧卧位。曲池，直刺1.0～1.5寸，平补平泻法；合谷，直刺0.5～1.0寸，平补平泻法；血海，直刺1.0～1.5寸，平补平泻法；委中，直刺0.5～1寸，平补平泻法；膈俞，向脊柱方向斜刺0.5～1.0寸，平补平泻法，避免直刺导致气胸；风门，向脊柱方向斜刺0.5～1.0寸，平补平泻法，避免直刺导致气胸；肺俞，向脊柱方向斜刺0.5~1.0寸，平补平泻法，避免直刺导致气胸。得气后留针，每次留针20分钟。

**3.胃肠积热证** 风团色红，脘腹疼痛，恶心呕吐，舌红，苔黄腻，脉滑数。

治则：清泻胃火，调肠理气。

主穴：曲池、合谷、血海、委中、膈俞。

配穴：足三里、天枢。

安全操作：患者取侧卧位。曲池，直刺1.0~1.5寸，平泻法；合谷，直刺0.5~1.0寸，平泻法；血海，直刺1.0~1.5寸，平补平泻法；委中，直刺0.5~1.0寸，平补平泻法；膈俞，向脊柱方向30°斜刺0.5~1.0寸，平补平泻法，避免直刺导致气胸；足三里，直刺1.0~2.0寸，平补平泻法；天枢，直刺1.0~1.5寸，平补平泻法。得气后留针20分钟。

**4.血虚风燥证** 反复发作，迁延日久，午后或夜间加剧。伴心烦易怒，口干，手足心热。舌红少津，脉沉细。

治则：养血清热，消风止痒。

主穴：曲池、合谷、血海、委中、膈俞。

配穴：足三里、三阴交。

安全操作：患者取侧卧位。曲池，直刺1.0~1.5寸，平补平泻法；合谷，直刺0.5~1.0寸，平补平泻法；血海，直刺1.0~1.5寸，平补平泻法；委中，直刺0.5~1.0寸，平补平泻法；膈俞，向脊柱方向斜刺0.5~1.0寸，平补法，避免直刺导致气胸；足三里，直刺1.0~2.0寸，平补法；三阴交，直刺1.0~1.5寸，行平补法，孕妇禁针。得气后留针20分钟。

## 四、岭南陈氏针法流派经验

根据不同的病因，采用标本兼治治则。病由风邪侵袭或血热引起的，宜祛风、清热、凉血；如因虫积或某种致敏因素所致，则应针对病因治疗。

循经配穴：曲池、足三里分别为手、足阳明大肠经合穴（五行属土），足三里还是胃之下合穴，泻刺曲池、血海、足三里，有疏风清热、活血和营的作用；膈俞为八会穴之血会，刺膈俞能清血热；脾俞为脾的背俞穴，针灸脾俞能行气血而调和卫气；风池为足少阳、阳维之会，风市为足少阳胆经祛风

343

要穴，故而得名，取风池、风市能疏风清热；委中为血郄，又是足太阳膀胱经之合穴（五行属土），太冲为足厥阴肝经的原穴，泻刺委中、太冲能清血热；外关为三焦经之络穴，合谷为手阳明之原穴，刺外关、合谷，能调和三焦和阳明经气血；膈俞为血之会，肝主血，脾统血兼利湿，胆俞可清少阳之火，诸穴泻刺可清内蕴之热毒。

辨症配穴：病部在面加太阳或颊车、合谷；在胸肋取内关、阳陵泉；血热盛选配膈俞、肝俞、胆俞；湿盛配脾俞，并可施用梅花针叩刺督脉、背部膀胱经循行处和病区附近；面颈痒肿刺风池；背腰瘙痒配委中；上肢瘙痒配外关、合谷；下肢瘙痒刺风市、太冲；臀部瘙痒刺环跳；肠寄生虫刺四缝、百虫窝。

## 五、其他疗法

**1.拔罐** 神阙拔火罐，留罐5分钟后起罐，反复拔3次。

**2.刺络拔罐** 四花穴刺络放血，点刺出血后拔罐，留罐5分钟后起罐。

**3.穴位埋线** 选取大椎、肺俞、膈俞、曲池、血海、三阴交。每次选2~3穴。

**4.耳穴贴压** 选肺、心、胃、肝以及耳舟过敏点，每次选一侧3~4穴，用王不留行籽贴压，每天按压3~4次，每次2~3分钟，1周辨证更换1次。

## 六、评述

本病主要由禀赋不耐，人体对某些物质敏感所致。可因食物、药物、病灶感染、肠寄生虫病而发；或因情志不畅，外感风、寒、热邪等因素而发。具体病因有卫外不固，感受风邪不正之气，夹寒或兼热，侵袭肌表，邪正相争，郁于肌肤，致使营卫失调，外不得透达，内不得疏泄；或禀赋不足，进食动风发物，或饮食失宜致湿浊内生，化热生风，邪气外越，郁于腠理；平素体弱，气血不足，气虚则卫外不固，血虚则生风内动，致使病情反复。本病病位在肌肤腠理。基本病机是营卫失和，邪郁腠理。中医针灸在该病种的治疗上应根据不同的证型选用针对性的穴位。

本病以祛风止痒，养血和营为基本治则。主穴选取曲池、合谷、血海、委中、膈俞。曲池为手阳明大肠经之合穴，病在阳之阳（皮肤）者，取阳之合，与手阳明大肠经原穴合谷同用，善于开泄，既可疏风解表，又能清泻阳明，无论外邪侵袭还是胃肠积热者皆可用之；膈俞为血之会穴，本病邪在营血，泻刺膈俞可活血祛风；委中又名血郄，既是足太阳膀胱经之合穴（五行属土），亦为膀胱之下合穴，与足太阴脾经血海同用，可理血和营。

风热袭表配大椎、风池，大椎为手足三阳和督脉的交会穴，风池为足少阳与阳维脉的交会穴，泻刺二穴可起到疏泄郁热，调和营卫之效；风寒袭表配风门、肺俞，风门为膀胱经的腧穴，肺俞为肺的背俞穴，二穴与主穴配合，有散寒解表，理血和营之功；胃肠积热配足三里、天枢，足三里为足阳明之合穴（五行属土），亦是胃之下合穴，天枢为大肠之募穴，泻刺二穴可清泻胃火，调肠理气；血虚风燥配足三里、三阴交，足三里为胃之下合穴，三阴交为脾经腧穴，又是足三阴交会穴，二穴配合共奏养血清热、消风止痒之效。呼吸困难配天突，恶心呕吐配内关。

## 七、典型病案

**李某，男，37岁。**

主诉：腹背及上肢作痒1周余。

自诉：一周前因过食辛辣食物及饮酒，初感下肢内侧皮肤轻度瘙痒，当时未介意，仍在野外工作，两天后痒疹扩散至腹背及上肢，经内服苯海拉明未效。

病者呈急性病容，神志焦躁，频频以手搔抓痒疹。风疹块以腋、腰、臀及大腿内侧为甚，在旧疹块中杂有炎性红晕新疹，划痕试验强阳性，下肢可见轻度凹陷性浮肿，心、肺、腹无特殊，脉洪数，舌尖红，苔黄腻，大便三日未解，小便黄赤。平素有嗜食辛辣食物史。

四诊合参，本病因为过食刺激性食物致胃肠积热，复受风邪侵袭而触发。由脉洪数，舌尖红，苔黄腻，大便三日未解，小便黄赤等外症看出与胃肠积热型风疹相符。

诊断：中医诊断——风疹（胃肠积热证）；西医诊断——荨麻疹。

治则：清泻胃火，调肠理气。

主穴：曲池、合谷、血海、委中、膈俞。

配穴：足三里、天枢。

按安全操作进行治疗，得气后留针，每隔10分钟行针1次，共留针20分钟。

2诊：隔日复诊，患者诉皮肤瘙痒已显著缓解，数日来因肤痒而致坐卧不宁现象消失。下肢及背腰融合成片的微隆起疹块已明显减退，只遗留一片淡红色晕，大便仍未解。小便黄，脉弦缓，舌淡苔薄黄腻。经治后，肌肤郁热虽得泄，胃肠积热未尽除。拟标本兼治，除原法外，加荨麻疹点埋针透电（此过敏痛点多分布于耳舟区肩、肘点连线上1/3处）。

3诊：患者喜诉皮肤痒感消失，肤肿消退，除腰、胁尚有小量残存疹晕外，余疹块尽退，自感无不适，大便已解，小便淡黄，胃纳佳，脉缓，舌淡苔薄润。仍按前法行针两天，痒疹未现，结束治疗。

【按语】此例为胃肠素有积热，并过食辛辣食物后在野外作业，为风邪侵袭，致积热内不得泄，外不得达，郁于肌表而成病。故除症见皮疹外，并现大便秘结。选取手阳明大肠经之合穴曲池，与合谷同用，善于开泄，既可疏风解表，又能清泻阳明；膈俞为血之会穴，本病邪在营血，泻刺膈俞可活血祛风；委中又名血郄，既是足太阳膀胱经之合穴（五行属土），亦为膀胱之下合穴，与足太阴脾经血海同用，可理血和营；足三里为足阳明之合穴（五行属土），亦是胃之下合穴，天枢为大肠之募穴，泻刺二穴可清泻胃火，调肠理气。

## 八、注意事项

（1）针刺治疗荨麻疹，一般都有即时止痒的作用，对急性期瘙痒和荨麻疹不易消退等症状改善尤其明显。

（2）针刺治疗同时寻找病因，给予有效治疗，特别要注意慢性病灶、肠寄生虫、胃肠道障碍及内分泌障碍等。

（3）荨麻疹临床易反复发作，应注意巩固治疗。慢性病程者往往需要数个疗程方能获得疗效，同时注意避免接触各种过敏性因素。

## 九、生活调护

**1.情绪调护** 畅达情志，避免精神紧张，防止过度疲劳。

**2.饮食调护** 注意避风寒，忌食鱼腥虾蟹、辛辣等食物，饮食宜清淡，远离过敏原。

**3.起居调护**　患处应避免搔抓，忌用热水烫洗或用肥皂等刺激物清洗患处，忌用不适当的外用药。

# 第七节　特应性皮炎

## 一、概念和病因病机

特应性皮炎是一种慢性、复发性、炎症性皮肤病，以慢性湿疹性皮肤肿块为临床特征，主要表现为剧烈的瘙痒、明显的湿疹样变和皮肤干燥。特应性皮炎的病因复杂，目前认为其可能与遗传、环境因素、感染、皮肤屏障功能异常、Th1/Th2失衡及神经免疫异常等多种因素有关。常伴有个人及家族特应性病史（哮喘、过敏性鼻炎等）。常自婴幼儿时期发病，部分患者延续终生，可因慢性复发性湿疹样皮疹、严重瘙痒、睡眠缺失、饮食限制以及心理社会影响而严重影响生活质量。

本病属中医学四弯风范畴，多因风邪挟湿热之气袭于腠理，郁结不去而发。由于素体禀赋不耐，湿热内蕴，风湿热邪客于肌肤，经络受阻，发为本病。好发于两侧对称之处，如肘窝、腘窝、踝关节内侧等。初起见患处皮肤渐显红斑，继则见有丘疹、水疱，自觉瘙痒，若破溃则糜烂流水，浸淫蔓延，时轻时重，日久则局部皮肤变厚而粗糙，迁延难愈。

## 二、诊断依据

（1）皮损干燥、粗糙、肥厚、苔藓化，可有急性或亚急性皮炎样发作。自觉剧痒。

（2）皮损好发于肘膝关节屈侧，亦可见于小腿伸侧及面颈、口周围等部位。

（3）可有婴幼儿湿疮的病史，反复发作，持续不愈。

（4）具有遗传过敏倾向，家族或本人常有哮喘、瘾疹等病史。

（5）血清IgE增高，血象示血液嗜酸性粒细胞增高。

### 三、辨证论治

**1.心脾积热证** 脸部红斑、丘疹、脱屑或头皮有黄色痂皮,伴糜烂渗液,有时蔓延到躯干和四肢,哭闹不安,可伴有大便干结,小便短赤。指纹呈紫色,达气关,或见脉数。常见于婴儿期。

治则:清心导赤,泄热止痒。

主穴:曲池、阴陵泉、尺泽、足三里。

配穴:内关、上巨虚。

安全操作:患者取仰卧位。曲池,直刺1.0~1.5寸,轻泻法;阴陵泉,直刺1.0~2.0寸,平补平泻法;尺泽,直刺0.8~1.2寸,平泻法;足三里,直刺1.0~2.0寸,平补平泻法;内关,直刺0.5~1.0寸,平泻法;上巨虚,直刺1.0~2.0寸,平补平泻法。进针得气后,留针20分钟。

**2.心火脾虚证** 面部、颈部、肘窝、腘窝或躯干等部位反复发作的红斑、水肿或丘疱疹、水疱,或有渗液,瘙痒明显,烦躁不安,眠差,纳呆,舌尖红,脉偏数。常见于儿童反复发作的急性期。

治则:清心培土。

主穴:曲池、阴陵泉、尺泽、足三里。

配穴:神门、少海。

安全操作:患者取仰卧位。曲池,直刺1.0~1.5寸,平补平泻法;阴陵泉,直刺1.0~2.0寸,平补平泻法;尺泽,直刺0.8~1.2寸,平补平泻法;足三里,直刺1.0~2.0寸,平补平泻法;神门,直刺0.3~0.5寸,平补平泻法;少海,直刺0.5~1.0寸,平补平泻法。进针得气后留针20分钟。

**3.脾虚湿蕴证** 四肢或其他部位散在的丘疹、丘疱疹、水疱,倦怠乏力,食欲不振,大便溏稀,舌质淡,苔白腻,脉缓或指纹色淡。常见于婴儿和儿童反复发作的稳定期。

治则:健脾渗湿。

主穴:曲池、阴陵泉、尺泽、足三里。

配穴:三阴交、大横。

安全操作:患者取仰卧位。曲池,直刺1.0~1.5寸,平补平泻法;阴陵泉,直刺1.0~2.0寸,平补法;尺泽,直刺0.8~1.2寸,平补平泻法;足三里，直刺1.0~2.0寸，平补法；三阴交，直刺1.0~1.5寸，平补平泻；大横，直刺1.0~1.5寸，平补法。进针得气后，留针20分钟。

**4.血虚风燥证** 皮肤干燥，肘窝、腘窝常见苔藓样变，躯干、四肢可见结节性痒疹，继发抓痕，瘙痒剧烈，面色苍白，形体偏瘦，眠差，大便偏干，舌质偏淡，脉弦细。本型常见于青少年和成人反复发作的稳定期。

治则：养血祛风。

主穴：曲池、阴陵泉、尺泽、足三里。

配穴：血海、照海。

安全操作：患者取仰卧位。曲池，直刺1.0~1.5寸，平补平泻法；阴陵泉，直刺1.0~2.0寸，平补平泻法；尺泽，直刺0.8~1.2寸，平补平泻法；足三里，直刺1.0~2.0寸，平补法；血海，直刺1.0~1.5寸，平补法；照海，直刺0.3~0.5寸，平补法。进针得气后，留针20分钟。

### 四、岭南陈氏针法流派经验

循经配穴：取手足太阴和手足阳明经腧穴。尺泽是手太阴肺经的合穴，有宣降肺气之功，而肺又为水之上源，故可通调水道，调节水液代谢；曲池为手阳明大肠经合穴，有疏风解表，调和气血，祛邪热，利水湿，止痛除痒之功；足三里，为胃经的合穴，亦是胃之下合穴，而胃经与脾经相表里，刺之具有调理脾胃，理气和血，益气培元，祛风通络的作用，为常见的保健要穴；阴陵泉为足太阴脾经之合穴，具有健脾利湿的功效。四穴合用具有祛风除湿作用，针对"湿盛则痒""风盛则痒"的瘙痒也能够发挥较好的疗效。

辨症配穴：食欲不振，加中脘；大便溏烂，加天枢；大便秘结，加支沟；哭闹不安，加百会；严重瘙痒者，加风池；红肿、糜烂、渗出明显者，加水分；皮肤干燥，加列缺；脱屑、肥厚苔藓样皮损，加三阴交；眠差，加安眠；情绪急躁，加太冲。

### 五、其他疗法

**1.蜂针** 选取疼痛处较甚的1~2穴，用记号笔"十字"定位，消毒碘伏进行消毒，右手持镊子夹取医用蜜蜂，将蜜蜂尾巴对准"十字"定位皮肤处，蜜蜂会本能地将蜂针刺入皮肤，轻提蜜蜂身体，使蜜蜂身体与蜂针分离，3~5

秒后取出蜂针，即完成蜂疗。嘱患者静坐15分钟，观察无过敏等异常反应即可做第2个穴位蜂疗，两穴均完成并观察15分钟无异常反应即可离去。

**2. 耳穴贴压**　选心、脾、小肠、神门、内分泌。每次选一侧3~4穴，用王不留行籽贴压，每天按压3~4次，每次2~3分钟。

**3. 药线点灸**　采用经中药炮制的苎麻线，点燃后直接灼灸体表的特定穴或部位，以治疗疾病的一种方法。常用背八穴为双侧肺俞、心俞、脾俞、肾俞。选取瘙痒部位、破溃渗液部位，持线头外露约1cm，点燃线头至见火星，对准穴位进行多次快速点灸，直至火星熄灭，火星熄灭为1壮，1壮可点灸3~6次，以患者有轻微灼热感为度，遗留药粉不必扪去。

## 六、评述

特应性皮炎多因风邪挟湿热之气袭于腠理，郁结不去而发。由于素体禀赋不耐，湿热内蕴，风湿热邪客于肌肤，经络受阻，发为本病。禀赋不耐是特应性皮炎发病的根本原因，胎毒遗热是发病的主要诱因，心脾两脏在发病过程中处于首要地位。特应性皮炎的难治性表现在瘙痒和复发上，主要是由于小儿心火亢盛所致。小儿心常有余，由于情志或外界环境等因素导致心火偏亢，母病及子，故常常心脾同病，导致本病反复发作。脾胃虚弱和心火偏盛在病程中往往相互交织，虚实并见。心火与脾虚为本病的主导病机。

主穴选取曲池、阴陵泉、尺泽、足三里。尺泽是手太阴肺经的合穴，有肃肺化痰，降逆平喘之功；曲池为手阳明大肠经合穴，有疏风解表，调和气血，祛邪热，利水湿，止痛除痒之功；足三里为胃之合穴，胃经与脾经相表里，刺之有调理脾胃，理气和血，益气培元，祛风通络的作用，为常见的保健要穴；阴陵泉为足太阴脾经之合穴，具有健脾利湿的功效。四穴合用具有祛风除湿作用。针对不同证型，选取配穴。婴儿期以心火为主，因胎毒遗热，郁而化火，火郁肌肤而致，选择心包经的络穴内关（八脉交会穴）、大肠经的下合穴上巨虚，以清心导滞；儿童期以心火脾虚交织互见为主，选择心经的输穴（五行属土）、原穴神门及合穴少海（五行属水）配穴，以清心培土；因心火扰神，脾虚失运，湿热蕴结肌肤而致，选择足三阴经的络穴三阴交、足太阴脾经与阳维脉的交会穴大横，以健脾渗湿；青少年和成人期因病久心火耗伤元气，脾虚气血生化乏源，血虚风燥，肌肤失养而致，选择脾经的血海、肾经的照海（八脉交会穴）配穴，以养血祛风。

## 七、典型病案

**熊某，女，14岁。**

**主诉：**反复四肢皮肤丘疹10余年。

**病史：**患者满月时周身皮疹，诊断为湿疹，予对症处理后好转。4岁时反复流清涕，诊断为过敏性鼻炎，此后鼻炎症状与皮疹反复发作，四肢反复干燥瘙痒性皮疹多年。辗转于多家医院就诊，症状同前，未见明显改善。目前易发感冒，纳欠佳，眠一般，二便调。

**查体：**手背部干燥脱屑明显，四肢屈侧红色皮疹散在明显，以肘膝关节皮肤为主。面色苍白，舌淡红，少苔，脉弦细。

**经带胎产史：**13岁月经初潮，月经周期不规律，量中等，色暗红。

四诊合参，患者有过敏性鼻炎和湿疹史，考虑到患处明显的湿疹样变和皮肤干燥，且多为四肢弯曲部位，诊断为特应性皮炎。

**诊断：**中医诊断——四弯风（血虚风燥证）；西医诊断——特应性皮炎。

**治则：**养血祛风。

**主穴：**曲池、阴陵泉、尺泽、足三里。

**配穴：**血海、照海。

针刺得气后，留针20分钟。隔日治疗1次。

按安全操作进行治疗，得气期间间歇行针1~2次。

**2~4诊：**特应性皮炎病史同前。经治疗后双手掌干燥症状好转，四肢仍有皮肤丘疹，以肘膝关节皮肤为主。既往月经欠规律，先后不定期。量可，色红，血块不明显。纳眠可，二便调，舌红，少苔，脉滑。依原方加足三里蜂针治疗。

**5~7诊：**病史同前。经治疗后双肘关节周围丘疹逐渐消退，依前法继续治疗。

**8诊：**2个月后，患者神清气爽，通体舒畅，纳眠可，二便调，月经周期规律，四肢关节症状基本消失，遗有色素沉着。脉象平。为巩固疗效，继续治疗2周后结束治疗。

【**按语**】本病案患者父亲有过敏性疾病史，且患者儿童期就患有湿疹和过敏性鼻炎，一直反复发作。四诊合参属于血虚风燥证型，治疗宜养血祛风。主穴选择手足阳明经合穴曲池、足三里，足太阴经合穴阴陵泉以及手太阴肺经合穴尺泽，起到清心培土的作用。针对患者属于青少年，因病久心火耗伤元气，脾虚气血生化乏源，血虚风燥，肌肤失养的病因病机，选择脾经的调血要穴血海、肾经的照海（八脉交会穴），以养血祛风，起到血生风自平的疗效。

## 八、注意事项

（1）本病患者有过敏倾向，应尽量避免接触过敏原，如花粉、灰尘、皮毛制品等，忌食鱼、虾、牛羊肉等发物，以及浓茶、咖啡等有刺激性的食品。

（2）特应性皮炎在临床上是一种较难治疗的疾病，常反复难愈。针刺治疗此病虽有一定疗效，但一般疗程较长。顽固的患者可以配合中药治疗，可以提高疗效，减少复发。

（3）一般认为患儿随年龄增长病情可以减轻，但是不同的病例研究情况不同。一般病情越严重、持续时间越长的特应性皮炎，持续到成年的可能性越大。

## 九、生活调护

**1.情绪调护**　特应性皮炎病情易反复，患者长期遭受皮疹瘙痒的困扰，常常引起一系列精神心理问题，如焦虑、抑郁、沮丧、容易激动。在特应性皮炎的发生和发展过程中，精神紧张可导致特应性皮炎恶化，故应注意情绪、心理的疏导，并避免过度精神紧张。在治疗的同时要告知患者病情、严重程度、预后及治疗方法，让患者接受病情，放松心情，树立战胜疾病的信心。

**2.饮食调护**　食物过敏多发生于婴幼儿患者，部分儿童和青少年、成年患者也可能食物过敏。常见的致敏食物包括鸡蛋、鱼、贝类、奶类、大豆、坚果和小麦等。在日常食谱的基础上采用逐步添加食物或者逐步限制食物的方法，有助于发现过敏的食物品种。一旦发现食物过敏，应避免食用过敏食物，以防止诱发和加重病情。

**3.起居调护**

（1）生活规律，起居有时，适当进行体育锻炼。

（2）注意环境卫生，经常打扫房间，衣被经常暴晒以消灭尘螨等微生物。家中避免饲养小动物，同时亦应避免接触烟草。

（3）调整室内湿度为50%~60%，既要避免干燥也要避免潮湿，室温约25℃。

（4）衣服要清洁、柔软、宽松，避免皮肤接触刺激性纤维、羊毛、粗的纤维纺织品等。不要穿着过紧、过暖的衣物，以免出汗过多。

（5）合理洗浴，一般用温水（27~30℃）快速冲洗，约5分钟，洗澡后2分钟内立即涂抹润肤剂，以避免表皮脱水。此外，还应避免使用碱性洗涤剂清洁皮肤。经常修剪指甲，避免抓伤皮肤。